痛风
效验秘方

总主编　张光荣

主　编　王茂泓

中国医药科技出版社

内 容 提 要

　　本书精选痛风验方近千首，既有内服方，又有外治方；既有古今中医名家经验方，又有民间效验方。每首验方适应证明确，针对性强，疗效确切，患者可对症找到适合自己的中医处方。全书内容丰富，通俗易懂，是家庭求医问药的必备参考书。

图书在版编目（CIP）数据

痛风效验秘方/王茂泓主编．—北京：中国医药科技出版社，2014.1
（疑难杂症效验秘方系列）
ISBN 978－7－5067－6476－6

Ⅰ.①痛…　Ⅱ.①王…　Ⅲ.①痛风－验方－汇编　Ⅳ.①R289.5

中国版本图书馆 CIP 数据核字（2013）第 269061 号

美术编辑　　陈君杞
版式设计　　郭小平

出版　中国医药科技出版社
地址　北京市海淀区文慧园北路甲 22 号
邮编　100082
电话　发行：010-62227427　邮购：010-62236938
网址　www.cmstp.com
规格　710×1020mm $^1/_{16}$
印张　19$^1/_2$
字数　295 千字
版次　2014 年 1 月第 1 版
印次　2024 年 4 月第 4 次印刷
印刷　北京印刷集团有限责任公司
经销　全国各地新华书店
书号　ISBN 978-7-5067-6476-6
定价　**39.00 元**
本社图书如存在印装质量问题请与本社联系调换

《痛风效验秘方》

编委会

主　编　王茂泓
副主编　李　旭
编　委　薛　松　张颖微　范亚国
　　　　徐一博　曾　琨　陈锦华
　　　　黄仁忠　陈　光　袁莉蓉

前言

昔贤谓"人之所病，病病多，医之所病，病方少"，即大众所痛苦的是病痛多，医者所痛苦的是药方少。然当今之人所病，病病更多；当今之医所病，不是病方少，而是病效方少。故有"千金易得，一效难求"之憾。

《内经》云："言病不可治者，未得其术也"。"有是病，必有是药（方）"，所以对一些疑难杂症，一旦选对了方、用对了药，往往峰回路转，出现奇迹。

本套"疑难杂症效验秘方系列"包括肺病、肝胆病、肾病、高血压、中风、痛风、关节炎、肿瘤、甲状腺病、妇科疾病、不孕不育、男科疾病、骨关节疾病、脱发、皮肤病等，共计15个分册。每分册精选古今文献中效方验方数百首，既有中药内服方，又有针灸、贴敷等外治方。每首验方适应证明确，针对性强，疗效确切，患者可对症找到适合自己的中医处方，是家庭求医问药的必备参考书。

需要说明的是，原方中有些药物，按现代药理学研究结果是有毒副作用的，如川乌、草乌、天仙子、黄药子、雷公藤、青木香、马兜铃、生半夏、生南星、木通、商陆、牵牛子，等等，这些药物尤其是大剂量、长时间使用易发生中毒反应。故在选定某一验方之后，使用之前，请教一下专业人士是有必要的！

本套丛书参考引用了大量文献资料，在此对原作者表示衷心感谢！最后，愿我们所集之方，能够解除患者的病痛，这将是我们最为欣慰的事。

总主编　张光荣
2013 年 10 月

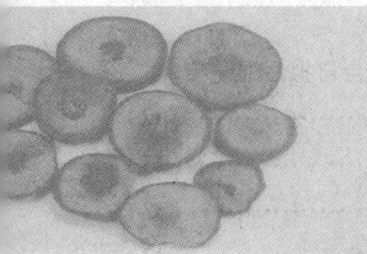

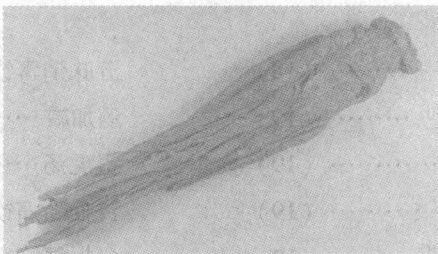

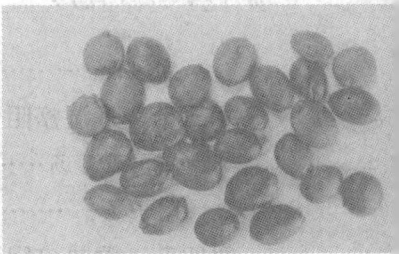

目录

第一章 痛风验方

第一节 风寒湿型…………… (2)
乌头汤加味 …………… (2)
痹证消痛汤 …………… (2)
第一竹沥汤 …………… (3)
古今医统乌头汤 ………… (3)
蠲痹汤 …………… (3)
三痹汤 …………… (3)
五痹汤 …………… (4)
羌活汤 …………… (4)
五痹汤 …………… (4)
茯苓汤 …………… (5)
加减独活寄生汤酒剂 …… (5)
乳香宣经丸 …………… (5)
祛风丸 …………… (6)
续断丸 …………… (6)
祛风舒筋丸 …………… (7)
虎骨散 …………… (7)
续断丸 …………… (7)
麝香丸 …………… (8)
定痛丸 …………… (8)

芎附散 …………… (8)
神效左经丸 …………… (8)
痛风熏洗方 …………… (9)
第二节 风湿热型…………… (10)
利湿通络方 …………… (10)
清利活血汤 …………… (10)
痛风速效汤 …………… (11)
上中下痛风方 …………… (11)
热痹蠲痛汤 …………… (12)
仙方活命饮加味 …………… (12)
四妙勇安汤 …………… (12)
四妙石龙汤 …………… (13)
威龙除痹汤 …………… (13)
萆薢方 …………… (14)
三妙散加味 …………… (14)
自拟舒络止痛汤 …………… (15)
自拟宣痹止痛汤 …………… (15)
清痹汤加减 …………… (16)
痛风停胶囊 …………… (16)
当归痛风胶囊 …………… (17)
威草胶囊 …………… (17)
舒筋立安散 …………… (18)

痛风膏 …………………… （18）

第三节 寒湿瘀阻型 ……… （19）

威灵萆薢汤 ……………… （19）

附子汤 …………………… （19）

第四节 湿热瘀阻型 ……… （19）

三妙散加味 ……………… （19）

通经四妙汤 ……………… （20）

土苓马虎汤 ……………… （20）

清热利湿活血祛风汤 …… （21）

术柏痛风汤 ……………… （21）

自拟痛风汤加减 ………… （22）

三妙汤加味 ……………… （22）

痛风煎剂 ………………… （23）

泻浊化瘀汤 ……………… （23）

宣痹通络汤 ……………… （24）

羌独愈痹汤 ……………… （25）

加味四妙汤 ……………… （25）

自拟痛风汤 ……………… （25）

清热利湿化瘀通络方 …… （26）

清热泄浊化瘀汤 ………… （26）

痛风汤 …………………… （27）

痛风饮 …………………… （27）

泄浊通络止痛汤 ………… （28）

痛风汤 …………………… （28）

消风止痛汤 ……………… （29）

泄浊化瘀方 ……………… （29）

利浊定痛饮 ……………… （30）

清热泻浊化瘀方 ………… （30）

自拟葛蚕木瓜汤 ………… （31）

湿热痹痛汤 ……………… （31）

加味四妙散配合中药熏洗

………………… （32）

五味消毒饮合自拟活血化瘀

汤加减 …………………… （32）

银虎汤 …………………… （33）

灵仙除痛饮 ……………… （33）

自拟舒络止痛汤 ………… （33）

虎杖萆薢汤 ……………… （34）

通痹方 …………………… （34）

四妙散合白虎桂枝汤 …… （35）

泄浊除痹汤 ……………… （35）

痛风定痛汤 ……………… （36）

二术重楼汤 ……………… （36）

加味蜂蚤四妙散 ………… （37）

宣痹汤加减 ……………… （38）

热痹消 …………………… （38）

宣痹汤加减 ……………… （38）

石膏威仙汤 ……………… （39）

痛风宁 …………………… （39）

八正散加味 ……………… （40）

宣痹汤 …………………… （40）

三妙伸筋散 ……………… （41）

痛风饮 …………………… （41）

四藤通络汤 ……………… （42）

自拟石膏四妙汤 ………… （42）

宣痹三妙汤 ……………… （43）

石膏知母桂枝汤加减 …… （43）

清热活血汤 ……………… （44）

土苓通络饮 ……………… （44）

复方伸筋胶囊 …………… （44）

逐酸活血胶囊 …………… （45）

护肾痛风泰颗粒 ………… （45）

痛风泰颗粒剂 …………… （46）

滋肾补血解毒合剂 ……… （46）

痛风冲剂一号方 …………… （46）
二妙散 ……………………… （47）
奇正青鹏膏 ………………… （47）
第五节 正虚邪实型 ……… （48）
鹿衔草薢汤 ………………… （48）
痛风煎剂 …………………… （48）
萆薢牛羊汤 ………………… （48）
小建中汤加味 ……………… （49）
三藤饮 ……………………… （49）
土苓二藤饮 ………………… （50）
二妙参苓汤 ………………… （50）
温阳通络汤 ………………… （51）
扶正化瘀降浊汤 …………… （51）
当归芍药散 ………………… （51）
五加痹痛饮 ………………… （52）
滋阴活血除痹汤 …………… （53）
益气除湿汤 ………………… （53）
滋阴除湿汤 ………………… （54）
更生丸加减 ………………… （54）
加味防己黄芪汤加减 …… （54）
六味地黄丸加减 …………… （55）
痛风灵Ⅱ号方 ……………… （55）
自拟温阳痛风方 …………… （55）
补血荣筋丸加减 …………… （56）
大补元丸 …………………… （56）
愈风化痰丸 ………………… （57）
扶脾泄浊颗粒 ……………… （57）
痛风冲剂二号 ……………… （58）
三痹散 ……………………… （58）
第六节 其他 ……………… （59）
愈痹汤 ……………………… （59）
十花饮 ……………………… （59）
萆薢慈菇汤 ………………… （60）
加味五积散 ………………… （60）
清湿化痰汤 ………………… （60）
扶正通痹汤 ………………… （61）
车前草单方 ………………… （61）
疏经活血汤 ………………… （62）
神通饮 ……………………… （62）
除湿化瘀方 ………………… （63）
补脾益肾方 ………………… （63）
痛风灵合剂 ………………… （64）
龙胆泻肝汤 ………………… （64）
土苓降浊汤 ………………… （65）
风痛饮 ……………………… （65）
加味二陈汤 ………………… （66）
五藤五皮饮 ………………… （66）
白虎加术汤合五味消毒饮加味
………………………… （67）
忍附汤 ……………………… （67）
加味茵陈五苓散 …………… （67）
金银石膏饮 ………………… （68）
木瓜威仙汤 ………………… （68）
桃红四物汤加味 …………… （69）
利湿祛瘀解毒汤 …………… （69）
五味消毒饮加减 …………… （69）
朱良春痛风汤 ……………… （70）
桃红饮合二陈汤加减 …… （70）
自拟化浊祛瘀痛风方 …… （71）
化瘀定痛汤加减 …………… （71）
温散豁痰逐瘀汤 …………… （72）
养阴清热通痹汤 …………… （72）
自拟痛风饮 ………………… （73）
虎骨丸 ……………………… （73）

威灵四妙散·············（74）
如神救苦散·············（74）
漏芦散················（74）
如意通圣散·············（74）
通痹散················（75）
羚羊角散··············（75）
舒筋丸················（75）
诸风应效酒·············（76）
乳香定痛丸·············（76）
枇杷叶酒··············（76）
乌龙丸················（77）
痛风冲剂三号············（78）

第二章 高尿酸血症验方

第一节 湿热型···········（80）
加味四妙散·············（80）
尿酸清················（80）
当归拈痛汤加减···········（81）
除湿化瘀方·············（81）
痛风十四味饮············（81）
五苓散加味·············（82）
泄浊通痹方·············（82）
痛风灌肠方·············（83）
平胃散合五苓散···········（83）
除湿化瘀方·············（84）
四味痛风饮·············（84）
玉山痛风饮2号···········（84）
清热化浊降酸方···········（85）
苡仁双防散·············（85）
泄浊除痹方·············（86）

泄浊除痹方·············（86）
清热解毒、利湿泄浊方
·····················（86）
清热利湿解毒通络方········（87）
利湿化浊方·············（87）
热痹消颗粒冲剂···········（87）
泽苓痛风饮·············（88）
补脾肾祛湿逐瘀汤··········（88）
自拟补脾肾祛湿逐瘀汤
·····················（89）
自拟利湿泄浊方···········（89）
第二节 寒湿型···········（89）
温经散寒除湿方···········（89）
第三节 正虚邪实型········（90）
健脾四妙汤·············（90）
四妙丸加味·············（90）
自拟降酸汤·············（91）
自拟补肾泄浊汤···········（91）
第四节 其他············（92）
祛湿化瘀通络方···········（92）
人参茯苓散·············（92）
加味萆薢分清饮···········（93）
金线莲胶囊·············（93）
郁金平脂颗粒············（93）
祛湿化瘀通络方···········（94）

第三章 痛风性关节炎验方

第一节 急性期···········（96）
一、风湿热型············（96）
丹溪痛风方·············（96）

三妙散合白虎汤加减 …… （96）
白虎加桂枝汤合四妙散
　…………………………（97）
萆薢渗湿汤加减 …………（97）
萆薢渗湿汤加减 …………（97）
身痛逐瘀汤 ………………（98）
白虎加桂枝汤 ……………（98）
痛风肿痛宁 ………………（99）
白虎加苍术汤加减方 ……（99）
痛风宁饮配合金黄散 …（100）
四妙丸加味 ……………（100）
白虎加桂枝汤 …………（101）
秦蜂汤合消炎止痛膏 …（101）
青风汤合水调散 ………（102）
虎杖痛风颗粒（痛风 I 号冲剂）
　…………………………（103）
丹七止痛膏 ……………（103）
二、寒湿瘀阻型 …………（104）
平痛汤 …………………（104）
三、湿热瘀阻型 …………（104）
清热化瘀通络方 ………（104）
清热养阴除湿汤 ………（105）
祛瘀清热汤 ……………（105）
通痹汤加减 ……………（106）
痛风平汤 ………………（106）
痛风方 …………………（107）
自拟加味四妙散 ………（107）
清热毓亏血汤 …………（107）
痛风汤 …………………（108）
清热泄浊化瘀方 ………（108）
痛风安煎剂 ……………（109）
白虎桂枝汤加减 ………（109）

历节汤 …………………（109）
宣痹汤 …………………（110）
四妙合萆薢渗湿汤 ……（110）
清热利湿凉血方 ………（111）
痛风灵 I 号方 …………（111）
急痛汤 …………………（112）
加减木防己汤 …………（112）
加味三妙散 ……………（113）
九毛汤 …………………（113）
清热通痹汤 ……………（114）
通痹雷公藤汤 …………（114）
痛风安煎剂 ……………（115）
痛风清解汤 ……………（115）
消痛汤 …………………（116）
茵陈五苓散 ……………（116）
白虎加桂枝汤加味 ……（117）
二妙散加味配外敷方 …（117）
黄连解毒汤加味 ………（118）
八正散加减 ……………（118）
痛风速效汤 ……………（119）
慈菇三妙汤 ……………（119）
痛关宁汤 ………………（120）
痛风速效灵 ……………（120）
痛风消配合中药外敷 …（121）
中焦宣痹汤 ……………（121）
泄浊蠲痹汤 ……………（122）
三土汤 …………………（122）
三妙汤合萆薢渗湿汤 …（123）
秦柏伸筋汤 ……………（123）
三妙汤加减方 …………（124）
四妙散加味 ……………（124）
泄浊定痛汤 ……………（125）

痛风克颗粒剂 ………… (125)
神牛散合鸡金散 ……… (126)
自拟萆薢土茯苓汤 …… (126)
除湿痛风汤 …………… (127)
三妙丸加减方 ………… (127)
清热利湿解毒汤 ……… (128)
五土五金汤 …………… (128)
解毒通痹汤 …………… (129)
痛风汤 ………………… (129)
土苓痛风汤 …………… (130)
大承气汤加味 ………… (130)
龙胆泻肝汤加减 ……… (131)
通腑泄浊汤 …………… (131)
四妙散合五味消毒饮加减
………………………… (131)
逐痹汤 ………………… (132)
加味玉女煎 …………… (132)
痛风饮 ………………… (133)
秦蚕汤 ………………… (133)
白虎加桂枝汤合四妙丸加减
………………………… (134)
四妙勇安汤 …………… (134)
风气痛膏 ……………… (135)
雷火针 ………………… (135)
中药通 1 号膏 ………… (135)
九制松香膏 …………… (136)

第二节 慢性期 ………… (136)

一、风寒湿型 …………… (136)
除痹汤 ………………… (136)
加味三痹汤 …………… (137)
上中下通用痛风丸加味
………………………… (137)

乌头汤加味 …………… (138)
威仙芍麻汤 …………… (138)
附子汤 ………………… (139)
乌头汤 ………………… (139)
三邪饮 ………………… (139)
风引汤 ………………… (140)
五痹通治方一 ………… (140)
麻黄独活汤 …………… (140)
三痹汤 ………………… (141)
羌活桂归煮酒方 ……… (141)
防风麻葛汤 …………… (141)
小续命汤 ……………… (142)
麻黄人参汤 …………… (142)
金沸草汤 ……………… (142)
黑神丸 ………………… (143)
灵脾丸 ………………… (143)
木瓜虎骨丸 …………… (143)
四生丸 ………………… (144)
都君予续断丸 ………… (144)
木瓜天麻丸 …………… (145)
天雄丸方 ……………… (145)
去毒丸方 ……………… (145)
萆薢丸 ………………… (146)
楮实丸 ………………… (146)
乳香丸 ………………… (146)
丹溪控涎丹 …………… (147)
龙虎丹 ………………… (147)
八珍丸 ………………… (147)
入酒末药方 …………… (147)
六神辅圣丸 …………… (148)
神酿丸 ………………… (148)
大定风丸 ……………… (148)

驻车丸 ……………… （149）

草乌苍芷丸 …………… （149）

草乌地黄丸 …………… （150）

乌头木鳖丸 …………… （150）

八物丸 ………………… （150）

史丞相遇仙方 ………… （150）

增制史国公药酒方 …… （151）

石斛酒 ………………… （151）

侧子酒 ………………… （152）

茵芋浸酒方 …………… （152）

秘传煮酒应效方 ……… （152）

定风酒 ………………… （153）

神仙酒 ………………… （153）

乌茶酒 ………………… （154）

麻黄散方 ……………… （154）

石斛散方 ……………… （154）

何首乌散 ……………… （155）

乌头汤 ………………… （155）

风引汤 ………………… （156）

五痹通治方三 ………… （156）

五痹通治方四 ………… （156）

五痹通治方五 ………… （157）

五痹通治方六 ………… （157）

五痹通治方七 ………… （157）

续命汤 ………………… （158）

附子汤 ………………… （158）

茯苓汤方 ……………… （158）

海桐皮汤 ……………… （159）

巴戟汤 ………………… （159）

羌活汤 ………………… （159）

防风汤 ………………… （160）

附子汤 ………………… （160）

皮骨散 ………………… （160）

拈痛散 ………………… （161）

乌药顺气散 …………… （161）

风湿汤 ………………… （162）

金刀如圣散 …………… （162）

如意通圣散 …………… （162）

当归摩膏方 …………… （163）

集宝疗痹膏 …………… （163）

痛风膏 ………………… （163）

湿风痛风汤 …………… （164）

二、风湿热型 ………… （165）

黄柏威仙汤 …………… （165）

痛风方 ………………… （165）

白虎桂枝汤合四妙丸 … （165）

大柴胡汤加味 ………… （166）

桂枝芍药知母汤加味 … （167）

三藤二草汤加味 ……… （167）

当归拈痛汤 …………… （167）

宣痹汤 ………………… （168）

通用痛风方 …………… （169）

龙藤痛风方 …………… （169）

清热利湿汤 …………… （170）

愈痹饮 ………………… （170）

消痛护胃汤 …………… （170）

桂枝四妙汤加味 ……… （171）

祛风镇痛汤 …………… （171）

四妙丸加味 …………… （172）

四妙威苓汤 …………… （172）

秦威汤 ………………… （173）

当归拈痛汤 …………… （173）

地龙定痛汤 …………… （174）

二妙散加味 …………… （174）

五苓散加味 …………… （175）
宣痹汤合三妙丸 ……… （175）
上中下通用痛风汤 …… （176）
消痛饮 …………………… （176）
血府逐瘀汤 ……………… （177）
桂枝芍药知母汤加味 … （177）
三藤三草汤 ……………… （178）
泄浊化瘀汤 ……………… （178）
加减木防己汤 …………… （179）
镇痛消风汤 ……………… （179）
拈痛消风方 ……………… （180）
愈风汤 …………………… （180）
止痛祛风汤 ……………… （181）
白虎桂枝汤合宣痹汤加减
　　……………………… （181）
自拟痛风方 ……………… （182）
解表升麻汤 ……………… （182）
当归拈痛汤 ……………… （182）
丹溪治痹走注疼痛方 … （183）
缓筋汤 …………………… （183）
当归止痛汤 ……………… （183）
丹溪主上中下通用痛风方
　　……………………… （184）
龙胆二妙汤 ……………… （184）
丹溪痛风加减方 ………… （184）
得效羚羊角散 …………… （185）
术复煎散 ………………… （185）
痛风散 …………………… （186）
痛风宁丸 ………………… （186）
豨莶加减地黄丸 ………… （187）
通经妙灵丸 ……………… （187）
痛宁酒 …………………… （187）

苍术散 …………………… （188）
大续命汤 ………………… （188）
木香散 …………………… （189）
羚羊角散 ………………… （189）
上中下痛风丸 …………… （189）
南星芎芷丸 ……………… （190）
痛风贴 …………………… （190）
三、寒湿瘀阻型 ………… （191）
乌头汤加味 ……………… （191）
三通汤 …………………… （191）
五积散加减方 …………… （192）
增味五痹汤 ……………… （192）
鸡鸣散 …………………… （192）
五积散 …………………… （193）
附子散 …………………… （193）
薏苡仁散 ………………… （193）
巴戟天散 ………………… （194）
四、湿热瘀阻型 ………… （194）
蠲痹汤合四妙散加味 … （194）
祛风定痛汤 ……………… （195）
茵陈五苓散合防己茯苓汤
　　……………………… （195）
自拟蚕砂四妙汤加味 … （195）
自拟痛风汤 ……………… （196）
自拟三消蠲痹汤 ………… （196）
通络除痹方 ……………… （197）
四妙萆薢饮 ……………… （197）
防风去痹丸 ……………… （198）
自拟祛痛消风汤 ………… （198）
宣痹汤化裁 ……………… （198）
萆薢丸加味 ……………… （199）
海桐寻骨汤 ……………… （199）

活络效灵丹加味 ……… （200）

利湿活血通经汤 ……… （200）

宣痹汤 ……… （201）

四妙散 ……… （201）

痛风煎 ……… （202）

痛风蠲痹汤 ……… （202）

泄浊化瘀汤 ……… （203）

宣痹汤 ……… （203）

利湿通络汤 ……… （203）

痛风汤 ……… （204）

宣痹汤加减 ……… （204）

加味鸡鸣散 ……… （205）

加味宣痹汤 ……… （205）

黄苦汤 ……… （206）

清热蠲痹汤 ……… （207）

加味当归四逆汤 ……… （207）

苍术南星汤 ……… （208）

灵仙除痛饮 ……… （208）

四妙散加味 ……… （209）

清热除湿通痹汤 ……… （209）

泄浊除痹汤 ……… （209）

延胡定痛汤 ……… （210）

黄连解毒汤合升降散 … （211）

痛风汤加味 ……… （211）

加减消毒散 ……… （212）

金石汤 ……… （212）

金龙汤 ……… （212）

清热利湿消骨汤 ……… （213）

除痛风汤 ……… （213）

桂枝白虎汤合宣痹汤 … （213）

土苓牛藤饮 ……… （214）

三妙散加味 ……… （214）

定痛方 ……… （215）

蠲痹逐瘀汤 ……… （215）

痛风圣汤 ……… （216）

痛风定痛汤 ……… （216）

血府逐瘀汤 ……… （217）

当归拈痛汤 ……… （217）

清热宣痹汤 ……… （217）

蓝根消痛饮 ……… （218）

痛风煎 ……… （218）

雷慈黄汤 ……… （219）

加味萆薢化毒汤 ……… （219）

桃红四物汤合四妙散 … （220）

寻痛追风散 ……… （220）

运脾利尿凉血方 ……… （221）

金钱薏龙汤 ……… （221）

清热宣痹汤 ……… （222）

清热祛湿蠲痹饮 ……… （222）

痛风活血汤 ……… （223）

痛风克汤 ……… （223）

消肿化瘀散 ……… （224）

当归拈痛散 ……… （224）

悉通颗粒 ……… （224）

换腿丸 ……… （225）

二妙散 ……… （225）

加味二妙丸 ……… （225）

五、正虚邪实型 ……… （226）

附红汤 ……… （226）

痛风方 ……… （226）

健脾除湿汤 ……… （227）

大枣麻黄汤 ……… （227）

防己黄芪汤加味 ……… （228）

阳和汤加减 ……… （228）

附子汤 ················· （228）

祛风活血化瘀通络汤加减
················· （229）

参威汤 ················· （229）

蠲痹汤 ················· （230）

温经养营汤 ··········· （230）

三痹汤 ················· （230）

归降汤 ················· （231）

加减逍遥散 ··········· （231）

寿世痛风方 ··········· （231）

桂枝五物汤 ··········· （232）

清燥汤 ················· （232）

羌活续断汤 ··········· （232）

黄芪防青汤 ··········· （233）

升阳益胃汤 ··········· （233）

清络祛风汤合五虫祛风散
················· （234）

大秦艽汤加减 ········· （234）

清热利湿汤 ··········· （235）

桂枝活络汤 ··········· （235）

活络止痛汤 ··········· （236）

养阴通痹汤 ··········· （237）

温阳通络汤 ··········· （237）

扶正蠲痹饮 ··········· （238）

温肾健脾汤 ··········· （238）

加减防己黄芪汤 ······· （239）

独活寄生汤 ··········· （239）

柔润熄风方 ··········· （239）

扶正通痹汤 ··········· （240）

参五秦艽汤 ··········· （241）

龙火汤 ················· （241）

祛风逐痛汤 ··········· （242）

独活寄生汤 ··········· （242）

金匮肾气丸加味 ······· （243）

补肾活血祛湿方 ······· （243）

钟乳酒 ················· （244）

二仙汤加味泡制药酒 ··· （244）

附子酒 ················· （245）

巨胜浸酒 ············· （245）

浸酒神方 ············· （245）

痛风茶 ················· （246）

牛蒡子散 ············· （246）

人参柏龟丸 ··········· （246）

大防风散 ············· （247）

内补石斛秦艽散 ······· （247）

换骨丹 ················· （248）

活血丹 ················· （248）

三痹汤 ················· （248）

寿世益气丸 ··········· （249）

丹鸡祛痹方 ··········· （249）

虎骨木通汤 ··········· （250）

消痛汤Ⅰ号方 ········· （250）

消痛汤Ⅱ号方 ········· （250）

开痹化湿汤 ··········· （251）

羌活秦艽方 ··········· （251）

二陈三妙汤 ··········· （252）

二陈通痹汤 ··········· （252）

风证通治方 ··········· （253）

消痛饮 ················· （253）

泻火通痹汤 ··········· （253）

左金丸加味 ··········· （254）

抗骨质增生汤 ········· （254）

四妙勇安汤合四妙散加味
················· （255）

红花五虫饮 ··········· （255）

清热化瘀蠲痹汤 ······· （256）

加减独活寄生汤 ……… （256）
温胆僵蚕饮 ………… （257）
四苓化瘀汤 ………… （257）
清热凉血消骨汤 ……… （257）
疏肝解郁消骨汤 ……… （258）
五藤饮 …………… （258）
龙蛇四藤汤 ………… （259）
秦威痛风汤 ………… （259）
赶痛汤 …………… （259）
疏筋活血汤 ………… （260）
除湿蠲痛汤 ………… （260）
痛风方 …………… （261）
消风饮 …………… （261）
红花白芷防风饮 ……… （261）
苍术麻黄汤 ………… （262）
苍南汤 …………… （262）
薏苡仁汤 ………… （263）
湿痹通络汤 ………… （263）
苍术羌麻汤 ………… （263）
秦羌威灵汤 ………… （263）
家秘羌活汤 ………… （264）
枝藤汤 …………… （264）
通气防风汤 ………… （265）
消风散 …………… （265）
治风方 …………… （265）
归母四苓汤 ………… （266）
羌活防风汤 ………… （266）
苍术羌麻汤 ………… （266）
羌独藁本汤 ………… （266）
秦羌威灵汤 ………… （267）
虎通汤 …………… （267）
二陈汤 …………… （267）

赶痛汤 …………… （268）
大醒风汤 ………… （268）
痛风利节汤 ………… （268）
养阴清热汤 ………… （269）
痛风汤配合痛风膏 …… （269）
痛风饮 …………… （270）
芎芷芩连汤 ………… （270）
加味独活寄生汤 ……… （271）
加减麻黄汤 ………… （271）
省风散 …………… （271）
三花神佑丸 ………… （272）
蛇衔膏方 ………… （272）
丹溪注脚痛风方 ……… （272）
乌头乳没丸 ………… （273）
乌头南星丸 ………… （273）
痰注肿痛方 ………… （273）
没药散 …………… （273）
潜行散 …………… （274）
通痹散 …………… （274）
趁痛散 …………… （274）
大羌活散 ………… （275）
活血应痛丸 ………… （275）
通灵丸 …………… （275）
祛风通络散 ………… （275）
骨节风痛方 ………… （276）
左经丸 …………… （276）
羌活汤 …………… （276）
松枝酒 …………… （277）
虎骨附子散 ………… （277）
白花蛇散 ………… （277）
茯苓川芎散 ………… （278）
犀角散 …………… （278）

经验九藤酒 ···············（278）
如意通圣散 ···············（279）
牛蒡子散 ·················（279）
蓖麻法 ···················（279）
五痹通治方二 ·············（280）
牛膝散 ···················（280）
上中下通用痛风丸 ·······（280）
茵芋丸 ···················（280）
寿世痛风贴 ···············（281）
风湿痛方 ·················（281）
神应膏方 ·················（281）
防己膏 ···················（282）

第三节 缓解期···············（282）
保元汤合防己黄芪汤加减
 ·························（282）
三气饮 ···················（283）
济生肾气丸合参苓白术散加减
 ·························（283）
益气活血除湿汤 ·········（284）
续断丸 ···················（284）

益肾清利泄浊方 ···········（286）
地黄汤加减 ···············（286）
补肾痛风汤 ···············（287）
加味地黄汤 ···············（287）
四妙活血汤 ···············（288）
痛风淋病方 ···············（288）
益肾化湿泄浊汤 ···········（288）
温脾泄浊汤 ···············（289）
益气清热通络汤 ···········（289）
化瘀二妙汤 ···············（290）
健脾益肾活血方 ·········（290）
化湿泄浊祛瘀汤 ·········（290）
温肾解毒汤合大承气汤加减
 ·························（291）
济生肾气丸合参苓白术散
 ·························（292）
痛风排毒汤 ···············（292）
健脾益肾泄浊化瘀汤 ···（292）
桃红四物汤合五苓散加减
 ·························（293）

第四章 痛风（高尿酸血症）并发肾病验方

第一节 痛风（高尿酸血症）
 性肾病···················（286）

第二节 痛风（高尿酸血症）
合并肾病·················（293）
苡仁双防胶囊 ···········（293）
滋肾祛风汤 ···············（294）
自拟黄芩泽泻汤 ·········（294）
痛风胶囊 ·················（295）

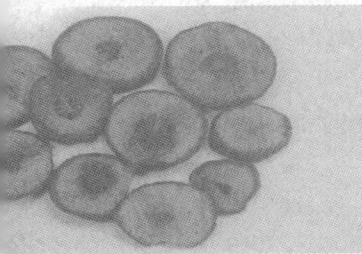

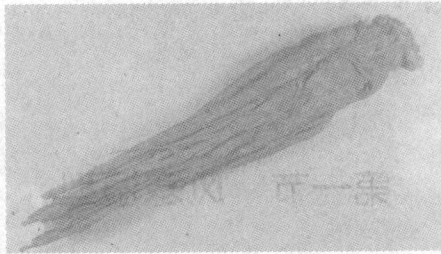

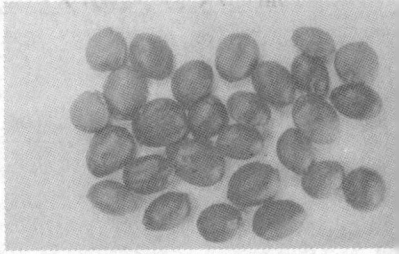

第一章

痛风验方

痛风分为原发性痛风和继发性痛风两大类。

原发性痛风是现代社会的多发病、常见病，发病高峰为 30~50 岁，约 95%为男性，5%女性常为绝经期后发病，且有较明显的家族遗传倾向。根据其病情进展特征，原发性痛风病程一般可分为 4 期：无症状高尿酸血症期、急性发作期、无症状的间歇期及慢性期。其临床表现主要有以下几方面：①无症状性高尿酸血症；②急性痛风性关节炎；③痛风间歇期；④慢性砂砾性痛风；⑤皮下痛风石结节；⑥慢性痛风性关节炎；⑦慢性痛风性肾病和肾结石。

继发性痛风在发生高尿酸血症前多有继发病的临床特征，且有明确的病因，如骨髓增殖性疾病：急慢性白血病、多发性骨髓瘤、红细胞增多症、溶血性贫血、银屑病、淋巴瘤及多种癌症化疗时，细胞内核酸大量分解而致尿酸产生过多，或因肾脏疾病、尿崩症、高血压、酸中毒、甲状腺机能减退症、甲状旁腺机能亢进症、动脉硬化晚期，尿酸排泄困难而使血尿酸升高。除因先天性肾小管功能异常和慢性肾衰竭所致继发性痛风起病缓慢外，继发性痛风通常病程短，关节慢性损害症状不如原发性典型，但原发病多严重、凶险、起病较急，因此慢性期各种表现少见。继发性痛风血尿酸浓度常高于原发性痛风，以高尿酸血症和大量尿酸盐在肾小管内沉积引起急性肾衰竭为多见，尿路结石发生率也较高。患者常有尿痛、腰背痛、恶心、呕吐、少尿或无尿等症状。

总之，痛风发病，或症状单一，或表现复杂，痛风临床分型，多见风寒湿型、风湿热型、寒湿瘀阻型、湿热瘀阻型、正虚邪实型等。

随着人们生活水平的提高，痛风的发病率逐年上升，成为难治性疾病。下面介绍一些验方，供读者参考。

第一节　风寒湿型

🪷 乌头汤加味

　　麻黄 12g　芍药 12g　黄芪 12g　制川乌 9g　甘草 10g

【用法】水煎服，每天 2 次，早晚餐后半小时服用，每日 1 剂。

【功效】祛风利湿，散寒止痛。

【适应症】**痛风（风寒湿痹）**。

【临证加减】风湿阻络证，加清风藤 20g、防风 20g、威灵仙 15g；寒湿痹阻证加桂枝 10g、干姜 10g。

【疗效】以本方治疗风寒湿痹型 32 例，有效 30 例，无效 2 例，总有效率 93.8%。

【来源】胡海璋．乌头汤加味治疗风湿痹症的临床分析．中国临床医药，2011，3（2）：20.

🪷 痹证消痛汤

　　黄芪 20g　桂枝 25g　麻黄 15g　白芍 15g　甘草 15g　桃仁 15g
红花 10g　川乌 15g　草乌 15g　细辛 10g　地龙 15g　乌蛇 15g

【用法】水煎服，每日 1 剂。2 周为 1 个疗程。

【功效】祛风利湿、散寒止痛。

【适应症】**痛风（风寒湿痹）**。

【临证加减】风邪偏甚可加防风 15g、羌活 15g；寒邪偏甚可加重川乌、草乌的用量，根据病情可以加至 20～30g，煎药时先煎 60～120 分钟，后入它药；湿邪甚可加薏苡仁 25g、防己 15g；年老体弱之痹可加当归 20g、寄生 15g、五加皮 15g、川断 15g。

【疗效】以本方治疗痹症（风寒湿痹型）120 例，临床治愈 72 例，显效 36 例，有效 5 例，无效 7 例，总有效率为 94.0%。

【来源】甘扬．中药治疗痹证 120 例临床观察．中国民族民间医药，2011，5：61.

第一竹沥汤

竹沥 5000ml 甘草 30g 秦艽 30g 葛根 30g 黄芩 30g 麻黄 30g 防己 30g 细辛 30g 桂心 30g 干姜 30g 茯苓 90g 防风 45g 升麻 45g 附子 2 枚 杏仁 50 枚

【用法】上十五味咀，以水七升合竹沥，煮取三升，分三服。

【功效】祛风散寒，化痰除湿。

【适应症】痛风（风寒湿痹夹痰）。症见：两脚痹弱，或转筋皮肉不仁，腹胀起如肿，按之不陷，心中恶，不欲食。

【来源】《备急千金要方》卷七风毒香港脚方之汤液第二

古今医统乌头汤

乌头 2.1g 附子 2.1g 细辛 2.1g 桂枝 2.1g 秦艽 2.1g 官桂 2.1g 甘草 2.1g 白芍药 2.1g 防风 3g 干姜 3g 当归 3g 白茯苓 3g 独活 3g

【用法】上药碾末，每取 2.4g，水盏半，枣二枚，空心服。

【功效】祛风行湿，散寒除痹。

【适应症】痛风（风寒湿痹）。症见：风寒湿痹，流注经络，筋脉拘挛，不能转侧。

【来源】《古今医统大全》卷十一之痹证门

蠲痹汤

羌活 3g 独活 3g 桂心 1.5g 秦艽 3g 当归 9g 桑枝 9g 川芎 2g 海风藤 6g 炙甘草 2g 乳香 2.5g 木香 2.5g

【用法】水煎服，每天 2 次，每日 1 剂。

【功效】祛风除湿，散寒通络。

【适应症】痛风（风寒湿痹）

【来源】《笔花医镜》

三痹汤

人参 10g 黄芪 30g 茯苓 15g 甘草 10g 当归 10g 川芎 10g

白芍 10g　生地黄 10g　杜仲（姜汁炒断丝）20g　牛膝 15g　桂心 10g

【用法】水煎服，每天 2 次，每日 1 剂。

【功效】祛风除湿，散寒通络，益气活血。

【适应症】**痛风（风寒湿痹，兼气血凝滞）。**

【来源】《成方切用》卷六之祛风门

🪷 五痹汤

片子姜黄 30g　羌活 60g　白术 60g　防己 60g　甘草 15g（微炙）

【用法】每服五钱，姜水煎。病在上食后服，病在下食前服。

【功效】祛风除湿，温经通络。

【适应症】**痛风（风寒湿痹）。**症见：风寒湿之气，客留肌体，手足缓弱麻顽不仁。

【来源】《冯氏锦囊秘录》卷八之方脉痛风五痹合参（附麻木虚痒）

🪷 羌活汤

羌活 60g　附子 15g　秦艽 15g　桂心 15g　木香 15g　川芎 15g　当归 15g　牛膝 15g（酒浸）　甘草 15g（炙）　桃仁 30g（去皮、尖，麸炒），防风 30g　骨碎补 30g

【用法】上方碾末，每服 12g，姜水煎温服。

【功效】祛风散寒，温经通络。

【适应症】**痛风（风寒痹）。**症见：白虎历节风毒，攻注骨节疼痛，发作不定。

【来源】《冯氏锦囊秘录》杂症大小合参卷八方脉痛风五痹合参（附麻木虚痒）

🪷 五痹汤

羌活 3g　白术 3g　防己 3g　片姜黄 3g　甘草 3g

【用法】水盏半，姜五片，煎八分，食前服。

【功效】祛风行湿，活血疏筋。

【适应症】**痛风（风寒湿三气客留肌体）。**症见：手足无力，麻痹不仁。

【来源】《古今医统大全》卷十一之痹证门

茯苓汤

赤茯苓 3g 防己 3g 川芎 3g 桑白皮 3g 官桂 1.5g 芍药 2.4g
麻黄（去根节，先煎掠去沫，方入众药）2.4g 当归 2.4g 甘草
（炙）2.4g

【用法】水二钟、枣三枚，煎一钟。空心睡时各一服，食姜粥取汗出。

【功效】祛风行湿，散寒除痹。

【适应症】**痛风（风寒湿痹）**。症见：风寒湿痹，留着不去，四肢麻痹，
拘挛急痛。

【来源】《古今医统大全》卷十一之痹证门

加减独活寄生汤酒剂

独活 30g 寄生 18g 秦艽 18g 防己 18g 生地 18g 熟地 18g
当归 18g 赤芍 18g 川芎 15g 乌药 15g 麦冬 15g 续断 15g 牛膝
12g 木瓜 12g 五加皮 15g 杜仲 20g 枸杞 25g 没药 15g 伸筋草
15g 土鳖虫 12g

【用法】将上述药物倒入玻璃瓶内入酒 4000ml 浸泡 15 日后服用，每次服
10ml，一日三次，一个疗程后酒量逐渐增加每次不超过 50ml，一日三次。

【功效】祛风湿、止痹痛、益肝肾、补气血。

【适应症】**痛风（风寒湿痹）**。

【临证加减】风寒湿痹的疼痛剧烈者加制川乌 9g，制草乌 15g（先熬 2~3
小时后入酒剂），对痹症日久的抽掣疼痛，肢体拘挛者，常配合全蝎 5g、蜈蚣
3 条。

【疗效】以本方治疗痹症 29 例，痊愈 17 例，显效 9 例，有效 2 例，无效
0 例，总有效率为 100%。

【来源】朱永高. 加减独活寄生汤酒剂治疗日久痹症 28 例临床分析. 内蒙古中医
药，2008，（10）：3-4.

乳香宣经丸

乳香（另细研）12g 草薢 60g 木香 12g 五灵脂 15g 黑豆
（生用）30g 附子（制）12g 川楝子 30g 小茴香（炒）30g 防风

6g 草乌（炒）6g 黑牵牛（生）6g 威灵仙6g 乌药6g 陈皮6g

【用法】上为细末，酒糊丸，梧桐子大。空心温酒下三十丸，渐加五十丸。

【功效】祛风行湿，散寒除痹。

【适应症】**痛风（风寒湿痹）**。症见：风寒湿痹，四肢拘挛，筋骨疼痛，行步艰难。

【来源】《古今医统大全》卷十一之痹证门

祛风丸

防风（去芦）30g 防己30g 荆芥30g 当归（酒洗）30g 川芎30g 生地黄（酒洗）45g 陈皮（去白）30g 白术（炒）30g 桑寄生30g 薏苡仁30g 栀子仁15g 牙皂30g 何首乌30g 川乌10g 白芍药（酒炒）23g 羌活23g 独活23g 黄芩（酒炒）23g 半夏30g 木瓜30g 青风藤30g 牛膝（酒洗）30g 沉香30g 白豆蔻30g 木香15g 桂枝30g 草乌（酒浸，去皮）30g

【用法】上共为细末，酒打米糊为丸，如梧桐子大。每日五更时用清茶送下七八十丸，少许时再服。

【功效】祛风除湿，温经通络。

【适应症】**痛风（风寒湿痹）**

【来源】《仁斋直指方论（附补遗）》第四卷历节风

续断丸

续断9g 五加皮9g 防风9g 薏仁9g 羌活9g 牛膝9g（酒浸） 萆薢12g 思仙木15g 生地15g

【用法】好酒三升，化青盐三两，用木瓜八两煎成膏，和杵为丸梧子大，每服三五十丸，空腹温服。

【功效】祛风除湿，散寒通络。

【适应症】**痛风（风寒湿痹）**

【来源】《本草简要方》卷之三草部二

祛风舒筋丸

防风50g 桂枝50g 麻黄50g 威灵仙50g 制川乌50g 制草乌50g 苍术（炒）50g 茯苓50g 木瓜50g 秦艽50g 骨碎补（炒）50g 牛膝50g 甘草50g 海风藤50g 青风藤50g 穿山龙50g 老鹳草50g 茄根50g

【用法】上十八味，粉碎成细粉，过筛，混匀。每100g粉末加炼蜜160～180g制成大蜜丸，即得。每丸重7g，口服，一次1丸，一日二次。

【功效】祛风散寒，舒筋活络。

【适应症】**痛风（风寒湿型）**。症见：风湿在表，头痛身重，一身尽痛，恶寒发热，或风寒湿邪，侵入经络，腰腿疼痛，屈伸不利，四肢麻木。

【来源】《中华人民共和国药典》一部。

虎骨散

虎骨60g（酥炙） 甘草15g（炙） 全蝎15g（去毒） 麝香0.3g 天麻60g 防风60g 牛膝60g（酒浸） 僵蚕60g（去丝嘴，炒） 当归60g（酒浸） 乳香60g（另研） 白花蛇60g（酒浸，取肉） 桂心60g（不见火）

【用法】为末，每服12g，豆淋酒调服。

【功效】祛风散寒，温经通络。

【适应症】**痛风（风寒痹）**。症见：白虎风，肢节疼痛，如虎啮状。

【来源】《冯氏锦囊秘录》卷八之方脉痛风五痹合参（附麻木虚痒）

续断丸

当归30g（炒） 川续断30g 萆薢30g 川芎23g 天麻30g 防风30g 附子30g 乳香15g 没药15g

【用法】为末，蜜丸如桐子大，每服四十丸，温酒米饮送下。

【功效】祛风除湿，散寒通络。

【适应症】**痛风（风寒湿痹）**。症见：风湿流注，四肢浮肿，肌肉麻痹。

【来源】《冯氏锦囊秘录》卷八之方脉痛风五痹合参（附麻木虚痒）

麝香丸

川乌3个（生用），全蝎21个（生用），黑豆21个（生用），地龙15g

【用法】为末，入麝香少许，研匀，糯米糊丸绿豆大。每服七丸，甚者十丸，夜卧须令膈空，温酒下，微出冷汗一身便瘥。

【功效】祛风散寒，通络止痛。

【适应症】痛风（风寒痹）。症见：白虎历节，疼痛游走，昼静夜剧。

【来源】《冯氏锦囊秘录》卷八之方脉痛风五痹合参（附麻木虚痒）

定痛丸

乳香（另研）23g　没药15g　羌活15g　归尾15g　两头尖（去皮生用）7.5g

【用法】上各为末，酒糊丸如桐子大，每服三十丸，煮酒送下。

【功效】祛风行湿，活血蠲痹。

【适应症】痛风等诸痹（风湿流注骨节）。

【来源】《简明医彀》卷三

芎附散

小川芎10g　附子（泡去皮脐）10g　黄芪10g　防风10g　白术10g　当归（酒洗）10g　熟地黄10g　桂心10g　甘草（炙）10g　柴胡10g

【用法】上药碾末，每取2.4g，水二盏、姜三片、枣一枚，空心服。

【功效】祛风行湿，散寒除痹。

【适应症】痛风（风寒湿等五种痛痹）。症见：腿臂间发作不定者。

【来源】《古今医统大全》卷十一之痹证门

神效左经丸

苍术（米泔浸）60g　草乌（去皮）60g　葱白60g　干姜60g

金毛狗脊30g 破故纸（酒浸焙干）30g 藁本30g 白芷30g 抚芎
30g 小茴香（炒）30g 穿山甲（炮）30g 川牛膝（酒浸）30g 川
乌（炮）15g 木瓜15g 白附子15g 虎胫骨（酥油炙）15g 乳香
（炙）15g 没药（炙，另研）15g

【用法】先将苍术、草乌、葱白、干姜捣烂，装入瓶内，按实，密封瓶
口，安于暖处，三日取出，晒干入后药。上为末，酒打糊丸，小豆大。每服
二三十丸，空心酒下。

【功效】祛风行湿，散寒除痹。

【适应症】**痛风（风寒湿痹）**。症见：诸风寒湿痹，麻木不仁，肢体手足
疼痛。

【来源】《古今医统大全》卷十一之痹证门

痛风熏洗方

当归50g 丹参50g 乳香50g 没药50g 豨莶草50g 伸筋草
50g 透骨草50g 雷公藤50g 青风藤50g 附子50g 川乌50g 草
乌50g 甘草50g

【用法】以上药物按比例加工成粗粉，封入布袋备用，选用 GA－3022
型熏蒸治疗舱，在治疗前将备用药袋放进药煲炉内，待治疗舱预热加温至
40℃后即可开始治疗，每次治疗温度要设定在45℃以内，治疗时间设定在
20～30分钟（以患者周身透汗为宜，大汗即止）1次/日治疗，3个星期为
一疗程。

【功效】祛风利湿、散寒止痛。

【适应症】**痛风（风寒湿痹）**。

【疗效】以本方治疗痹症（风寒湿痹型）30例，临床治愈17例，有效7
例，无效6例，总有效率100%。

【来源】张霄飞.中药熏蒸加中成药内服试治痹证30例报告.中国疗养医学，2011，
2（1）：23.

第二节 风湿热型

利湿通络方

独活 15g　牛膝 15g　秦艽 15g　薏苡仁 15g　猪苓 15g　茯苓 15g
海桐皮 15g　桃仁 12g　红花 12g　当归 12g　川芎 12g　赤芍 12g

【用法】水煎服，每天 2 次，每日 1 剂。21 天为 1 个疗程。

【功效】清热利湿、祛风通络。

【适应症】原发性痛风（风湿热痹型）。

【临证加减】寒邪偏盛者可酌加细辛 3g、川乌 6g（先煎 60 分钟）等祛风散寒之品；关节红肿痛甚者酌加栀子 10g、丹皮 10g、黄柏 10g、忍冬藤 30g 等清热解毒利湿通络之品；病情反复，关节屈伸不利者酌加穿山甲 10g、土鳖虫 10g、地龙 10g 等活血搜风通络之品。

【疗效】以本方治疗原发性痛风（浊瘀内阻型）36 例，显效 17 例，有效 13 例，无效 6 例，总有效率 86.1%。

【来源】潘义敏，毛惠珍. 利湿通络方配合针灸治疗痛风性关节炎 36 例. 陕西中医，2011，32（5）：605 - 606.

清利活血汤

红藤 30g　忍冬藤 30g　防己 10g　秦艽 10g　薏苡仁 30g　黄柏 10g　川芎 10g　金钱草 15g　桂枝 10g　当归 10g　地龙 10g　牛膝 10g　半夏 10g　陈皮 10g　山慈菇 15g　乌梢蛇 10g　生石膏 50g　透骨草 50g　车前子 10g

【用法】头煎加水约 500ml，先泡 20 分钟，每剂水煎 2 次，每次煎药 30 分钟，兑在一起约 300ml，分两次服用。

【功效】清热祛湿，通络除痹。

【适应症】原发性痛风（风湿热痹型）。

【疗效】以本方治疗原发性痛风（风湿热痹型）30 例，治愈 9 例，显效

17 例，未愈 3 例，总有效率为 90.0%。

【来源】张风梧，华朝阳. 清利活血汤联合别嘌呤醇治疗痛风 30 例疗效观察. 宁夏医学杂志，2011，33（6）：556 - 557.

痛风速效汤

忍冬藤 50 ~ 100g　苍术 25g　黄柏 15g　薏苡仁 50g　土茯苓 50 ~ 100g　萆薢 30g　防己 15g　木瓜 30g　牛膝 30g　威灵仙 30g　豨莶草 100g　甘草 5g

【用法】水煎服，每天 2 次，每日 1 剂。10 天为 1 个疗程。

【功效】清热利湿，祛风通络。

【适应症】原发性痛风（风湿热痹型）。

【临证加减】关节游走疼痛者加羌活 15g、桂枝 10g；疼痛严重者加土鳖虫 15g、元胡 15g、白芍 15g；红肿热甚者加知母 15g、石膏 15g 或丹皮 15g、栀子 10g；红肿紫暗有瘀斑者加鸡血藤 10g、红花 10g、紫草 10g；上肢关节疼痛者加桑枝 15g、海桐皮 15g、姜黄 15g；痰湿结者加制南星 10g、夏枯草 10g、山慈菇 15g；久病偏于寒湿者加川乌先煎 10g 或附子先煎 10g、细辛 3g。

【疗效】以本方治疗原发性痛风（浊瘀内阻型）77 例，治愈 51 例，显效 19 例，有效 5 例，无效（中断治疗）2 例，总有效率 97.4%。

【来源】尹璐. 自拟"痛风速效汤"加减治疗痛风 77 例的疗效观察. 求医问药，2012，10（4）：83.

上中下痛风方

威灵仙 9g　南星 30g　苍薢 30g　桃仁 15g　白芷 15g　桂皮 9g　防己 4.5g　苍术 60g　黄柏（酒浸炒）60g　红花 4.5g　羌活 9g　神曲 15g　炒龙胆草 1.5g

【用法】水煎服，每天 2 次，每日 1 剂。

【功效】祛风行湿，清热除痹。

【适应症】痛风（风湿热痹）。

【来源】吴亦樵. 朱丹溪痛风学说初探. 实用中医药杂志 1995，（1）：56.

🪷 热痹蠲痛汤

薏苡仁 30g　苍术 15g　稀莶草 15g　海桐皮 12g　山慈菇 10g　丹参 15g　赤芍 12g　川牛膝 15g　银花藤 30g　甘草 6g

【用法】以上诸药加水浓煎 30～60ml，分 3 次口服，1 剂/天。

【功效】清热泄浊，活血通络。

【适应症】原发性痛风（热痹）。

【疗效】以本方治疗原发性痛风 119 例，临床显效 69 例，临床有效 44 例，无效 6 例，总有效率 92.86%。

【来源】金桂萍. 热痹蠲痛汤加减配合治疗痛风 119 例. 临床和实验医学杂志，2008，7（8）：175.

🪷 仙方活命饮加味

金银花藤 30g　防风 9g　白芷 12g　当归 12g　赤芍 15g　甘草 3g　浙贝母 9g　乳香 12g　没药 12g　穿山甲 20g　皂角刺 12g　薏苡仁 30g

【用法】水煎服，每日 1 剂。

【功效】清热祛湿，通络除痹。

【适应症】原发性痛风（风湿热症）。症见：右足拇指趾关节、右内踝关节处暗红肿胀，疼痛较剧，站立不便，口干，小便黄，大便微干，舌质暗红，舌苔薄黄，脉弦。

【疗效】以本方治疗原发性痛风（风湿热症）30 例患者中，显效 26 例，好转 3 例，无效 1 例，总有效率 86.67%。

【来源】董文玲. 仙方活命饮临床治验 4 则. 江苏中医药，2008，40（9）：49－50.

🪷 四妙勇安汤

当归 15g　金银花 30g　玄参 30g　甘草 10g　生地 15g　川芎 15g　川牛膝 15g　白芍 15g　山药 30g

【用法】上药加冷水 500ml，先浸泡 30 分钟，再用文火煎煮 20 分钟，取汁约 250ml，待药汁凉后内服，每日 1 剂，水煎分 2 次，早、晚饭后 30 分钟服用。

【功效】清热利湿、活血化瘀、通络止痛。

【适应症】**原发性痛风（风湿热痛痹型）**。

【临证加减】关节疼痛且灼热明显加黄柏10g、苍术10g，以清利湿热；关节疼痛发凉者加桂枝6g，以温经散寒止痛；关节红肿热甚、烦渴者，加生石膏10g、赤芍15g；伴大便干燥者，加厚朴10g，薏苡仁30g，以润肠通便。

【疗效】以本方治疗原发性痛风（风湿热症）42例患者中，治愈9例，显效14例，好转15例，无效4例，总有效率90.48%。

【来源】赵美云，胡海兵，杨薪博，等.四妙勇安汤治疗风湿热痛痹型痛风42例疗效观察.吉林中医药，2009，29（3）：223－224.

🪷 四妙石龙汤

黄柏10g 苍术10g 薏苡仁20g 车前子20g 生石膏40g 忍冬藤10g 山慈菇10g 地龙10g 甘草6g

【用法】水煎服，每天2次，每日1剂。

【功效】清热祛湿，通络散结，止痛。

【适应症】**原发性痛风（风湿热痹）**。

【临证加减】痛甚者加元胡15g、川楝子15g，行气止痛；热甚者加知母10g，增强清泄湿热作用；肿胀明显者加丹参10g，增强凉血化瘀消肿作用。

【疗效】以本方治疗原发性痛风（风湿热痹）21例，治愈18例，显效3例，无效0例，总有效率100%。

【来源】李慧勇.自拟四妙石龙汤治疗痛风21例疗效总结.中医中药，2009，16（25）：78－79.

🪷 威龙除痹汤

威灵仙15g 地龙10g 泽泻15g 草薢15g 车前子15g 土茯苓20g 川牛膝15g 当归15g 制南星10g 忍冬藤15g 鸡血藤15g 橘络15g 丝瓜络20g

【用法】水煎服，每天2次，每日1剂，同时以药渣或3煎液作患处湿敷或熏洗。

【功效】清热祛湿，通络除痹。

【适应症】原发性痛风（风湿热痹）。

【临证加减】湿热重者加龙胆草 15g、黄柏 15g；瘀热重者加丹皮 10g、赤芍 15g；发于上肢去川牛膝 15g，加川芎 15g；久治不愈加全蝎 1 条、地鳖虫 10g。

【疗效】以本方治疗原发性痛风（风湿热痹）36 例，临床治愈 12 例，显效 14 例，有效 8 例，无效 2 例（其中一例合并类风湿性关节炎），总有效率 94.4%。

【来源】魏加树，杨海，徐林. 威龙除痹汤治疗急性痛风性关节炎疗效观察. 山西中医，2009，25（9）：17-18.

萆苓方

土茯苓 20g 萆薢 20g 泽泻 20g 薏苡仁 30g 黄柏 10g 苍术 10g 虎杖 20g 威灵仙 20g 怀牛膝 20g 当归 10g

【用法】水煎服，每天 2 次，每日 1 剂。21 天为 1 个疗程。

【功效】清热利湿，祛风通络。

【适应症】原发性痛风（风湿热证）。

【疗效】以本方治疗急性痛风性关节炎（风湿热症）34 例，临床痊愈 16 例，显效 12 例，有效 5 例，无效 1 例，总有效率 97.06%。

【来源】李中南，石国彬，刘剑，等. 萆苓方治疗 2 型糖尿病合并痛风临床观察. 中国中医急症，2010，19（9）：1487-1488.

三妙散加味

苍术 10g 黄柏 10g 生薏苡仁 20g 赤芍 10g 丹皮 10g 川楝子 7g 栀子 10g 龙胆草 10g 独活 10g 芦根 10g 竹叶 10g 甘草 3g

【用法】水煎服，每天 2 次，每日 1 剂。5 天为 1 个疗程，一般治疗 1~2 个疗程。

【功效】清热祛湿，通络除痹。

【适应症】原发性痛风（风湿热痹）。症见：突发性关节肿痛，以饮酒、吃火锅后为甚，常于夜间发病。

【疗效】以本方治疗原发性痛风（风湿热痹型）112 例，治愈 61 例，显效 21 例，有效 16 例，无效 14 例，总有效率为 87.5%。

【来源】王洁，姚平. 三妙散加味治疗痛风关节炎急性发作临床观察. 中国社区医师，2010，12（7）：102.

自拟舒络止痛汤

秦艽 9g　威灵仙 9g　仙灵脾 9g　川牛膝 6g　忍冬藤 12g　豨莶草 10g　泽兰 12g　黄柏 5g　苍术 9g　薏苡仁 6g　土茯苓 6g　车前草 9g　滑石 6g　桂皮 3g（后下）

【用法】上药加冷水 500ml，先浸泡 30 分钟，再用文火煎煮 20 分钟，取汁约 250ml，待药汁凉后内服，每日 1 剂，水煎分 2 次早、晚饭后 30 分钟服用。

【功效】清热利湿，活血化瘀，通络止痛。

【适应症】原发性痛风（风湿热痛痹型）。

【临证加减】关节肿甚并有痛风石者，重用薏苡仁至 15g，重用威灵仙至 15g，加姜黄 10g；关节畸形者，加穿山甲（炮）6g、浙贝母 10g；关节痛剧、夜间尤甚者，加丹参 15g、没药 10g、生地 15g、土鳖虫 10g；上肢关节痹痛者，重用威灵仙至 12g 加羌活 10g；下肢痹痛甚者，重用川牛膝至 15g，加独活 15g、木瓜 15g、防己 15g；小便不利者，重用车前草至 20g，滑石至 9g，加草薢 15g；初起发热恶风者，重用秦艽至 15g，加防风 10g；热象明显者重用忍冬藤至 20g。

【疗效】以本方治疗原发性痛风（风湿热痛痹型）36 例患者中，治愈 25 例，好转 8 例，未愈 3 例，总有效率 91.7%。

【来源】仲晨，郝思杨. 自拟舒络止痛汤加减治疗原发性痛风 36 例. 中外医疗，2010，35（11）：116.

自拟宣痹止痛汤

土茯苓 15g　车前子 15g　薏苡仁 30g　丹参 20g　独活 15g　白术 12g　枣皮 18g　威灵仙 15g　细辛 3g

【用法】以上药物按以上比例经煎煮、浓缩、干燥、粉碎制成膏剂，外敷红肿热痛处，每日 2 次。

【功效】清热祛湿、通络除痹。

【适应症】**原发性痛风（风湿热痹型）**。

【临证加减】寒湿痹型加制川乌 10g、桂枝 9g；湿热痹阻型加败酱草 15g、苍术 15g；痰瘀痹阻型加制南星 10g、桃仁 10g、红花 10g。

【疗效】以本方治疗原发性痛风（风湿热痹型）43 例患者中，显效 17 例，有效 23 例，无效 3 例，总有效率 93.02%。

【来源】徐福山，孙红梅. 自拟中药汤剂治疗痛风临床疗效观察. 中国现代药物应用，2010，4（9）：135－136.

🪷 清痹汤加减

忍冬藤 15g　败酱草 15g　络石藤 15g　清风藤 15g　土茯苓 12g
老鹳草 15g　丹参 10g　香附 10g　赤芍 12g　牛膝 10g　防风 9g　苍术
12g　甘草 6g

【用法】水煎服，每天 2 次，每日 1 剂。要求患者卧床休息，注意饮食并大量饮水直至症状完全消失后续服 1～2 周以巩固疗效。

【功效】清热利湿，祛风活血通络。

【适应症】**痛风（风湿热痹）**。症见：在过食肉类及动物脏器、酗酒、疲劳后关节（多见第一跖趾关节、踝关节）突发红、肿、热、痛，扪之发热，痛不可触，屈伸不利，得冷则舒，遇热则剧。风热偏胜者兼见发热、口渴、汗出、咽喉肿痛，舌红，苔薄黄或黄燥，脉浮数。湿热偏胜者兼见胸脘烦闷，身重，舌苔黄腻，脉滑数。

【临证加减】风热胜者，加连翘 15g、葛根 12g；湿热胜者，加防己 9g、白花蛇舌草 10g。

【疗效】以本方治疗的 28 例病人中，最长服药 39 天，最短服药 6 天，均得到了 1 年左右的随访。其中临床治愈 18 例，显效 7 例，有效 2 例，无效 1 例（因急性关节疼痛症状不能迅速缓解，改用西药治疗），有效率 96.4%。

【来源】耿华峰. 清痹汤加减治疗痛风. 执业与健康，2005，21（3）：481.

🪷 痛风停胶囊

生石膏 120g　知母 40g　桂枝 30g　青风藤 40g　大血藤 40g　肥猪苗 40g　络石藤 40g

【用法】以上药物按以上比例经煎煮、浓缩、干燥、粉碎制成胶囊，平均单个胶囊2g，每次口服3粒，每日3次。

【功效】清热祛湿、通络除痹。

【适应症】**原发性痛风（风湿热症）。**

【疗效】以本方治疗原发性痛风（风湿热症）35例患者中，显效31例，好转3例，无效1例，总有效率97.1%。

【来源】钟琴，正奇，刘汉顺，等．痛风停胶囊配合金黄膏外敷治疗痛风35例．当代医学，2008，（148）：154－155.

当归痛风胶囊

川芎24g 当归24g 独活18g 泽泻18g 草薢18g 牛膝18g 木瓜15g 威灵仙15g 黄柏15g 白芍15g 滑石12g 甘草10g 制马钱子1g 制川乌6g 制草乌6g 丝瓜络5g

【用法】以上药物按以上比例经煎煮、浓缩、干燥、粉碎，装胶囊，0.3g/粒。口服6粒，每日3次。

【功效】清热除湿止痛。

【适应症】**原发性痛风（湿热痹阻证）。**

【疗效】以本方治疗原发性痛风56例，临床痊愈10例，显效18例，有效25例，无效3例，总有效率94.64%。

【来源】何本鸿．当归痛风胶囊治疗原发性痛风56例．陕西中医，2008，29（4）：442－443.

威草胶囊

威灵仙15g 草决明20g 生大黄15g 金钱草30g 益母草15g

【用法】以上药物按以上比例经煎煮、浓缩、干燥、粉碎，装胶囊0.5g/粒，2粒/次，3次/日，口服。

【功效】清热利湿，祛风通络。

【适应症】**原发性痛风（风湿热症）。**

【疗效】以本方治疗原发性痛风（风湿热症）80例，显效44例，有效32例，无效4例，总有效率为95%。

【来源】程虹，宋恩峰，任开明．苯溴马隆结合威草胶囊治疗痛风的临床疗效．武汉大学学报（医学版），2009，30（2）：216－218.

舒筋立安散

防风 3g　羌活 3g　独活 3g　茯苓 3g　川芎 3g　白芷 3g　生地黄 3g　苍术 3g　红花 3g　桃仁 3g　陈皮 3g　半夏 3g　南星 3g　白术 3g　威灵仙 3g　牛膝 3g　木瓜 3g　防己 3g　黄芩 3g　连翘 3g　木通 3g　龙胆草（酒浸）3g　木香 3g　大附子 3g　甘草 3g

【用法】上锉一剂，水煎，入姜汁、竹沥服。痛甚加乳香、没药为末，调服。

【功效】清热行湿，祛风活血疏筋。

【适应症】**痛风（风湿热痹）。又治四肢百节疼痛，名曰白虎历节风。**

【来源】《古今医鉴》卷之十之痹痛

痛风膏

威灵仙 20g　黄柏 20g　冰片 20g　赤芍 15g　甘草 3g　浙贝母 9g　乳香 12g　没药 12g　薏苡仁 30g

【用法】以上药物按以上比例经煎煮、浓缩、干燥、粉碎制成膏剂，外敷红肿热痛处，每日 2 次。

【功效】清热祛湿，通络除痹。

【适应症】**原发性痛风（风湿热痹）。**

【疗效】以本方治疗原发性痛风（风湿热症）50 例患者中，显效 31 例，好转 14 例，无效 5 例，总有效率 90.0%。

【来源】庆余，宋恩峰．痛风膏治疗痛风的临床观察．中国中医骨伤科杂志，2009，17（10）：20－21.

第三节 寒湿瘀阻型

威灵萆薢汤

萆薢 30g　防风 10g　汉防己 10g　威灵仙 12g　秦艽 15g　车前子 30g　川牛膝 10g　秦皮 12g　木瓜 15g　细辛 3g

【用法】水煎服，每天 2 次，每日 1 剂。

【功效】化湿散寒，活血通痹。

【适应症】**痛风（寒湿内蕴、痹阻血络）**。症见：关节肿痛，胀痛重着，每以阴冷天气、感受风寒而诱发，肢体沉重，或恶风喜暖，小便清白，大便不爽，舌暗胖，苔白腻，脉沉弦而滑。

【来源】高菁.商宪敏教授论治痛风经验.北京中医药大学学报（中医临床版），2005，12（3）：30 - 31.

附子汤

附子（生）6g　官桂 3g　人参 3g　白芍药 3g　白术 2.4g　茯苓 2.4g　甘草（炙）2.4g

【用法】上药碾末，每取 2.4g，水二盏、姜三片，食远温服。

【功效】散寒行湿，通络除痹。

【适应症】**痛风（寒湿痹）**。症见：骨节疼痛，皮肤不仁，肌肉重着，四肢纵缓，遍体酸疼。

【来源】《古今医统大全》卷十一之痹证门

第四节 湿热瘀阻型

三妙散加味

苍术（炒）12g　白术（炒）12g　黄柏 10g　薏苡仁（生）30g

薏苡仁（炒）30g　杏仁（炒）9g　藿香12g　金雀根30g　萆薢15g
土茯苓15g　虎杖15g　蚕砂（包煎）15g　防风（炒）12g　防己
（炒）15g　益母草30g　车前草15g　泽泻10g　鸡血藤15g　青风
藤12g

【用法】水煎服，每天2次，每日1剂。

【功效】健脾、泄浊、清热、止痛。

【适应症】**原发性痛风（湿浊内盛化热型）。**

【临证加减】脾虚者加五爪龙15g、黄芪20g、太子参15g；肾气不足者加
川续断15g、桑寄生15g、杜仲15g；小便不畅者加金钱草20g、通草10g、六
一散15g；胃脘胀满，纳食欠馨者加藿香梗15g、紫苏梗15g、厚朴花15g、焦
三仙15g、五谷虫15g；湿浊热毒较甚者加炒枳实15g、大黄15g；痰瘀阻络，
患处皮色较黯者加山慈菇15g、穿山甲珠10g、地龙10g。

【疗效】以本方治疗原发性痛风（湿浊内盛型）30例，治愈9例，显效
11例，有效6例，无效4例，总有效率86.67%。

【来源】石瑞舫．路志正治疗痛风痹经验．河北中医，2011，33（7）：965.

通经四妙汤

川牛膝15g　薏苡仁30g　苍术15g　黄柏10g　秦皮10g　金银花
15g　车前子10g　泽泻15g　蒲公英10g　秦艽10g　百合20g　山慈
菇10g

【用法】水煎服，每天2次，每日1剂。4周为1个疗程。

【功效】清热解毒，利水燥湿。

【适应症】**原发性痛风（湿毒内蕴型）。**

【疗效】以本方治疗原发性痛风（湿毒内蕴型）治疗组30例，显效14
例，有效12例，无效4例，总有效率86.67%。

【来源】周峻伟，姚卫海，韩旭，等．自拟通经四妙汤治疗痛风验案．中国中医药，
2011，9（5）：112.

土苓马虎汤

土茯苓50g　萆薢20g　马鞭草20g　虎杖20g　薏苡仁30g　豨莶

草 15g　秦皮 15g　威灵仙 15g　益母草 30g　元胡 10g　川牛膝 10g

【用法】水煎服，每天 2 次，每日 1 剂。

【功效】利湿化瘀泄浊、通络止痛。

【适应症】**痛风（湿热瘀结、痹阻关节）**。症见：第一跖趾关节或踝关节局部红肿热痛，拒按，行走困难，不畏风，或头痛，或发热，纳可，口渴，小便浑浊，大便偏干，舌质红苔黄腻，脉滑数。

【来源】王娟. 奚九一主任医师治疗痛风特色经验. 四川中医，2007，25（6）：6－7.

清热利湿活血祛风汤

苍术 15g　黄柏（酒）15g　薏苡仁 20g　川牛膝 10g　防己 12g 金刚藤 15g　泽泻 15g　忍冬藤 15g　青风藤 15g　海桐皮 15g　川芎 15g　红花 10g　地龙（酒）10g　防风 15g　独活 15g　滑石 10g　赤小豆 15g　甘草（生）6g

【用法】水煎服，每天 2 次，每日 1 剂。服药时间 4～11 天不等。

【功效】清热利湿，活血祛风通络。

【适应症】**原发性痛风（湿热瘀阻型）**。

【临证加减】痛剧加穿山甲 10g、全蝎 1 条、蜈蚣 1 条；关节红肿较重加连翘 12g、虎杖 15g。

【疗效】以本方治疗原发性痛风（湿热瘀阻型）26 例患者中，显效 20 例，好转 4 例，无效 2 例，总有效率 94.8%。

【来源】李天琳，金光. 清热利湿活血祛风法治疗原发性痛风 26 例疗效观察. 中国校医，2011，25（12）：889－890.

术柏痛风汤

苍术 20g　黄柏 20g　金银花 15g　连翘 15g　薏苡仁 30g　土茯苓 15g　防己 15g　防风 20g　青风藤 15g　威灵仙 15g　葛花 10g　高良姜 10g　枇杷叶 15g　白扁豆 10g　木瓜 15g　桃仁 15g　红花 15g　赤芍 15g　川芎 10g　当归 20g　陈皮 15g　伸筋草 20g　牛膝 15g　独活 10g

【用法】水煎服，每天2次，每日1剂。15天为1个疗程。

【功效】清热泄浊、祛瘀通络。

【适应症】**原发性痛风（湿热血瘀证）。**

【疗效】以本方治疗原发性痛风（湿热血瘀证）经3个疗程（45天）治疗，临床治愈32例，显效11例，有效5例，无效4例，总有效率为92.31%。

【来源】黄丽杰，陈岩松，赵用，等. 杨振国教授术柏痛风汤治疗痛风52例. 实用中医内科杂志，2011，25（15）：9－10.

🪷 自拟痛风汤加减

黄柏10g　苍术15g　薏苡仁30g　川牛膝30g　泽泻10g　海风藤15g　青风藤15g　车前子20g　滑石20g　秦艽15g　威灵仙15g　桂枝5g

【用法】水煎服，每天2次，每日1剂，7天为1疗程。

【功效】清热泄浊，祛瘀通络。

【适应症】**原发性痛风（湿热瘀滞型）。**

【临证加减】关节肿甚并有痛风石者加姜黄15g；关节畸形者加穿山甲（炮）10g、浙贝母15g；关节痛剧，夜间尤甚者加丹参15g、没药10g、生地黄15g、土鳖虫15g；上肢关节痹痛者加羌活15g；下肢痹痛甚者加独活15g、木瓜15g、防己12g；小便不利者加萆薢20g；初起发热恶风重者加防风12g。

【疗效】以本方治疗原发性痛风（湿热瘀滞型）30例，治疗1～3个疗程，治愈18例，好转10例，无效2例，总有效率为93.3%。

【来源】孙涛. 自拟痛风汤加减治疗老年原发性痛风30例. 西部中医药，2012，25（6）：66－67.

🪷 三妙汤加味

苍术30g　黄柏30g　牛膝30g　蚕砂15g　车前子30g　泽泻20g　延胡索15g　大黄25g　桂枝6g　甘草6g

【用法】水煎服，每天2次，每日1剂。

【功效】清热泄浊，活血解毒。

【适应症】**原发性痛风（湿热毒瘀症）**。症见：关节突发性疼痛，反复发作，疼痛难忍，痛处不移，肿、痛风石形成等。

【临证加减】湿毒型加蒲公英15g、白花蛇舌草15g、紫花地丁10g、连翘10g；湿热型加贝母10g、夏枯草15g、半夏10g；湿瘀型加赤芍15g、丹参15g；病程长，气血不足，肝肾亏虚加当归30、黄芪30g、熟地黄10g、续断20g、枸杞子10g。

【疗效】以本方治疗原发性痛风（湿热毒瘀症）12例，临床显效10例，临床有效2例，无效0例，总有效率100%。

【来源】辛永洙.三妙汤加味治疗痛风12例.长春中医药大学学报，2008，24（6）：705.

🪷 痛风煎剂

苍术10g 薏苡仁30g 黄柏10g 黄芪20g 土茯苓30g 山慈菇9g 萆薢15g 车前子15g 滑石20g 怀牛膝15g 鸡血藤30g 当归15g 木瓜9g 蚕沙15g

【用法】水煎服，每天2次，每日1剂。

【功效】清热祛湿，化瘀通络。

【适应症】**原发性痛风（湿热瘀阻症）**。

【临证加减】热毒较盛者加入蒲公英15g、地丁15g；肿痛较甚者加入地龙10g、䗪虫10g；兼有津液耗伤者加入生地15g、玄参15g；大便稀溏者加入茯苓15g、白术15g；小便赤痛者加入石韦15g、海金沙20g；大便干燥加入大黄10~15g。

【疗效】以本方治疗原发性痛风（湿热瘀阻症）37例患者中，临床治愈11例，有效22例，无效4例，总有效率89.19%。

【来源】王德军.痛风煎剂治疗痛风37例临床疗效观察.辽宁中医杂志，2008，35（5）：716-717.

🪷 泻浊化瘀汤

苍术15g 知母15g 黄柏10g 土茯苓30g 山慈菇15g 忍冬藤20g 萆薢20g 川芎10g 赤芍20g 山药20g 白术15g 薏苡仁20g

【用法】水煎服，每天 2 次，每日 1 剂。

【功效】清热祛湿，化瘀通络。

【适应症】**原发性痛风（湿热瘀阻症）。**

【疗效】以本方治疗原发性痛风（湿热瘀阻症）60 例患者中，显效 30 例，有效 19 例，无效 11 例，总有效率 81.67%。

【来源】李梅荣. 泻浊化瘀法治疗痛风 60 例临床观察. 中国社区医师, 2008, 24 (346): 43.

🪷 宣痹通络汤

　　黄芪 30g　　当归 15g　　黄柏 15g　　苍术 15g　　红花 10g　　神曲 15g
没药 10g　　秦艽 10g　　鸡血藤 15g　　延胡索 15g

【用法】水煎服，每天 2 次，每日 1 剂。

【功效】清热祛湿，通络除痹。

【适应症】**原发性痛风（湿热痹阻症）。**

【临证加减】若急性期关节红肿热痛明显者，可酌加蒲公英、紫花地丁、丹皮、苦参、车前子等以增其清热解毒、凉血消肿、利湿排浊之功效；在慢性期则酌加土鳖虫、地龙等破血逐瘀、通经活络之品；对病在下肢者加牛膝；上肢者加威灵仙、桑枝等；兼阴津耗伤者加生地、玄参；大便干燥者加干姜、大黄；大便稀溏者加茯苓、木香；小便黄赤或有尿痛者加石韦、海金砂等；湿邪偏盛者加防己、萆薢、木瓜、车前子等；腰膝酸软无力者加续断、桑寄生；皮下结节或伴痛风石者加炮甲、三棱、莪术；关节久痛不已，甚至强直畸形者加乌梢蛇、炮甲；伴痛风性肾结石加石韦、海金砂、金钱草等；痛风性肾病兼尿素氮增高者加大黄；水肿明显者加猪苓、泽泻；血压高者加草决明、石决明、车前子；尿蛋白者加金樱子、桑螵蛸；久病体虚，面色不华，神疲乏力者加党参。

【疗效】以本方治疗原发性痛风（湿热痹阻症）50 例中，治愈 28 例，好转 20 例，未愈 2 例，总有效率 96%。

【来源】陈宝刚，孔晓红. 自拟宣痹通络汤治疗痛风 50 例疗效观察. 实用中医内科杂志, 2008, 22 (4): 46 - 47.

羌独愈痹汤

　　羌活 9g　独活 9g　防风 9g　防己 9g　秦艽 9g　威灵仙 9g　桂枝
9g　木通 9g　黄柏 9g　苍术 9g　续断 12g　骨碎补 15g　地龙 9g

【用法】水煎服，每天 2 次，每日 1 剂。

【功效】清热除湿，通络止痛。

【适应症】痛风等各类痹症（湿热瘀阻症）。

【临证加减】遇痛风重者加细辛 3g；关节冷痛，皮色青紫者加白芷 9g，
姜黄 10g；关节红肿热痛加知母 12g，忍冬藤 15g；骨痹瘀血刺痛加蜈蚣 1～2
条；骨痹日久酸痛加续断 9g，补骨脂 12g。

【疗效】以本方治疗痹症（湿热瘀阻症）393 例，临床痊愈 108 例，显效
123 例，有效 135 例，无效 26 例，总有效率为 93.38%。

【来源】刘淑娅，王世杰.中药内服外用治疗痹症 393 例.山西中医学院学报，
2008，31（1）：32－33.

加味四妙汤

　　苍术 10g　黄柏 10g　怀牛膝 15g　防己 10g　金银花 12g　薏苡仁
30g　土茯苓 30g　银花藤 30g　木瓜 15g

【用法】水煎服，每天 2 次，每日 1 剂。

【功效】清热泄浊，活血通络。

【适应症】原发性痛风（湿热蕴结）。

【临证加减】湿热蕴结热重者加石膏、知母；瘀热阻滞加桂枝、桃仁、红
藤、石膏、知母；痰浊阻滞加陈皮、半夏；肝肾阴虚者加生地、白芍、枸杞
子、山茱萸。

【疗效】以本方治疗原发性痛风（湿热蕴结）58 例，治愈 31 例，好转 21
例，无效 6 例，总有效率 89.6%。

【来源】覃树忠.加味四妙汤治疗痛风 58 例.实用中医药杂志，2009，25（10）：
668－669.

自拟痛风汤

　　土茯苓 30g　草薢 15g　百合 15g　山慈菇 30g　鸡血藤 15g　金银

花藤 15g 松节 10g 虎杖 10g 威灵仙 10g 当归 10g 蜂房 10g 丹皮 10g 黄柏 15g

【用法】水煎服，每天 2 次，每日 1 剂。

【功效】清热泄浊，活血解毒。

【适应症】原发性痛风（湿热毒瘀症）。

【疗效】以本方治疗原发性痛风（湿热毒瘀症）45 例，临床治愈 4 例，显效 9 例，有效 6 例，无效 1 例，总有效率为 95%。

【来源】张琳. 金黄散外敷配合中药汤剂治疗急性痛风性关节炎 34 例. 中国中医急症，2009，18（76）：1169 – 1170.

🪷 清热利湿化瘀通络方

黄柏 10g 苍术 10g 土牛膝 10g 薏苡仁 30g 茯苓 10g 白术 15g 赤芍 15g 丹参 10g 忍冬藤 30g 土茯苓 20g 山慈菇 10g 生甘草 6g

【用法】水煎服，每天 2 次，每日 1 剂。

【功效】清热祛湿，化瘀通络。

【适应症】原发性痛风（湿热瘀阻症）。

【疗效】以本方治疗原发性痛风（湿热瘀阻症）25 例患者中，显效 16 例，有效 8 例，无效 1 例，总有效率 96%。

【来源】赵檩. 清热利湿化瘀通络法配合消炎止痛药治疗痛风 50 例临床报道. 时珍国医国药，2009，20（4）：1016 – 1017.

🪷 清热泄浊化瘀汤

土茯苓 30g 苍术 15g 黄柏 10g 草薢 15g 红花 10g 赤芍 10g 当归尾 10g 生薏苡仁 30g 泽兰 15g 泽泻 15g 车前子 30g（包煎）威灵仙 30g

【用法】水煎服，每天 2 次，每日 1 剂。

【功效】清热祛湿，化瘀通络。

【适应症】原发性痛风（湿热瘀阻症）。

【临证加减】急性发作者加大黄 10g、生石膏 30g、知母 10g、山慈菇 15g、忍冬藤 30g；痛风发作缓解期加黄芪 30g、党参 15g、白术 15g、茯苓 15g、巴戟天 10g、仙灵脾 10g；慢性痛风性关节炎或有痛风石者加僵蚕 10g、土鳖虫 10g、白芥子 10g、炮山甲 10g；尿路结石者加金钱草 30～60g、海金沙 15g 包煎。

【疗效】以本方治疗原发性痛风（湿热瘀阻症）32 例患者中，治愈 12 例，好转 17 例，未愈 3 例，总有效率 90.63%。

【来源】陈立. 清热泄浊化瘀汤治疗湿热瘀阻型痛风疗效观察. 北京中医药，2009，28（9）：722－723.

痛风汤

土茯苓 60g　秦皮 15g　车前草 30g　甘草 10g　苍术 15g　黄柏 15g　制川乌 6g　延胡索 30g　炒莱菔子 10g　枣仁 30g　生姜 3 片　大枣 3 枚

【用法】水煎服，每天 2 次，每日 1 剂，饭后 30 分钟服用。

【功效】清热解毒，利湿消肿，活血定痛。

【适应症】原发性痛风（湿热瘀阻症）。

【临证加减】上肢重者加羌活 15g、威灵仙 30g，以祛风止痛；下肢重者加独活 15g、川牛膝 15g，以祛湿止痛；疼痛剧烈者加制草乌 6g、制乳香 5g、制没药 5g、蜈蚣 4 条，以散寒化瘀定痛；灼热肿痛者加忍冬藤 30g、石膏 30g，以清热通络；关节肿大畸形者加桃仁 10g、白芥子 10g，以活血化瘀散结。

【疗效】以本方治疗原发性痛风（湿热瘀阻症）30 例中，显效 21 例，好转 5 例，未愈 4 例，总有效率 87.6%。

【来源】罗化云. 痛风汤治疗痛风 30 例临床观察. 中医正骨，2009，21（2）：62.

痛风饮

黄柏 15g　苍术 15g　生薏苡仁 15g　土茯苓 20g　萆薢 15g　泽兰 15g　当归 15g　桃仁 10g　红花 10g　牛膝 10g

【用法】水煎服，每天 2 次，每日 1 剂。

【功效】清热除湿，活血通络。

【适应症】原发性痛风（湿热瘀阻症）。

【临证加减】关节痛剧者加全蝎1条、蜈蚣1条；关节肿甚者加白芥子15g、僵蚕10g；关节变形者加穿山甲5g、威灵仙10g；发热者加石膏15g、知母15g。

【疗效】以本方治疗原发性痛风（风湿热症）80例，治愈24例，好转6例，无效2例，总有效率为93.75%。

【来源】王明秋．痛风饮治疗痛风32例．湖北中医杂志，2009，31（5）：41－42．

泄浊通络止痛汤

　　桃仁10g　地龙6g　土茯苓20g　萆薢10g　薏苡仁20g　泽泻10g

【用法】水煎服，每天2次，每日1剂。

【功效】清热除湿，活血通络。

【适应症】原发性痛风（湿热瘀阻症）。

【临证加减】蕴湿化热者加虎杖15g、忍冬藤15g清泄通络；瘀甚者加全蝎1条、五灵脂10g开瘀定痛；漫肿较甚者加僵蚕10g、白芥子10g化瘀消肿；关节僵肿、结节较硬者可加炮穿山甲5g、蜂房10g软坚消肿；偏寒者加细辛3g、仙灵脾10g温经散寒；偏热者加寒水石10g、水牛角20g清热通络；阴虚者加生地15g、龟板15g滋阴清热。

【疗效】以本方治疗急性痛风性关节炎（风湿热症）30例，治愈2例，好转17例，无效1例，总有效率为95%。

【来源】赵继臣，冯志鹏，胡亚男，等．中西医结合治疗痛风20例观察．山东医药，2009，49（49）：37．

痛风汤

　　土茯苓20g　川萆薢20g　独活20g　蚕砂15g　防己15g　川牛膝15g　山慈菇30g　薏苡仁30g

【用法】水煎服，每天2次，每日1剂。

【功效】清热除湿，活血通络。

【适应症】原发性痛风（湿热瘀阻型）。

【临证加减】关节痛甚者加乳香3g、没药3g。

【疗效】以本方治疗原发性痛风（湿热瘀阻型）38 例，痊愈 19 例，显效 16 例，无效 3 例，总有效率为 92.1%。

【来源】孙金南. 自拟痛风散治疗痛风性关节炎 38 例. 中国现代药物应用，2009，3（21）：108－109.

消风止痛汤

土茯苓 30g 草薢 20g 山慈菇 10g 鸡血藤 30g 忍冬藤 30g 桑枝 30g 虎杖 30g 青风藤 15g 赤芍 15g 黄柏 10g 苍术 10g 伸筋草 10g 威灵仙 10g 豨莶草 10g 百合 10g 枳壳 10g

【用法】水煎服，每天 2 次，每日 1 剂，7 天为 1 疗程，连服 2～4 个疗程。

【功效】清热除湿，通络止痛。

【适应症】原发性痛风（湿热痹阻经络型）。

【临证加减】疼痛剧烈加蕲蛇 15g、蚕砂 10g；热重加知母 15g、生石膏 15g；肿甚加络石藤 15g、皂角刺 15g；无汗加羌活 15g、细辛 3g；汗多加黄芪 20g、炙甘草 6g；兼痰饮加半夏 15g、陈皮 15g。

【疗效】以本方治疗原发性痛风（湿热瘀阻症）60 例，临床痊愈 9 例，显效 13 例，有效 38 例，无效 0 例，总有效率 100%。

【来源】李文婧. 消风止痛汤治疗急性痛风性关节炎 60 例. 中国中医急症，2009，18（4）：632－633.

泄浊化瘀方

苍术 12g 党参 12g 当归 12g 薏苡仁 30g 威灵仙 30g 土茯苓 30g 草薢 15g 泽泻 15g 泽兰 15g 黄柏 10g 桂枝 10g 甘草 6g

【用法】水煎服，每次口服 200ml，每天 3 次，每日 1 剂，2 周为 1 个疗程，连用 2 个疗程。

【功效】活血通络，清热利湿。

【适应症】原发性痛风（湿热瘀阻型）。

【临证加减】湿浊重者，加车前子 30g；血瘀甚者，加赤芍 30g；关节漫肿，加僵蚕 12g；关节僵肿畸形，加炮山甲 30g。

【疗效】以本方治疗急性痛风性关节炎（湿热瘀阻症）62 例，治愈 19 例，好转 40 例，无效 3 例，总有效率 95.16%。

【来源】战美玲，张静. 泄浊化瘀法治疗发作期原发性痛风 62 例. 山西中医，2009，25（5）：14 – 15.

利浊定痛饮

薏苡仁 20g 苍术 15g 黄柏 15g 牛膝 10g 赤芍 15g 虎杖 15g 车前子 15g（包煎） 土茯苓 20g 川草薢 15g

【用法】水煎服，每天 2 次，每日 1 剂。

【功效】清热利湿，活血通络。

【适应症】**原发性痛风（湿热阻络型）**。症见：突然发生跖趾、踝、膝等处单关节红肿疼痛，活动受限，可伴有发热，舌质红，苔黄腻，脉滑数。

【疗效】以本方治疗原发性痛风（湿热阻络型）40 例，治愈 9 例，显效 13 例，有效 12 例，无效 6 例，总有效率 85%。

【来源】邹艳红，李泽光，张淑杰. 利浊定痛饮治疗湿热阻络型痛风的临床疗效观察. 中医药学报，2010，38（3）：113 – 114.

清热泻浊化瘀方

川牛膝 12g 黄柏 15g 薏苡仁 15g 土茯苓 20g 黄芪 30g 地龙 10g 威灵仙 15g 连翘 15g 车前草 15g 金钱草 30g 忍冬藤 15g 大黄 15g 草薢 15g 丹参 15g 桑椹 15g 杜仲 10g 丽江山慈菇 15g

【用法】水煎服，每天 2 次，每日 1 剂。

【功效】清热泄浊，祛瘀通络。

【适应症】**原发性痛风（湿热瘀滞型）**。症见：关节红肿热痛，病势较急，伴发热、口渴、烦闷不安、溲赤、汗出不解，舌质红、苔黄、脉滑数。

【疗效】以本方治疗原发性痛风（湿热瘀滞型）100 例，显效 69 例，有效 20 例，无效 11 例，总有效率 89.0%。

【来源】王华杰，张国华，邹震，等. 清热泻浊化瘀方治疗痛风性关节炎 100 例. 湖南中医杂志，2010，26（2）：63 – 64.

自拟葛蚕木瓜汤

葛根25g　蚕砂12g　木瓜20g　薏苡仁15g　海风藤15g　桂枝10g
独活10g　土鳖虫10g　当归10g　秦艽10g　牛膝9g　三七粉6g（冲服）

【用法】水煎服，每天2次，每日1剂。

【功效】清热祛湿、化瘀通络。

【适应症】**原发性痛风（湿热瘀阻型）。**

【临证加减】红肿热痛明显者可加石膏20g、知母12g；若久病反复发作者，可加党参15g、黄芪15g、杜仲15g、续断12g。

【疗效】以本方治疗原发性痛风（湿热瘀阻型）58例患者中，治愈50例，显效5例，有效2例，1例中断治疗，总有效率94.8%。

【来源】辛军善.自拟葛蚕木瓜汤治疗痛风58例.陕西中医，2010，31（6）：700 - 701.

湿热痹痛汤

苍术15g　黄柏15g　防己15g　薏苡仁30g　草薢15g　赤小豆30g　蚕砂15g　海桐皮30g　忍冬藤30g　牛膝15g

【用法】水煎服，每天2次，每日1剂。

【功效】清热化湿，通络止痛。

【适应症】**痛风性关节炎（湿热型）。**症见：双膝关节红肿疼痛，局部灼热，不能触摸，双下肢屈伸不能，活动不利，伴发热，头痛，口干口苦，欲冷饮，口气热臭，心烦易怒，食欲不振，尿短赤，大便干，解之不畅，舌质红，苔黄腻，脉弦紧。

【临证加减】若发热盛者，加石膏30g、连翘10g、炒栀子10g；湿盛者，加土茯苓30g、车前子15g、木瓜10g；痛盛者，加威灵仙10g、细辛3g、乌梢蛇10g；恶心纳呆者，加厚朴15g、竹茹15g、法半夏9g、白蔻仁10g。

【疗效】以本方治疗湿热型痛风性关节炎27例，痊愈19例，好转6例，无效2例，总有效率为93%。

【来源】张光翔.湿热痹痛汤治疗痛风性关节炎27例.实用中医内科杂志，2003；17（3）：198.

加味四妙散配合中药熏洗

中药内服：黄柏 12g　薏米 30g　忍冬藤 30g　车前子 15g　牛膝 10g　地龙 10g　土茯苓 30g　丹参 15g　黄精 15g　草薢 20g

中药熏洗：海风藤 50g　海桐皮 50g　忍冬藤 50g　桂枝 30g　宽筋藤 50g　红花 20g　归尾 20g

【用法】中药内服：每日 1 剂，水煎服。每 10 天为 1 疗程，治疗 1～3 个疗程。

【功效】清热利湿，化瘀通络。

【适应症】**痛风（湿热夹瘀型）**。

中药熏洗：加水适量煎煮药液，用毛巾浸药液熏洗患处，每日 1 次，每次 30 分钟。每 10 天为 1 疗程，治疗 1～3 个疗程。

【疗效】以本方治疗痛风 31 例，治愈 13 例，显效 11 例，好转 5 例，无效 2 例，总有效率为 93.5%。

【来源】蒙杏泽.加味四妙散配合中药熏洗治疗痛风 31 例.四川中医，2005，23（10）：70.

五味消毒饮合自拟活血化瘀汤加减

蒲公英 15g　紫花地丁 15g　野菊花 15g　金银花 15g　紫背天葵 15g　赤芍 15g　牛膝 10g　细辛 3g

【用法】水煎服，每天 2 次，每日 1 剂。1 周为 1 个疗程。

【功效】清热解毒，活血化瘀。

【适应症】**痛风（湿热内蕴、瘀血阻络）**

【临证加减】热重者加水牛角 30g；瘀重者加桃仁、甲珠、三棱、莪术；血虚重者加四物汤；湿重者加五苓散。

【疗效】以本方治疗湿热内蕴、瘀血阻络型痛风性关节炎 26 例，显效 9 例，有效 14 例，无效 3 例，总有效率为 88.5%。

【来源】谭先国.清热解毒活血化瘀为主治疗痛风 26 例.实用中医内科杂志，2006，20（6）：655－656.

银虎汤

虎杖 30g 银花藤 30g 连翘 15g 秦艽 15g 草薢 15g 苍术 10g 黄柏 10g 车前子 30g 秦皮 15g 豨莶草 15g 苦参 10g 川牛膝 10g

【用法】水煎服，每天 2 次，每日 1 剂。

【功效】清利湿热，活血通痹。

【适应症】**痛风（湿热内蕴、痹阻血络）**。症见：足趾踝关节红肿热痛，灼痛难忍，痛不可及，昼轻夜重，甚者下肢活动受限，每以感受暑湿或过食肥甘醇酒厚味而诱发，或伴身热咽干，烦渴汗出，舌质红，苔黄腻，脉滑数或弦滑。

【来源】高菁. 商宪敏教授论治痛风经验. 北京中医药大学学报（中医临床版），2005，12（3）：30-31.

灵仙除痛饮

麻黄 1.5g 赤芍 1.5g 防风 7.5g 荆芥 7.5g 羌活 7.5g，独活 7.5g 白芷 7.5g 苍术 7.5g 威灵仙 7.5g 片黄芩 7.5g 枳实 7.5g 桔梗 7.5g 葛根 7.5g 川芎 7.5g，归尾 1g 升麻 1g 甘草 1g

【用法】头煎加水约 500ml，先泡 20 分钟，武火煮沸后，改小火再煮沸 30 分钟，取液约 200ml；二煎，加水约 400ml，武火煮沸后，改小火再煮沸 30 分钟，取液约 200ml；两煎药汁混合后，分成 2 份温服，每天 2 次，每日 1 剂。

【功效】祛风除湿，清热活血疏经。

【适应症】**痛风等诸节肿痛（湿热流注于肢节，兼受风寒而发动于经络之中）**。

【临证加减】在下焦加酒炒黄柏；妇人加红花；肿多加槟榔、大腹皮、泽泻、没药。

【来源】《万病回春》第五卷痛风

自拟舒络止痛汤

秦艽 9g 威灵仙 9g 仙灵脾 9g 川牛膝 6g 忍冬藤 12g 豨莶草

10g　泽兰 12g　黄柏 5g　苍术 9g　薏苡仁 6g　土茯苓 6g　车前草 9g　滑石 6g　桂皮 3g

【用法】水煎服，每天 2 次，每日 1 剂。

【功效】祛湿泄浊，清热解毒，通络除痹。

【适应症】原发性痛风（湿热瘀阻型）。

【临证加减】关节肿甚并有痛风石者，重用薏苡仁至 15g，重用威灵仙至 15g，加姜黄；关节畸形者，加炮山甲，浙贝母；关节痛剧，夜间尤甚者，加丹参、没药、生地、土鳖虫；上肢关节痹痛者，重用威灵仙至 12g，加羌活；下肢痹痛甚者，重用川牛膝至 15g，加独活、木瓜、防己；小便不利者，重用车前草至 20g，滑石至 9g，加萆薢；初起发热恶风者，重用秦艽至 15g，加防风；热象明显者重用忍冬藤至 20g。

【疗效】以本方治疗原发性痛风（湿热瘀阻型）36 例患者，治愈 25 例，占 69.44%；好转 8 例，占 22.22%；3 例因不能坚持治疗，未愈，占 8.33%；总有效率为 91.77%。

【来源】仲晨，郝思杨. 自拟舒络止痛汤加减治疗原发性痛风 36 例. 现代中医药，2011，31（1）：23 - 24.

虎杖萆薢汤

虎杖 15g　萆薢 15g　车前子 10g　制大黄 10g　川牛膝 10g　苍术 10g　黄柏 10g　牡丹皮 10g　赤芍药 10g　冬葵子 10g　泽泻 10g　山栀子 10g　威灵仙 10g

【用法】水煎服，每天 2 次，每日 1 剂。2 周为 1 个疗程。

【功效】蠲痹利湿，清热凉血，活血化瘀。

【适应症】原发性痛风（湿热蕴结型）。

【疗效】以本方治疗原发性痛风（湿热瘀滞型）50 例，显效 39 例，有效 7 例，无效 4 例，总有效率 92.0%。

【来源】丁林宝. 虎杖萆薢汤治疗湿热蕴结型痛风 50 例疗效分析. 上海中医药杂志，2012，46（4）：54 - 55.

通痹方

秦艽、汉防己、黄柏、知母、赤芍、连翘各 10g　土茯苓、萆薢、

威灵仙、川牛膝、元胡各 15g　蚕砂 6g　薏苡仁 30g

【用法】水煎服，每天 2 次，每日 1 剂。14 天为 1 个疗程。

【功效】清热除湿，通痹止痛。

【适应症】痛风（湿热瘀阻型）。

【临证加减】关节红肿热痛，加金银花、石膏、蒲公英、虎杖；痛甚，加三七、乳香、没药；伴肾结石，加鸡内金、金钱草；痛风石，加穿山甲、地龙、当归尾。

【疗效】以本方治疗痛风（湿热瘀阻型）56 例患者，临床痊愈 29 例，好转 23 例，无效 2 例，总有效率 96.4%。

【来源】阿依加曼·阿布拉，胡传国.通痹方治疗痛风 100 例疗效观察.新疆中医药，2011，30（3）：27－28.

四妙散合白虎桂枝汤

黄柏 30g　苍术 30g　生地黄 15g　薏苡仁 20g　牡丹皮 15g　石膏 30g　知母 15g　桂枝 20g　秦艽 20g　甘草 10g

【用法】水煎服，每天 2 次，每日 1 剂。7 天为 1 个疗程。

【功效】清热利湿，活血化瘀，通络止痛。

【适应症】痛风（湿热瘀痹型）。

【临证加减】湿盛加防己 20g、滑石 20g；肿胀明显加白茅根 20g、泽泻 15g；痛著加丹参 30g、赤芍 20g、地龙 20g；痹久加龟板 25g、熟地黄 10g、牛膝 15g、独活 10g、桑寄生 10g。

【疗效】以本方治疗湿热瘀痹型痛风 40 例，痊愈 26 例，好转 14 例，无效 0 例，总有效率为 100%。

【来源】徐永南，孙彩云.四妙散合白虎桂枝汤治疗痛风.山东中医杂志，2002，21（9）：569.

泄浊除痹汤

土茯苓 30g　萆薢 10g　生薏苡仁 10g　威灵仙 10g　木瓜 10g　山慈菇 10g　泽泻 10g　泽兰 10g　王不留行 10g　牛膝 10g　生蒲黄 12g　车前子 10g

【用法】水煎服，每天 2 次，每日 1 剂。20 天为 1 个疗程。

【适应症】**原发性痛风（湿热瘀浊型）。**

【临证加减】热盛者，加石膏 20g、蚤休 15g；局部肿痛明显者，加水牛角 20g、玄胡索 10g；湿盛者，加猪苓 20g、通草 5g。

【功效】泄浊祛邪，化湿清热，活血化瘀。

【疗效】以本方治疗湿热瘀浊型原发性痛风 40 例，痊愈 30 例，好转 6 例，无效 4 例，总有效率为 90.00%。

【来源】孙维峰，徐伟，姚富庆，等.泄浊除痹汤治疗原发性痛风高尿酸血症疗效观察.河北中医，2003，(25) 1：13.

🪷 痛风定痛汤

金钱草 30g 泽泻 10g 车前子 10g 防己 10g 生石膏 30g 知母 10g 黄柏 10g 地龙 10g 赤芍 10g 生甘草 5g

【用法】水煎服，每天 2 次，每日 1 剂。14 天为 1 个疗程。

【功效】清热利湿，活血定痛。

【适应症】**痛风（湿热瘀阻型）。**症见：夜间突发关节部位红肿热痛，皮肤干燥发亮，夜不能寐，伴低热、心烦，舌红苔黄，脉数。

【临证加减】寒热清退者，去石膏、知母，加苍术、白术、生薏苡仁各 10g；病程长者，加海藻 10g。

【疗效】以本方治疗湿热瘀阻型痛风 60 例，痊愈 51 例，好转 9 例，无效 0 例，总有效率为 100%。

【来源】陈青松，刘再朋.痛风定痛汤治疗痛风 60 例.甘肃中医杂志，1998，11 (3)：23.

🪷 二术重楼汤

苍术 15g 白术 15g 赤茯苓 15g 木瓜 10g 泽泻 10g 怀牛膝 15g 忍冬藤 10g 重楼 20g 虎杖 20g

【用法】水煎服，每天 2 次，每日 1 剂。30 天为 1 个疗程。

【功效】健脾化湿，通络泄热。

【适应症】**原发性痛风（湿热阻络型）。**症见：单个或多个关节，突然红、肿、热、痛，昼轻夜重，拒按，喜冷敷，舌质红，苔黄腻，脉滑兼数。

【临证加减】脾虚湿浊者，加党参、生黄芪、茵陈、厚朴花等；湿热蕴结者，加连翘、黄柏、半枝莲、六一散等；痰瘀阻滞者，加浙贝母、陈皮、当归尾、桃仁等；湿毒弥漫者，加淡竹叶、姜竹茹、葛根、生大黄等；肝肾阴虚者，加生地黄、白芍、枸杞子、山茱萸等；尿路结石者，加生黄芪、防己、金钱草、冬葵子等；尿血者，加茜草、白茅根、旱莲草、琥珀末等；蛋白尿者，加生黄芪、莲须、芡实、金樱子等；合并高血脂者，加草决明、茵陈、生山楂、路路通等；合并高血压者，加钩藤、沙苑子、生石决明、丹参等；合并糖尿病者，加玄参、知母、生石膏、山药等；合并缺血性心脏病者，加瓜蒌皮、丹参、川芎、檀香等。

【疗效】以本方治疗湿热阻络型原发性痛风36例，痊愈22例，好转12例，无效2例，总有效率为94.44%。

【来源】张笑平，张剑. 辨证治疗原发性痛风36例. 中医杂志，2001，42（11）：697－698.

加味蜂莶四妙散

露蜂房15g　莶休15g　金银花30g　生石膏30g　玄参20g　苍术20g　黄柏20g　生薏苡仁30g　络石藤15g　赤芍20g　川牛膝30g　蜈蚣3条（研末冲服）　皂刺10g

【用法】水煎服，每天2次，每日1剂。15天为1个疗程。

【功效】清热解毒，祛瘀利湿。

【适应症】痛风（湿热瘀毒相搏型）。症见：关节疼痛剧烈，入夜烧灼样剧痛，不能安睡，走路不敢着地，口干，尿黄，舌质黯红，苔黄腻，脉濡数。

【临证加减】湿重而肿甚者，去络石藤，加土茯苓；肿痛之关节处色深而黯者，加水蛭。

【疗效】以本方治疗湿热瘀毒相搏型痛风性关节炎40例，痊愈36例，好转3例，无效1例，总有效率为97.5%。

【来源】刘海云，陈玉珍. 加味蜂莶四妙散配合外敷治疗痛风40例. 山东中医杂志，1997，16（1）：15－16.

🪷 宣痹汤加减

防己 10g　杏仁 10g　滑石 30g　连翘 10g　栀子 6g　薏苡仁 30g 半夏 6g　蚕砂 10g　赤小豆 10g　姜黄 10g　海桐皮 10g　牛膝 10g　威灵仙 10g

【用法】水煎服，每天 2 次，每日 1 剂。

【功效】清热除湿、通经活络。

【适应症】**痛风（湿热蕴结型）**。症见：下肢小关节卒然红肿疼痛，拒按，触之局部灼热，得凉则舒。伴有发热口渴、心烦不安、尿溲黄。舌红，苔黄腻，脉滑数。

【来源】王婷婷．中医辨证论治痛风病 48 例．福建中医药，2007，38（5）：32.

🪷 热痹消

粉萆薢 15g　菖蒲 10g　黄柏 10g　连皮苓 20g　生麻黄 10g　生石膏 40g　粉丹皮 10g　丹参 10g　红花 10g　牛膝 10g　威灵仙 15g　虎杖 30g

【用法】水煎服，每天 2 次，每日 1 剂。

【功效】清热除湿，活血通络。

【适应症】**痛风（湿热痹）**。

【临证加减】有痛风石加海金沙 15g、海风藤 15g、人中白 15g。

【来源】马永桢．热痹消治疗痛风．中国中医急症 1996，（2）：封三

🪷 宣痹汤加减

防己 15g　杏仁 12g　滑石 15g　连翘 9g　山栀子 9g　薏苡仁 15g 醋炒半夏 9g　晚蚕砂（包）9g　赤小豆皮 9g

【用法】水煎服，每天 2 次，每日 1 剂。

【功效】清化湿热，宣痹通络。

【适应症】**痛风（湿热型）**。症见：起病急，关节剧烈疼痛，多在夜间发作，局部灼热红肿，受累关节以踇趾、第一跖趾关节多见，伴发热、头痛、口渴、烦闷，舌红苔黄燥或黄腻，脉滑数或濡数。

【临证加减】疼痛剧烈者，加片姜黄6g，海桐皮9g；热盛化火伤津者，加生石膏30g，肥知母9g；反复发作，正虚邪盛，痰瘀痹阻者，加桃仁12g，红花9g，松节20g，炙山甲9g，广地龙12g，白芥子9g，陈胆星9g，全虫3g，研粉吞服乌梢蛇9g等。痹证日久，出现气血不足或肝肾亏虚者，加炙黄芪15g，人参9g，花生衣9g，当归9g，杜仲12g，补骨脂9g，怀牛膝9g，锁阳15g等。

【疗效】以本方治疗痛风30例，结果痊愈25例，有效5例，无效2例，总有效率93.7%。

【来源】吕孚. 宣痹汤加减治疗原发性痛风32例. 中医临床与保健1992，(4)：27.

🪷 石膏威仙汤

生石膏60g　薏米30g　知母15g　威灵仙15g　赤芍15g　仙灵脾15g　川芎10g　红花10g　郁金10g　木瓜10g　玄胡10g　肉苁蓉10g　巴戟天10g

【用法】水煎服，每天2次，每日1剂。

【功效】清热利湿，活血通络，调补肝肾。

【适应症】痛风（湿郁化热，痹阻经络关节）。症见：患者四肢关节红肿疼痛拒按，左手次指中间关节有一硬结，牢如石，两耳根痛，两耳廓皮下有散在硬结，舌质红，苔薄黄，脉弦细数。

【来源】吕宏生，彭勃. 吕承全治疗痛风经验总结. 河南中医药学刊1994，(2)：22－23.

🪷 痛风宁

苍术10g　黄柏10g　防己10g　当归10g　车前子10g　木瓜10g　银花20g　玄胡20g　滑石20g　赤芍15g　土茯苓30g　忍冬藤30g　薏苡仁30g　炙乳香6g　甘草6g

【用法】水煎服，每天2次，每日1剂。

【功效】祛风通络，清热利湿。

【适应症】痛风（湿热内蕴，痹阻经络）。症见：受累关节红肿变形，触之灼热，疼痛剧烈，不能入睡，口渴、烦躁，尿黄赤，大便干结难解，舌质红并有瘀斑，苔黄腻，脉弦数。

【临证加减】痛风性关节炎急性发作期者，加生石膏 60g、知母 15g、三棱 10g、莪术 10g；并发肾脏尿酸结石者，加金钱草 30g、海金砂 10g、石韦 10g。

【疗效】以本方治疗痛风 35 例，结果痊愈 26 例，有效 7 例，无效 2 例，总有效率 94%。

【来源】孙卫. 中西医结合治疗痛风 35 例. 四川中医 1996，（10）：24.

🪷 八正散加味

瞿麦 20g　萹蓄 20g　滑石 30g　石韦 15g　金钱草 15g　大黄 10g　海金砂 20g　车前草 10g　木通 10g　枳壳 10g　甘草 10g

【用法】水煎服，每天 2 次，每日 1 剂。

【功效】清热利湿通淋。

【适应症】痛风（湿热内蕴型）。

【临证加减】有肝功能异常者，加茵陈 30g、柴胡 10g、赤白芍各 15g、五味子 10g；痛风性肾病者，加用知柏地黄丸口服。

【疗效】以本方治疗痛风 15 例，结果痊愈 9 例，有效 6 例，无效 0 例，总有效率 100%。

【来源】肖万泽，洪亨惠. 八正散加味治疗痛风病 33 例. 实用中西医结合杂志，1995，（4）：244.

🪷 宣痹汤

防己 12g　杏仁 10g　连翘 12g　滑石 15g　苡仁 20g　法夏 9g　蚕砂 10g　赤小豆皮 15g　栀子 10g　忍冬藤 15g

【用法】水煎服，每天 2 次，每日 1 剂。

【功效】清化湿热。

【适应症】痛风（湿热侵淫型）。症见：关节红、肿、热、痛，活动受限，常伴有发热畏寒、无力、头痛、厌食，舌红苔黄腻，脉滑数。

【临证加减】红肿明显者，加丹参，生地，赤芍，丹皮等；疼痛剧烈者，加制乳没，姜黄，牛膝，玄胡等，多关节受累者加全虫，蜈蚣，地龙等。

【疗效】以本方治疗痛风 14 例，结果痊愈 8 例，有效 6 例，无效 0 例，总有效率100％。

【来源】崔向军，王萍．宣痹汤治疗痛风 14 例小结．湖北中医杂志 1995，（1）：21.

三妙伸筋散

苍术 15g　黄柏 10g　怀牛膝 15g　赤芍 10g　生苡仁 20g　忍冬藤 30g　伸筋草 10g　生甘草 6g

【用法】水煎服，每天 2 次，每日 1 剂。

【功效】清热除湿，活血通络。

【适应症】**痛风（湿热蕴结型）**。症见：下肢小关节卒然红肿热痛，拒按，局部灼热，得凉则舒，伴发热口渴，心烦不安，溲黄，舌红、苔黄腻，脉滑数。

【临证加减】热盛者，加生石膏 30g、青黛 10g；湿盛者，加茵陈 10g、滑石 15g、萆薢 10g；夹瘀血者，加乳香 10g、没药 10g、鸡血藤 15g；久病入络者，加地龙 10g、乌梢蛇 10g；关节畸形有块瘰者，加白芥子 10g、海金砂 50g；头痛头晕者，加钩藤 15g、菊花 10g、天麻 15g；脾胃虚弱者，加党参 15g、白术 12g。

【疗效】以本方治疗痛风 18 例，结果痊愈 16 例，有效 14 例，无效 2 例，总有效率93.75％。

【来源】胡桂英．加味三妙散治疗痛风 32 例临床观察．云南中医中药杂志 1996，（4）：8-9.

痛风饮

虎杖 15g　灯笼草 15g　掉毛草 15g　土茯苓 20g　韭菜子 15g　萆薢 20g　苍术 15g　薏苡仁 30g　牛膝 15g　甘草 6g

【用法】水煎服，每天 2 次，每日 1 剂。

【功效】清热除湿，通络止痛，利尿消肿。

【适应症】**痛风（湿热内蕴型）**。症见：以拇趾及第一跖趾关节红肿热痛和活动受限多见，其次为踝、膝、肘、腕和足部其他关节，后期可出现关节畸形，多伴身热、纳差、乏力、舌质红、苔黄腻，脉滑数。

【临证加减】热甚者，加大虎杖用量，并加黄柏、知母；湿盛者，加大萆薢、苍术用量并加防己；肿盛者，加大灯笼草、韭菜子用量；痛甚者，加七叶莲；腹胀纳差者，加马蹄香、臭参。

【疗效】以本方治疗痛风 40 例，结果痊愈 30 例，有效 7 例，无效 3 例，总有效率92.2%。

【来源】杨玲. 痛风饮治疗痛风 40 例. 云南中医杂志 1994，(15)：8 – 9.

四藤通络汤

忍冬藤 15g　鸡血藤 15g　海风藤 15g　络石藤 15g　秦艽 10g　威灵仙 10g　五加皮 10g　防己 10g　独活 10g　牛膝 10g　全当归 10g

【用法】水煎服，每天 2 次，每日 1 剂。21 天为 1 个疗程。

【功效】清热利湿，通络除痹。

【适应症】痛风（湿热壅阻经络型）。症见：关节红肿剧痛，不能行走，发热，口干口苦，小便短赤，大便干结，舌红，苔薄黄腻，脉弦滑数。

【临证加减】局部红痛明显者，加生石膏、知母；局部肿胀较甚者，加泽泻、车前子；关节畸形者，加穿山甲、盐蜈蚣。

【疗效】以本方治疗湿热壅阻经络型痛风性关节炎 47 例，痊愈 10 例，好转 35 例，无效 2 例，总有效率为95.74%。

【来源】潘家耀，邓达凡. 自拟四藤通络汤治疗痛风 47 例. 中医研究杂志，2000，13（4）：35.

自拟石膏四妙汤

生石膏 60g　生薏苡仁 30g　黄柏 10g　苍术 15g　川牛膝 15g　银花藤 15g　虎杖 30　白芷 10g　桔梗 10g　枳壳 10g　晚蚕砂 12g　丹参 15g

【用法】水煎服，每天 2 次，每日 1 剂。7 天为 1 个疗程。

【功效】清热利湿，和络利气。

【适应症】痛风（湿热阻络型）。症见：关节红肿热痛，舌质红，苔薄黄，脉弦数。

【疗效】以本方治疗湿热阻络型痛风性关节炎 32 例，痊愈 26 例，好转 4

例，无效 2 例，总有效率为 93.75%。

【来源】严淦发．自拟石膏四妙汤治疗痛风 32 例．安徽中医临床杂志，2001，13（1）：47.

宣痹三妙汤

防己 12g　杏仁 6g　薏苡仁 30g　滑石 20g　连翘 6g　栀子 15g　法夏 6g　蚕砂 6g　赤小豆 15g　黄柏 6g　苍术 10g　牛膝 10g

【用法】水煎服，每天 2 次，每日 1 剂。21 天为 1 个疗程。

【功效】清热祛风，化湿通络。

【适应症】**痛风（湿热郁结型）**。症见：夜间突然发作关节疼痛剧烈，肿胀，局部灼热，皮肤干燥发亮，色暗红，压痛明显，拒按。

【临证加减】热盛关节红肿者，加石膏、知母、生甘草；肿痛不红无热者，去栀子、连翘，加木瓜、羌活、虎杖根；入夜痛甚不得卧者，加生地、赤芍、丹皮。

【疗效】以本方治疗湿热郁结型痛风性关节炎 43 例，痊愈 28 例，好转 12 例，无效 3 例，总有效率为 93%。

【来源】孙绍卫．宣痹三妙汤治疗痛风 43 例．湖南中医杂志，1997，13（5）：81.

石膏知母桂枝汤加减

石膏 30g　知母 20g　桂枝 9g　芍药 12g　泽泻 9g　地龙 9g　防己 6g　黄柏 9g　桑枝 20g　忍冬藤 20g　海桐皮 12g

【用法】水煎服，每天 2 次，每日 1 剂。7 天为 1 个疗程。

【功效】清热，解毒，利湿。

【适应症】**痛风（湿热蕴结，瘀热痰浊阻滞型）**。症见：发热，恶寒，右下肢趾关节红肿，逐渐痛剧如虎咬，昼轻夜甚，活动受限，痛不可触，伴有心烦闷不安等全身不适症状，舌质红，苔黄，脉弦。

【临证加减】痛剧者，加穿山甲、全蝎；红肿甚者，加连翘、虎杖。

【来源】左美枝．清热解毒利湿治疗痛风验案．中国中医基础医学杂志，1998，4（增刊）：227.

🪷 清热活血汤

桃仁 10g   红花 10g   生地黄 10g   当归 15g   川芎 12g   赤芍 10g
萆薢 10g   雷公藤 10g

【用法】水煎服，每天 2 次，每日 1 剂。7 天为 1 个疗程。

【功效】清热利湿，利尿消肿，活血化瘀，通络止痛。

【适应症】**痛风（湿热夹瘀型）**。症见：关节红肿热痛，局部皮温高，皮肤呈暗红色，纳差，大便干而难解，日行 1 次，小便黄少，舌尖红，苔薄黄腻，脉弦数。

【临证加减】红肿热痛甚者，加丹参、土鳖虫、莪术；病在上肢者，加羌活、桂枝引药上行；病在下肢者，加续断、狗脊；若肿胀明显者，加茯苓、猪苓。

【疗效】以本方治疗湿热夹瘀型痛风性关节炎 40 例，痊愈 15 例，好转 22 例，无效 3 例，总有效率为 92.5%。

【来源】方路，许东云. 舒尚义教授治疗痛风经验. 云南中医学院学报，1998，21（1）：45 – 46.

🪷 土苓通络饮

土茯苓 30g   防己 20g   滑石 20g   牛膝 10g   生甘草 6g

【用法】水煎服，每天 2 次，每日 1 剂。21 天为 1 个疗程。

【功效】清热除湿，通络除痹。

【适应症】**痛风性关节炎（湿热蕴结型）**。症见：关节肿胀疼痛，皮色发红，触之灼手，舌质红，苔黄腻，脉弦滑。

【临证加减】急性发作，病变关节红肿灼痛者，加黄柏、薏苡仁等；病程日久，关节肿大畸形或僵硬者，加白芥子、胆南星、当归、穿山甲、土鳖虫等；关节疼痛较甚者，加全蝎、蕲蛇等。

【来源】杨铭. 土茯苓用治痛风. 中医杂志，2001，42（11）：647 – 648.

🪷 复方伸筋胶囊

虎杖 30g   伸筋草 30g   三角风 20g   香樟根 20g   见血飞 20g

【用法】以上药物按以上比例经煎煮、浓缩、干燥、粉碎装成胶囊，平均单个胶囊2g，每次口服4粒，每日3次。

【功效】清热除湿，活血通络。

【适应症】原发性痛风（湿热瘀阻症）。

【疗效】以本方治疗原发性痛风（湿热瘀阻症）189例，临床痊愈104例，显效46例，有效14例，无效25例，总有效率为86.77%。

【来源】杜世英，胡奇志．复方伸筋胶囊治疗痛风251例临床观察．药物与临床，2008，（34）：74-75.

逐酸活血胶囊

黄芪30g 茯苓20g 泽泻20g 车前草15g 熟大黄10g 杜仲15g

【用法】以上药物按以上比例经煎煮、浓缩、干燥、粉碎装成胶囊，平均单个胶囊2g，每次口服4粒，每日3次。

【功效】清热除湿，活血通络。

【适应症】原发性痛风（湿热瘀阻症）。

【疗效】以本方治疗原发性痛风（湿热瘀阻症）189例，临床痊愈104例，显效46例，有效14例，无效25例，总有效率为86.77%。

【来源】刘玉庆，史淑琴，赵勇，等．逐酸活血汤治疗原发性高尿酸血症并高三酰甘油血症30例的疗效观察．中国实用医药，2008，3（24）：60-61.

护肾痛风泰颗粒

秦艽15g 独活15g 威灵仙15g 土茯苓20g 川草薢15g 地龙10g 葛根15g 薏苡仁15g 山茱萸10g 熟地黄15g 蜈蚣10g 川牛膝10g 杜仲15g 防风15g 赤芍15g

【用法】以上药物按以上比例经煎煮、浓缩、干燥、粉碎制成粉末，口服20g/次，每日3次。

【功效】清热除湿，活血通络。

【适应症】原发性痛风（湿热瘀阻症）。

【疗效】以本方治疗原发性痛风（湿热瘀阻症）65例，显效30例，有效

28 例，无效 7 例，总有效率为 73.33%。

【来源】邱侠，张剑勇，肖敏. 护肾痛风泰颗粒剂治疗早期痛风性肾病 65 例. 河南中医，2009，27（7）：670－671.

❀ 痛风泰颗粒剂

山慈菇 20g　土茯苓 15g　秦艽 15g　川草薢 20g　赤芍 25g　山茱萸 15g　川牛膝 15g　桃仁 15g　红花 15g

【用法】以上药物按以上比例经煎煮、浓缩、干燥、粉碎制成颗粒剂，每包 126g，每天 1 包，开水 200ml 冲服，分 2 次服。

【功效】清热祛湿，化瘀通络。

【适应症】原发性痛风（湿热瘀阻症）。

【疗效】以本方治疗原发性痛风（湿热瘀阻症）35 例患者中，痊愈 9 例，显效 16 例，有效 5 例，无效 5 例，总有效率 85.71%。

【来源】于丽. 痛风泰颗粒剂治疗痛风的临床观察及预防. 齐齐哈尔医学院学报，2009，30（14）：1771－1772.

❀ 滋肾补血解毒合剂

阿胶 50g　红枣 100g　核桃仁 100g　枸杞 30g　生薏苡仁 30g　土茯苓 30g

【用法】打粉，或绞碎，加适量甘草煮的水，搅拌成糊状，放入高压锅中隔水蒸熟，冷藏待用，早晚冲水服用，1 剂/3 天，疗程 30 天。

【功效】健脾益肾，养血解毒。

【适应症】原发性痛风（湿热瘀阻型）。

【疗效】以本方治疗急性痛风性关节炎（湿热瘀阻型）26 例，治愈 4 例，显效 14 例，有效 6 例，无效 2 例，总有效率 92.3%。

【来源】王艳. 滋肾补血解毒合剂对缓解期痛风患者治疗的临床观察. 临床医学工程，2009，7（16）：68－69.

❀ 痛风冲剂一号方

黄柏 10g　生薏苡仁 30g　丹参 10g　虎杖 10g　青风藤 15g　益母

草 30g　防己 10g　川牛膝 15g　豨莶草 30g　秦艽 10g　威灵仙 30g

【用法】上药研末，每次 9g，日 2～3 次，饭后开水冲服。

【功效】清热利湿，疏风通络，消肿止痛。

【适应症】**痛风急性期（湿热蕴结）**。症见：局部关节红肿，昼轻夜重，犹如虎啮。关节活动受限，在足者，站立、行走困难。烦躁气急，口渴喜冷饮或喜热饮，但饮水不多。脘闷纳少，肢体无力，便溏尿黄。或有头痛发热，恶寒。舌质红或尖边红，苔黄腻或厚腻，脉濡数。

【来源】路洁．路志正教授论治痛风的学术思想．浙江中医学院学报，2005，29（6）：30–31.

二妙散

黄柏（炒）10g　苍术（米泔浸，炒）10g

【用法】为末，沸汤入姜汁调服，二物皆有雄壮之气。表实者加酒少许佐之。

【功效】清热除湿。

【适应症】**痛风（湿热痹）**。

【临证加减】有气加气药；血虚加血药；痛甚者加生姜汁热辣服。

【来源】《冯氏锦囊秘录》卷八之方脉痛风五痹合参（附麻木虚痒）

奇正青鹏膏

棘豆 20g　亚大黄 20g　铁棒锤 30g　诃子（去核）30g　毛诃子 20g　余甘子 20g　安息香 20g　宽筋藤 30g　人工麝香 20g

【用法】以上药物按以上比例经煎煮、浓缩、干燥、粉碎，加凡士林制作成膏剂，将膏剂外敷于患处，予以绷带固定，24 小时更换 1 次。

【功效】清热泄浊，祛瘀通络。

【适应症】**原发性痛风（湿热瘀滞型）**。

【疗效】以本方治疗原发性痛风（湿热瘀滞型）60 例，显效 32 例，有效 25 例，无效 3 例，总有效率 95.0%。

【来源】胡亚丹．奇正青鹏膏联合新癀片治疗急性痛风性关节炎的疗效观察．医学信息，2011，24（4）：2306–2307.

第五节 正虚邪实型

🌸 鹿衔草薢汤

草薢30g 秦艽15g 女贞子15g 山萸肉10g 鹿衔草15g 制首乌10g 桑寄生30g 川牛膝10g 车前子30g 秦皮15g 生蒲黄12g（包） 山慈菇10g

【用法】水煎服，每天2次，每日1剂。

【功效】祛湿通络，滋补肝肾，活血通痹。

【适应症】**痛风（湿浊阻络、肝肾亏虚）**。症见：关节肿痛时作，局部颜色紫暗，或伴有头晕耳鸣，腰膝酸痛，肢体麻木，时或烦热，舌质暗淡，苔腻，脉沉弦滑。

【来源】高菁. 商宪敏教授论治痛风经验. 北京中医药大学学报（中医临床版），2005，12（3）：30 - 31.

🌸 痛风煎剂

金钱草30g 益母草15g 威灵仙、草决明、黄柏各12g 白芍、苍术、川牛膝、首乌、百合、玄参、生地、丹皮、赤芍各10g 生大黄9g

【用法】水煎服，每天2次，每日1剂，疗程4周。

【功效】通络镇痛，祛风除湿，逐瘀通经，清热凉血。

【适应症】**原发性痛风（肝肾不足，湿热瘀阻型）**。

【疗效】以本方治疗原发性痛风100例患者，显效66例，有效23例，无效11例（有7例因为不能坚持服药而纳入无效病例），总有效率89.0%。

【来源】梅莎莎，宋恩峰. 痛风煎剂辅助治疗原发性痛风100例. 医药导报，2011，30（11）：1437 - 1439.

🌸 草薢牛羊汤

草薢30g 杜仲10g 淫羊藿10g 补骨脂10g 川牛膝10g 车前

子 30g　木瓜 15g　茯苓 30g　生炒薏苡仁各 15g　桑寄生 30g　生蒲黄 12g（包）　山慈菇 10g

【用法】水煎服，每天 2 次，每日 1 剂。

【功效】化湿祛痰、温补脾肾、活血通络。

【适应症】痛风（湿浊停滞、损及脾肾）。症见：关节肿痛时作，局部颜色紫暗，或伴有身倦乏力，胸脘痞闷，食少纳呆，舌胖暗淡，苔腻，脉沉细滑。

【来源】高菁．商宪敏教授论治痛风经验．北京中医药大学学报（中医临床版），2005，12（3）：30－31.

小建中汤加味

桂枝 15g　炒白芍 30g　麦门冬 15g　黄连 6g　乌梅 10g　生龙骨 20g　生牡蛎 20g　藿香 10g　炒白术 12g　炒麦芽 15g　红糖 30g　附子 10g　玄参 15g　炙甘草 12g　生姜 30g　大枣 10 枚

【用法】水煎服，每天 2 次，每日 1 剂。

【功效】温中理气，温肾潜阳。

【适应症】痛风（中气不足、下焦虚寒型）。

【疗效】以本方治疗痛风（中气不足，下焦虚寒型）30 例，显效 12 例，有效 15 例，无效 3 例，总有效率 90.0%。

【来源】吕东升．小建中汤加味治疗痛风．河南中医，2011，31（9）：973.

三藤饮

丁公藤 15g　当归 15g　威灵仙 15g　川牛膝 15g　草薢 15g　鸡血藤 30g　青风藤 30g　炮山甲 10g　炮附子（先煎）10g　桂枝 10g　桃仁 10g　苍术 10g　生黄芪 20g　生薏苡仁 20g　生甘草 6g

【用法】水煎服，每天 2 次，每日 1 剂。30 天为 1 个疗程。

【功效】温化寒湿，活血通络，除湿止痛。

【适应症】痛风（阳虚湿浊瘀滞型）。症见：关节肿痛，甚则触及坚硬的痛风结石，伴畏寒肢冷，神疲乏力，面色少华，纳差，舌质淡，苔白腻，脉沉细。

【临证加减】关节红肿痛甚者，去附片、桂枝，加炒黄柏、赤芍各 10g，全蝎 6g；关节变形且僵硬者，加地龙、土鳖、松节各 10g；脾胃虚弱者，加党参 10g、炒白术 15g。

【疗效】以本方治疗阳虚湿浊瘀滞型痛风性关节炎 21 例，痊愈 8 例，好转 10 例，无效 3 例，总有效率为 85.7%。

【来源】吴富成. 三藤饮治疗痛风 21 例. 实用中医药杂志，2000，16（3）：11.

❀ 土苓二藤饮

土茯苓 30g 生地 30g 熟地 30g 炒杜仲 30g 鸡血藤 30g 忍冬藤 30g 泽泻 15g 川牛膝 15g 赤芍 15g 木瓜 10g 红花 10g 当归 10g 炒乳香 10g 仙灵脾 10g 巴戟天 10g 肉苁蓉 10g

【用法】水煎服，每天 2 次，每日 1 剂。

【功效】调补肾气，利湿排浊，活血通络。

【适应症】痛风（脾肾两虚，痰湿结聚，经络痹阻）。症见：患者两足大趾关节红肿，疼痛拒按，伴有腰痛，夜尿 3~4 次，舌质红，苔薄腻，脉沉弦。

【来源】吕宏生，彭勃. 吕承全治疗痛风经验总结. 河南中医药学刊 1994，（2）：22-23.

❀ 二妙参苓汤

党参 15g 茯苓 30g 苡米 12g 苍术 10g 黄柏 10g 泽泻 10g 威灵仙 20g 当归 10g 独活 15g 桂枝 9g

【用法】水煎服，每天 2 次，每日 1 剂。

【功效】健脾祛湿，泄浊通络。

【适应症】痛风（脾虚湿浊）。

【临证加减】痛甚者，加元胡 15g、制川乌 10g、细辛 10g；兼肾虚者，加杜仲 15g、枸杞子 15g；夹瘀者，加丹参 30g、赤芍 15g。

【疗效】以本方治疗痛风 54 例，结果痊愈 25 例，有效 27 例，无效 2 例，总有效率 96.3%。

【来源】钟洪，陈宝田，罗仁. 中药治疗原发性痛风 54 例疗效分析. 中医杂志

1992, (11) 33：29.

温阳通络汤

熟附片 9g　苍术 9g　当归 9g　桂枝 6g　生甘草 6g　萆薢 12g　仙灵脾 12g　川牛膝 12g　土茯苓 15g　生黄芪 15g　生薏仁 15g　虎杖 15g　鸡血藤 15g

【用法】水煎服，每天 2 次，每日 1 剂。

【功效】温阳益气，除湿泄浊，活血通络。

【适应症】**痛风（阳气虚弱，湿浊瘀滞）。**

【临证加减】病程长，关节有变形且僵硬者，加威灵仙 12g，五加皮 9g，海桐皮 9g，僵蚕 9g；有痛风结石者，加金钱草 30g；脾胃虚弱甚者，党参 15g，炒白术 12g。

【来源】王繁宏，史正芳. 中医药治疗原发性痛风 28 例. 浙江中医杂志，1994，(5)：208.

扶正化瘀降浊汤

生黄芪 20g　苍、白术各 12g　生薏苡仁 30g　熟地 10g　积雪草 15g　金钱草 30g　丹参 30g　红花 10g　半夏 10g　玉米须 30g　萆薢 15g

【用法】水煎服，每天 2 次，每日 1 剂。

【功效】健脾护肾，化瘀降浊。

【适应症】**痛风（痰瘀湿交阻、脾肾两虚）。**症见：急性痛风性关节炎，经中药内服外治，局部关节红肿热痛消退，关节活动正常，化验检查仅有血尿酸增高，舌暗淡边有齿痕，苔白腻，脉濡滑或沉缓。

【来源】王娟. 奚九一主任医师治疗痛风特色经验. 四川中医，2007，25 (6)：6－7.

当归芍药散

当归 30g　白芍 15g　川芎 15g　白术 20g　茯苓 30g　泽泻 10g

【用法】水煎服，每天 2 次，每日 1 剂。21 天为 1 个疗程。

【功效】调和肝脾，祛风清热，利湿，活血通络。

【适应症】**痛风（肝脾两虚，湿热痹阻型）**。症见：关节红、肿、热、痛，舌质暗淡，苔薄黄腻，脉弦细。

【临证加减】急性期关节红肿热痛明显，以邪实为主者，加苍术、黄柏、薏苡仁、牛膝；热盛者，加石膏、知母、忍冬藤；湿重者，加防己、土茯苓、萆薢；痛甚者，加延胡索、蜈蚣、全蝎；瘀血明显者加桃仁、红花、土鳖虫；气血虚者，重用黄芪、白术；阴虚者，加熟地黄、山茱萸、杜仲、枸杞子；阳虚者，加淫羊藿、菟丝子、附子、肉桂；关节僵硬畸形、结节质硬者，加炮穿山甲、蛴螂虫等。

【来源】王燕青，刘学法．当归芍药散治疗痛风的体会．山东中医杂志，1997，12（6）：67－68．

五加痹痛饮

姜黄10g　苍术10g　木通10g　海桐皮10g　萆薢10g　防己15g　海金砂15g　桑枝15g　黄柏15g　牛膝15g　五加皮50g　车前子30g

【用法】水煎服，每天2次，每日1剂。21天为1个疗程。

【功效】清热除湿，通络止痛。

【适应症】**痛风（脾肾亏虚，湿热阻滞型）**。症见：关节红肿，微热，触痛，精神差，肢软乏力，腰酸软，舌淡红，边有齿痕，苔黄腻，脉弦滑。

【临证加减】热甚者，加忍冬藤、红藤各30g；湿盛者，加大苍术、萆薢的用量；痛甚者，加蜈蚣2条，全虫10g，或加乳香、没药等；乏力、肢软、气短、纳差者，加黄芪100g，党参30g，沙参20g；腰膝酸软、夜尿多者，加杜仲、狗脊各30g；病程日久，症见怕冷，关节疼痛遇冷更甚，局部皮肤红肿不甚者，参照当归四逆散加减化裁；伴关节畸形、功能障碍，关节固定疼痛，夜间更甚者，加川芎30g，乳香、没药、白芥子、僵蚕、全虫各10g，蜈蚣2条；血脂高者，加山楂30g，泽泻、姜黄各15g；血压高者，加草决明、葛根各30g，牛膝15g；糖尿病者，加淮山药15g，苍术10g，黄芪、玄参、花粉、葛根各30g。

【来源】谢席胜．冯志荣治疗痛风经验．四川中医杂志，2001，19（5）：3－4．

滋阴活血除痹汤

生地 15g　首乌 15g　山萸肉 15g　茯苓 15g　丹参 15g　乳香 10g　当归 10g　木瓜 10g　牛膝 15g　忍冬藤 30g　薏苡仁 20g

【用法】水煎服，每天 2 次，每日 1 剂。

【功效】滋阴活血，消肿通络。

【适应症】痛风（阴血亏虚，瘀热湿交结）。

【临证加减】神疲乏力者，加黄芪；痛甚者，加田三七；关节红肿，大便秘结者加黄柏、大黄、地龙；关节疼痛夜间尤甚，伴肢冷，畏寒、苔白滑润者加制附片、桂枝。

【疗效】以本方治疗痛风 13 例，结果痊愈 7 例，有效 6 例，无效 0 例，总有效率 100%。

【来源】仇湘中，蒋益兰．滋阴活血法治疗痛风 13 例．湖南中医杂志 1993，（4）：21.

益气除湿汤

党参 20g　猪苓 20g　茯苓 20g　生地 20g　枸杞 20g，怀山药 20g　杜仲 20g　牛膝 20g　苍术 15g　车前子 15g　白术 15g　薏苡仁 30g　肉桂 8g

【用法】水煎服，每天 2 次，每日 1 剂。30 天为 1 个疗程。

【功效】运脾除湿，益肾化气。

【适应症】痛风（脾肾气虚型夹湿）。症状：多见足第一跖趾关节及踝关节红、肿、热、痛，舌质淡红或偏淡，苔黄厚腻或浊腻，脉象大多为沉滑或沉细。

【临证加减】急性发作期，湿浊热化而见关节红肿热甚者，加黄柏、生石膏、忍冬藤、土茯苓、萆薢、茵陈、地龙、蚕砂、水牛角、白花蛇舌草；湿浊寒化而表现为关节剧痛，红肿不甚者，加川乌、草乌、麻黄、细辛；无论寒热，凡痛剧者，加桃仁、泽兰、土鳖虫、三七、丹皮；发作间歇期，关节症状已消失，以血尿酸增高为特点者，重在治本，以调理脾肾为主，治以基本方煎服；伴关节畸形，痛风结节形成者，加炮山甲、蜣螂、威灵仙、僵蚕、松节；伴高血压高脂血症者，加生山楂、麦芽、泽泻；伴尿路结石，加金钱草、鸡内金、石韦；伴高血压、冠心病者，加钩藤、丹参、郁金。

【疗效】以本方治疗脾肾气虚型痛风性关节炎 63 例，痊愈 38 例，好转 24 例，无效 1 例，总有效率为 98.6%。

【来源】杨金才，赵云芬，李榕斌．从脾肾论治痛风 63 例疗效分析．云南中医中药杂志，2011，22（5）：9-10.

❀ 滋阴除湿汤

萆薢 10g 川芎 10g 紫草 10g 当归 10g 柴胡 10g 泽泻 10g 黄芩 10g 知母 10g 白茅根 30g 薏苡仁 30g 车前子（包）30g 白芍 15g 生地黄 20g

【用法】水煎服，每天 2 次，每日 1 剂。

【功效】滋阴清热，祛风除湿。

【适应症】**痛风（风湿热夹阴虚）**。症见：肤色暗，触之麻木，踝关节酸楚麻木，足跟痛，右足跗处叩之疼痛，可行走 4 站路。劳累激动可诱发疼痛加重。时发心悸，口干欲饮，自行服番泻叶仍便结，舌胖质红偏暗，苔根部黄腻，脉沉细尺弱。

【来源】朱逸颖．辨证治疗痛风 1 例．天津中医，1988，03：35-36.

❀ 更生丸加减

黄芪 30g 鸡血藤 30g 肉苁蓉 30g 石斛 10g 茯苓 10g 山萸肉 10g 丹皮 10g 泽泻 10g 杜仲 20g 山药 20g 灵芝 12g 细辛 2g

【用法】水煎服，每天 2 次，每日 1 剂。21 天为 1 个疗程。

【功效】补肾散寒，祛风通络。

【适应症】**痛风（阳虚寒凝）**。

【来源】朱逸颖．辨证治疗痛风 1 例 [J]．天津中医，1988，03：35-36.

❀ 加味防己黄芪汤加减

汉防己 15g 生黄芪 20g 白术 10g 柴胡 15g 黄柏 9g 泽泻 15g 决明子 15g 山药 12g 半夏 9g 夏枯草 12g 牛膝 20g 忍冬藤 30g 薏苡仁 30g 石菖蒲 10g 土茯苓 30g 苍术 12g 甘草 4g

【用法】水煎服，每天 2 次，每日 1 剂。

【功效】益气健脾、化痰降浊。

【适应症】**痛风（脾虚痰浊阻滞型）**。症见：关节肿胀，甚则关节周围水肿，局部酸麻疼痛，或见块瘰硬结不红，伴有目眩，面浮足肿，胸脘痞满，舌胖质紫暗，苔白腻，脉弦或弦滑。

【来源】王婷婷. 中医辨证论治痛风病 48 例. 福建中医药，2007，38（5）：32.

🪷 六味地黄丸加减

地黄 15g　茯苓 15g　淮山药 15g　泽泻 15g　山茱萸 15g　牡丹皮 18g　防风 10g，秦艽 10g　川芎 10g　赤芍 10g　杜仲 10g　牛膝 15g　桑寄生 30g　人参 15g　甘草 5g　石斛 24g　麦冬 15g　虎杖 15g　鸡血藤 15g

【用法】水煎服，每天 2 次，每日 1 剂。

【功效】补益肝肾，滋阴养血，祛风止痛。

【适应症】**痛风（肝肾阴虚夹风）**。症见：病久屡发，关节痛如虎咬，局部关节变形，昼轻夜甚，肌肤麻木不仁，步履艰难，筋脉拘急，屈伸不利，头晕耳鸣，颧红口干。舌质红，少苔，脉弦细或细数。

【来源】王婷婷. 中医辨证论治痛风病 48 例. 福建中医药，2007，38（5）：32.

🪷 痛风灵Ⅱ号方

丹参 30g　延胡索 12g　川芎 5g　莱菔子 10g　车前子 30g　泽泻 15g　茯苓 15g　白术 15g　淫羊藿 10g　五加皮 10g　牛膝 10g　桑寄生 15g

【用法】水煎服，每天 2 次，每日 1 剂。

【功效】滋养肝肾，健运脾土，调理气血。

【适应症】**痛风（间歇期：肝脾肾虚，气血凝滞型）**。症见：关节肿胀，活动受限，屈伸不利，食欲欠佳，小便黄，大便正常。舌质紫暗有瘀点，苔黄腻。

【来源】张春，唐怡，罗海鸥. 陈德济教授治疗痛风经验. 现代中西医结合杂志，2003，12（2）10：187.

🪷 自拟温阳痛风方

附片 7g　桂枝 10g　川断 15g　仙灵脾 10g　黄精 10g　川椒 3g

怀牛膝 10g　枳实 10g　车前子 20g

【用法】水煎服，每天 2 次，每日 1 剂。

【功效】温补肾阳，通络除痹。

【适应症】**痛风（肾虚寒湿型）**。症见：足趾关节、指关节、足跟及尾骶部疼痛，痛处无红肿热感，得热后稍减，无畸形，不渴，饮食、二便如常，脉沉细，苔薄白。

【来源】黄树华. 痛风. 湖南中医杂志，1987，05：51.

🪷 补血荣筋丸加减

熟地 20g　肉苁蓉 15g　五味子 15g　鹿茸 10g　天麻 15g　桑寄生 15g　菟丝子 10g　牛膝 15g　木瓜 20g　杜仲 15g

【用法】水煎服，每天 2 次，每日 1 剂。

【功效】调补肝肾，祛风除湿，活络止痛。

【适应症】**痛风（肝肾两虚，风湿痹阻型）**。症见：关节疼痛日久不愈，关节屈伸不利，肌肉瘦削，腰膝酸软或足跟疼痛，或畏寒肢冷，阳痿、遗精，或骨蒸劳热，心烦口干，舌淡，苔白或少津，脉沉细或细数。

【临证加减】腰膝酸痛明显者，加狗脊、鹿角霜、续断；阳虚，畏寒肢冷，关节疼痛拘急者，加附子、干姜、巴戟天；肝肾阴虚，腰膝疼痛，低热心烦者，加龟板、女贞子。

【来源】董雯. 辨证分型治疗痛风探要. 实用中医内科杂志，2007，21（6）：58.

🪷 大补元丸

人参（去芦）30g　黄芪（去芦）60g　白术（泔浸）60g　当归（酒洗）30g　生地黄（酒洗）45g　陈皮（去白）30g　白芍（酒炒）15g　黄柏（酒炒）30g　知母（酒炒）30g　山药 30g　山茱萸（净肉）30g　枸杞 30g　牛膝（酒洗）30g　杜仲（姜汁炒）23g　远志（去心）30g　石菖蒲（去毛）30g　巴戟（去心）45g　破故纸（炒）30g　菟丝子（炒）30g　桔梗 30g

【用法】上件共为细末，炼蜜为丸，如梧桐子大。每服七八十丸，用白滚汤送下。

【功效】益气健脾，化痰除湿。

【适应症】**痛风（脾肾气虚，夹有痰湿）**

【来源】《仁斋直指方论（附补遗）》第四卷历节风

愈风化痰丸

何首乌（酒浸）30g　僵蚕30g　草乌（酒浸，去皮）30g　全蝎30g　南星（姜制）30g　半夏（便煮）30g　桑寄生30g　荆芥30g　牙皂（瓦炒）30g　破故纸（炒）30g　陈皮（去白）30g　菟丝子（炒）30g　地黄（去土）120g　木香15g　沉香23g　白芍药（酒炒）18g　川乌（酒浸，去皮）18g　天麻18g　黄芩（酒炒）30g　防风（去芦）30g　汉防己30g　白术（炒）30g　当归（酒洗）30g　羌活23g　独活30g　杜仲（姜汁炒）60g　巴戟（去心）45g

【用法】上件共为细末，酒打米糊为丸，如梧桐子大。每服一百丸，空心食前酒送下，日服二次。

【功效】祛风除湿，补肾通络。

【适应症】**痛风（风寒湿痹兼有肾虚）**

【来源】《仁斋直指方论（附补遗）》第四卷历节风

扶脾泄浊颗粒

党参15g　白术15g　茯苓20g　虎杖15g　草薢15g　车前子20g　黄柏10g　青风藤15g　老鹳草15g　鹿衔草10g　地龙10g　毛冬青20g

【用法】以上药物按以上比例经煎煮、浓缩、干燥、粉碎制成颗粒剂，12g/袋，每次1袋口服，每日2次。

【功效】健脾、泄浊、化瘀。

【适应症】**原发性痛风（脾虚湿浊内盛证）。**

【疗效】以本方治疗原发性痛风（湿浊内盛证）63例，治愈31例，显效19例，有效10例，无效3例，总有效率95%。

【来源】李悦. 扶脾泄浊汤治疗痛风63例. 现代中西医结合杂志，2009，18（3）：273－274.

痛风冲剂二号

黄芪 30g　丹参 15g　防己 10g　青风藤 15g　鸡血藤 30g　赤芍 15g　桂枝 10g　炒白术 10g　茯苓 15g　泽泻 15g　络石藤 20g　防己 10g　萆薢 20g

【用法】日 2 次，每服 9g，饭后温开水冲服。

【功效】健脾益气、补肾通络、疏风定痛。

【适应症】**痛风慢性期（气虚风湿内蕴）**。症见：局部关节酸胀，疼痛或剧痛，逢阴雨、刮风时重，关节不红不肿，喜暖恶寒，或关节僵硬、变形，屈伸不利，活动受限，神疲纳少，腰痛乏力。或在指尖、跖趾、耳廓等处有痛风结节，舌质淡苔白或白滑，脉沉弦或沉滑或兼涩。

【来源】路洁. 路志正教授论治痛风的学术思想. 浙江中医学院学报，2005，29 (6)：30－31.

三痹散

川续断 3g　杜仲 3g（去皮切，姜汁炒）　防风 3g　桂心 3g　华阴细辛 3g　人参 3g　白茯苓 3g　当归 3g　白芍药 3g　甘草 3g　秦艽 2g　生地黄 2g　川芎 2g　川独活 2g　黄芪 3g　川牛膝 3g

【用法】上咀为末，每服 15g。水二盏，姜三片，枣一枚，煎至一盏，去滓热服，无时候，但腹稍空服。

【功效】健脾益肾，祛风除湿，散寒通络

【适应症】**痛风（风寒湿痹，脾肾气虚）**。症见：血气凝滞，手足拘挛、风痹、气痹等。

【疗效】有人病左臂不随，后已痊平，而手指不便，无力，试诸药不验，服此药才半即安。

【来源】《妇人大全良方》卷之三妇人风痹手足不随方论第五

第六节　其他

愈痹汤

生黄芪 30g　生白芍 15g　桂枝 10g　秦艽 12g　防己 12g　威灵仙
15g　细辛 4g　淫羊藿 15g　杜仲 15g　桑寄生 30g　甘草 6g

【用法】水煎服，每天 2 次，每日 1 剂。

【功效】健脾益肾，通络止痛。

【适应症】**原发性痛风（顽痹）。**

【临证加减】行痹加防风 12g、羌活 12g、桑枝 20g 以祛风利湿；痛痹加
制川乌 6g、姜黄 10g 以散寒止痛；着痹加薏苡仁 30g、苍术 10g、木瓜 10g 以
利湿；热痹加生石膏 30g、黄柏 12g、知母 12g、忍冬藤 30g 以清热利湿；上肢
痛者加羌活 12g、桑枝 20g；下肢痛者加牛膝 30g

【疗效】以本方治疗原发性痛风 30 例，显效 11 例，有效 15 例，无效 4
例，总有效率为 86.67%。

【来源】张继元. 愈痹汤治疗痹证的临床体会. 中国中医药现代远程教育，2008，6
（8）：834－835.

十花饮

金银花 20g　野菊花 10g　一枝黄花 10g　金莲花 10g　木槿花 10g
凌霄花 10g　山茶花 10g　金雀花 10g　芙蓉花 10g　西红花 3g

【用法】水煎服，每天 2 次，每日 1 剂。7 天为 1 个疗程。

【功效】清热解毒，化瘀通络。

【适应症】**痛风性关节炎（热毒型）。**症见：踝、膝关节间歇性红肿热
痛，压痛明显，活动受限，步行困难，伴发热头痛。舌红苔黄，脉滑数。

【疗效】以本方治疗热毒型痛风性关节炎 30 例，痊愈 22 例，好转 7 例，
无效 1 例，总有效率为 96.66%。

【来源】杨庆华. 十花饮治疗急性痛风性关节炎 30 例. 湖北中医杂志，2002，24

(6)：10.

🌸 萆薢慈菇汤

车前子30g 萆薢30g 山慈菇10g 白芥子10g 穿山龙15g 秦艽15g 威灵仙12g 夏枯草15g 生蒲黄12g（包） 川牛膝10g 川芎10g 木瓜30g

【用法】水煎服，每天2次，每日1剂。

【功效】化痰除湿，活血通痹。

【适应症】**痛风（痰湿郁结、痹阻血络）**。症见：关节肿痛，局部颜色紫暗，发热不甚或不发热，夜间为甚，遇阴冷天气而诱发，肢体沉重麻木，胸闷脘痞，舌暗淡，苔白腻，脉弦细滑。

【来源】高菁. 商宪敏教授论治痛风经验. 北京中医药大学学报（中医临床版），2005，12（3）：30－31.

🌸 加味五积散

当归2.4g 川芎2.4g 白芍（酒炒）2.4g 陈皮2.4g 半夏（姜炒）2.4g 苍术（米泔浸）2.4g 茯苓（去皮）2.4g 厚朴（姜汁炒）2.4g，羌活2.4g 独活2.4g 枳壳（麸炒）2.4g 桔梗2.4g 白芷2.4g 干姜1.5g 肉桂2.4g 麻黄2.4g 甘草2.4g 穿山甲（烧灰）3g 生姜三片 大枣一枚 麝香0.1g（冲服）

【用法】水煎服，每天2次，每日1剂。

【功效】养血祛风，散寒通络。

【适应症】**痛风（血虚寒凝，风痰阻络）**。

【来源】《万病回春》第五卷痛风

🌸 清湿化痰汤

南星（姜制）3g 半夏（姜制）3g 陈皮3g 茯苓（去皮）3g 苍术（米泔浸）3g 羌活3g 片芩（酒炒）3g 白芷3g 白芥子3g 甘草1g 木香1.5g

【用法】水煎服，每天2次，每日1剂。

【功效】化痰除湿，通络止痛。

【适应症】**痛风（湿痰流注经络关节）**。症见：周身、四肢骨节走注疼痛，牵引胸背，亦作寒热喘咳烦闷，或作肿块，痛难转侧，或四肢麻痹不仁，或背心一点如冰冷，脉滑。

【临证加减】骨体痛甚及有肿块作痛者，名曰痰块，加乳香、没药、海石、朴硝；头项痛加川芎、威灵仙；手臂痛加薄桂，引南星等药至痛处；脚痛加牛膝、黄柏、防己、龙胆草、木瓜。

【来源】《万病回春》第五卷痛风

扶正通痹汤

当归 20g　黄芪 20g　牛膝 15g　桑寄生 15g　炙甘草 10g　薏苡仁 10g　黄柏 10g　制乳香 10g　制川乌 10g　制草乌 10g

【用法】每日 1 剂，水煎 2 次，早晚分服。15 天为 1 疗程，2 个疗程统计疗效。

【功效】扶正除湿，活血通络，散寒止痛。

【适应症】**痛风（顽痹）**。症见：关节、筋骨、肌肉等部位的疼痛、酸楚、麻木、肿胀、重着、灼热、屈伸不利，甚者关节肿大、畸形、肌肉萎缩等。

【临证加减】行痹加威灵仙、海风藤、川芎等以助活血祛风；痛痹加麻黄、细辛、干姜等以助温经散寒；着痹加茯苓、苍术、防己等以助燥湿渗湿；热痹加黄芩、知母、泽泻等以助清热利湿；尪痹加续断、杜仲、补骨脂、土鳖虫、白芥子、全蝎等补肝肾，强筋骨，化痰祛瘀，搜风通络之品。

【疗效】以本方治疗痹症 156 例，治愈 108 例，占 69.2%；显效 38 例，占 24.3%；好转 6 例，占 3.8%；无效 4 例，占 2.5%；总有效率为 97.4%。

【来源】曹郑云.扶正通痹汤治疗痹证 156 例疗效观察.吉林中医药，2005，25（10）：25 -26.

车前草单方

车前草 40～100g

【用法】春末夏初来临之际，采车前草晒干，水煎服或代茶饮，每次 40

~100g，每日 2 次。

【功效】利水渗湿。

【适应症】**痛风（着痹）**。症见：指趾关节疼痛较重，指趾关节肿大，皮肤发红，有热感，未见畸形。

【疗效】验案 1 例，连服 30 天，检查血尿酸正常。

【来源】张增杰. 车前草单方治疗痛风. 单方验法中国民间疗法，2008，1：59.

疏经活血汤

当归（酒洗）3.6g 白芍（酒炒）4.5g 生地（酒洗）3g 苍术（米泔浸）3g 牛膝（去芦 酒洗）3g 陈皮（去白）3g 桃仁（去皮煎炒）3g 威灵仙（酒洗）3g 川芎1.8g 汉防己（酒洗）1.8g 羌活1.8g 防风（去芦）1.8g 白芷1.8g 龙胆草1.8g 茯苓（去皮）2.1g 甘草1.2g

【用法】上锉一剂，生姜三片，水煎，空心温服。忌生冷湿物。

【功效】祛风除湿，疏经活血。

【适应症】**痛风（风湿流注经络关节）**。症见：遍身走痛如刺，左足痛尤甚。

【临证加减】有痰加南星、半夏各3g；如身上及臂痛加薄桂0.9g；如下体并足痛加木瓜、木通各3g。

热感于内，热包于寒，则痛伤筋络，是以昼轻夜重。

【来源】《万病回春》第五卷痛风

神通饮

当归3g 白芍3g 白术3g 苍术3g 陈皮3g 半夏3g 茯苓3g 黄柏（酒炒）3g 川牛膝（酒洗）3g 威灵仙3g 桃仁3g 红花3g 甘草3g

【用法】上锉，生姜五片，水煎，入竹沥同服。

【功效】祛风行湿，活血疏筋。

【适应症】**痛风（风湿痹）**。症见：遍身抽掣疼痛，足不能履地者二三年，百方不效，身体羸瘦，服此神效。

【来源】《古今医鉴》卷之十之痹痛

除湿化瘀方

土茯苓 15g 萆薢 10g 薏苡仁 10g 益母草 10g 金钱草 10g 车前草 10g 丹参 10g 黄芪 10g 大黄 10g 甘草 5g

【用法】水煎服，每天 2 次，每日 1 剂。同时嘱受试者低嘌呤饮食、多饮水。

【功效】除湿化瘀。

【适应症】痛风（湿瘀互结）。

【疗效】以本方治疗肾小球滤过功能无明显损害、间歇期 1 月以上的痛风患者 22 例，好转 22 例，无效 0 例，总有效率为 100%。

【来源】周汝云，谭宁. 除湿化瘀方对痛风患者肾功能影响的临床研究. 新中医，2008，40（1）：53-54.

补脾益肾方

党参 20g 猪苓、茯苓各 20g 苍术、白术各 15g 薏苡仁 30g 车前子 15g 生地 20g 枸杞 20g 淮山药 20g 杜仲 20g 牛膝 20g 肉桂 8g

【用法】水煎服，每天 2 次，每日 1 剂。1 月为 1 个疗程。服药期间应禁酒，戒烟，饮食宜清淡，忌食豆制品、动物内脏、海鲜等高嘌呤食物，注意休息，调节情志，经常抬高患肢，鼓励多饮水，以利尿酸排出。

【功效】健脾益肾，祛风通络。

【适应症】痛风（脾肾亏虚型）。

【临证加减】①急性发作期：对湿浊热化而见关节红肿热甚者选加黄柏、生石膏、忍冬藤、土茯苓、萆薢、茵陈、地龙、蚕砂、水牛角、白花蛇舌草；湿浊寒化而表现为关节剧痛，红肿不甚者加川乌、草乌、麻黄、细辛；无论寒热，凡痛剧者加白芷、元胡、全蝎、蜈蚣；瘀血阻滞者加桃仁、泽兰、土鳖虫、三七、丹皮。②发作间歇期：关节症状已消失而以血尿酸增高为特点，重在治本，以调理脾肾为主，使血尿酸生成减少，促进排泄，治以基本方煎服，伴关节畸形，痛风结节形成者加炮山甲、蛴螬、威灵仙、僵蚕、松节；

伴高血脂症者加生山楂、麦芽、泽泻；伴尿路结石者加金钱草、鸡内金、石韦；伴高血压、冠心病者加钩藤、丹参、郁金。

【疗效】以本方治疗痛风（脾肾亏虚型）63 例，结果治愈 38 例，好转 24 例，无效 1 例（痛风合并尿毒症患者），总有效率为 98.6%。

【来源】张安富，夏良佳，王忠志.从脾肾论治痛风 63 例疗效分析.中国实用医药，2012，7（4）：158－159.

痛风灵合剂

淮牛膝 12g　海桐皮 10g　片姜黄 9g　光慈菇片 12g　莪术 12g　苏木 10g　大腹皮 10g　二丑 6g　生甘草 3g

【用法】水煎服，每天 2 次，每日 1 剂。

【功效】消肿止痛，行瘀化痰，舒筋活络。

【适应症】痛风（风湿痰瘀，痹阻经络）。症见：起病骤急，关节剧烈压痛，多在夜间发作，局部显著红、肿、发热，压痛，动作受限，以拇趾、第一跖趾和外踝部关节多见，偶伴发热、头痛、口渴、烦闷，舌质红苔黄，脉滑数或濡数。

【临证加减】反复发作者，可加黄芪 20g、桂枝 10g。

【疗效】以本方治疗痛风 100 例，结果痊愈 72 例，有效 28 例，无效 0 例，总有效率 100%。

【来源】夏金华.内外并治痛风 100 例.江苏中医 1994，（12）：13.

龙胆泻肝汤

龙胆草 10g　栀子 10g　黄芩 10g　柴胡 10g　生地 12g　车前子 10g　泽泻 15g　当归 10g　木通 6g　生甘草 10g

【用法】水煎服，每天 2 次，每日 1 剂。药渣加水 1500ml 左右煎汤浸泡患处，或用毛巾浸药液熨患处。6 天～3 周为 1 个疗程。

【功效】清泻肝经实火湿热。

【适应症】痛风（肝经实火湿热型）。症见：趾、指等关节突然红肿疼痛，痛剧如虎咬，昼轻夜甚，或伴发热等为主要表现。

【疗效】以本方治疗肝经实火湿热型痛风性关节炎 78 例，痊愈 68 例，好转 6 例，无效 4 例，总有效率为 94.87%。

【来源】徐光. 龙胆泻肝汤治疗痛风 78 例临床观察. 中医正骨, 2002, 14（4）：46.

土苓降浊汤

土茯苓 30g　萆薢 30g　泽泻 30g　泽兰 20g　薏苡仁 24g　当归 20g　桃仁 12g　红花 12g

【用法】水煎服，每天 2 次，每日 1 剂。21 天为 1 个疗程。

【功效】降泄浊毒。

【适应症】**痛风（浊毒瘀血型）**。症见：单个关节卒然红肿灼热疼痛，昼轻夜重，反复发作，日久可伴有关节周围及耳廓、趾、指骨间出现痛风石结节及肾结石。

【临证加减】红肿较重者加黄柏、苍术、金银花、汉防己、蚕砂、车前子；痹甚痛剧者加全蝎、蜈蚣、炒延胡索；关节漫肿、结节质软者加僵蚕、白芥子、陈胆南星；关节僵直畸形、结节质硬者加炮穿山甲、蛴螬、僵蚕、露蜂房；病程较久、反复发作者加祛风通络之品，如豨莶草、威灵仙、乌梢蛇、地龙等；属热者加寒水石、生地黄、虎杖；属寒者加制川乌头、制草乌头、细辛等。

【疗效】以本方治疗浊毒瘀血型痛风 58 例，痊愈 39 例，好转 18 例，无效 1 例，总有效率为 98.3%。

【来源】张瑞彬. 土苓降浊汤治疗痛风 58 例临床观察. 河北中医, 2002, 24（11）：869.

风痛饮

土茯苓 30g　豨莶草 15g　川牛膝 15g　萆薢 20g　秦艽 20g　威灵仙 20g　薏苡仁 20g　苍术 10g　黄柏 10g　白术 10g　甘草 5g

【用法】水煎服，每天 2 次，每日 1 剂。10 天为 1 个疗程。

【功效】清热解毒，化湿消肿，通络止痛。

【适应症】**痛风（热毒型）**。症见：关节红肿灼热，活动受限，大便干燥，小便灼痛，舌红苔黄腻，脉滑数。

【临证加减】热重者，加蒲公英、地丁、白花蛇舌草；湿瘀甚者，加赤芍、红花、坤草；病程长伴气血不足者，加黄芪、当归；肝肾亏虚者，加杜仲、川断。

【疗效】以本方治疗热毒型痛风性关节炎16例，痊愈8例，好转7例，无效1例，总有效率为93.75%。

【来源】边瑞宏，贺兰英，张闽华. 风痛饮治疗痛风16例. 四川中医杂志，2001，19（5）：35－36.

❀ 加味二陈汤

半夏10g　茯苓25g　陈皮10g　制南星10g　山慈菇15g　甘草6g

【用法】水煎服，每天2次，每日1剂。7天为1个疗程。

【功效】化痰除湿，通络止痛。

【适应症】痛风（痰湿内阻型）。症见：关节红肿热痛，触之热感，压痛，活动受限，舌苔黄腻，脉弦滑。

【临证加减】痰热者，加七叶一枝花、土茯苓、萆薢、泽兰、丝瓜络；痰浊者，加泽泻、车前子、金钱草、海金沙、冬葵子、王不留行；痰核者，加白芥子、象贝、熟附子、干姜、桂枝、黄芪、皂角刺、威灵仙。

【来源】刘学范，周慧成. 痛风从痰论治举隅. 江苏中医杂志，2001，22（7）：18.

❀ 五藤五皮饮

青风藤20g　海风藤20g　双钩藤20g　夜交藤20g　天仙藤20g
海桐皮20g　白鲜皮20g　牡丹皮20g　地骨皮20g　桑白皮20g

【用法】水煎服，每天2次，每日1剂。21天为1个疗程。

【功效】化湿行气，清热解毒，凉血活血，通络止痛。

【适应症】痛风（湿毒内伏型）。症见：关节红肿灼热疼痛，行不任地，双膝关节皮色较红，轻度肿胀，活动有僵硬感，面色稍红，口干烦渴，寐欠安，大便稍干，小便黄，舌暗，舌体胖，苔黄白厚。

【临证加减】急性期，关节红肿热痛者，加生石膏、公英、虎杖；肿甚者，加川萆薢、汉防己；痛甚者，去青风藤加白芍、生甘草；伴肾结石者，加鸡内金、金钱草；有痛风石者，加山甲、地龙、归尾。

【疗效】以本方治疗湿毒内伏型痛风性关节炎29例，痊愈3例，好转24

例，无效 2 例，总有效率为 93.1%。

【来源】谢幼红．五藤五皮饮治疗痛风 29 例临床分析．北京中医杂志，1998，（2）：32－33.

白虎加术汤合五味消毒饮加味

金银花 15g　蒲公英 30g　紫花地丁 30g　紫背天葵 15g　生石膏 30g　知母 15g，菊花 15g　淮山药 20g　苍术 15g，丹参 15g　丹皮 12g

【用法】水煎服，每天 2 次，每日 1 剂。

【功效】清热解毒，通脉行瘀。

【适应症】痛风（瘀热互结型）。症见：多见拇趾及第一跖趾关节、膝、肘和足部其他关节红、肿、热、痛，活动受限，常有发热，伴畏寒或寒战，疲倦，厌食，头痛等。

【疗效】以本方治疗痛风 30 例，结果痊愈 19 例，有效 10 例，无效 1 例，总有效率 96.67%。

【来源】周新蓉．白虎加术汤合五味消毒饮治疗痛风 30 例．辽宁中医杂志 1996，（11）：513.

忍附汤

忍冬藤 30g　附片 10g　土鳖 9g　牛膝 10g　川楝子 10g　乌梢蛇 10g　地龙 10g

【用法】水煎服，每天 2 次，每日 1 剂。

【功效】温经散寒，清热除湿，化瘀止痛。

【适应症】痛风（寒热错杂型）。

【来源】姜树荆，阴沁伟．姜树荆运用忍附汤治疗痛风的经验．湖北中医杂志 1993，（4）：6.

加味茵陈五苓散

云茯苓 20g　泽泻 20g　猪苓 15g　土茯苓 50g　桂枝 10g　防己 15g　绵茵陈 20g　杭芍 30g　牛膝 15g　川草薢 30g　滑石 15g　丹参 20g　白茅根 30g　黄芪 50g　甘草 10g

【用法】水煎服，每天2次，每日1剂。

【功效】利湿泄浊，清热解毒，消肿散结，通络止痛。

【适应症】**痛风（湿浊凝聚，痰浊凝结，化热阻络）**。症见：受累关节疼痛，局部红肿发热，压痛明显，活动时疼痛加重，常于半夜或清晨时疼醒，舌红苔白，脉象沉弦。

【来源】张士卿.于己百教授治疗痛风病经验介绍.甘肃中医1993，（5）：8～9.

金银石膏饮

生石膏100g 金银花30g 生地30g 炒杜仲30g 鸡血藤30g 知母15g 川牛膝15g 黄柏10g 栀子10g 黄连10g 炒山甲10g 红花10g 甘草10g

【用法】水煎服，每天2次，每日1剂。

【功效】清热利湿，化瘀通络。

【适应症】**痛风（湿浊内蕴，痹阻经络关节）**。症见：患者两下肢足踝及大跖趾骨关节肿大，足凉，右足大趾骨关节可扪及一黄豆大肿物附于骨上，推之不移，按之疼痛，其舌质淡红，苔黄腻，脉沉弦。

【来源】吕宏生，彭勃.吕承全治疗痛风经验总结.河南中医药学刊1994，（2）：22－23.

木瓜威仙汤

威灵仙18g 秦艽18g 木瓜18g 怀牛膝18g 云苓15g 薏苡仁15g 防风15g 穿山甲20g 鸡血藤20g 全蝎5g

【用法】水煎服，每天2次，每日1剂。

【功效】活血通络止痛，祛瘀利尿。

【适应症】**痛风（气血运行不畅，久滞于脉络）**。

【临证加减】阳虚者，加附片5g；湿浊重者，加黄柏15g。

【疗效】以本方治疗痛风30例，结果痊愈18例，有效10例，无效2例，总有效率93.3%。

【来源】尤德明.活血利尿法治疗痛风30例小结.安徽中医临床杂志1994，（2）6：16.

桃红四物汤加味

桃仁9g 红花12g 生地18g 赤芍15g 当归12g 夏枯草24g
穿山甲12g 皂刺12g 王不留行15g 蜂房6g 漏芦30g

【用法】水煎服，每天2次，每日1剂。

【功效】活血化瘀，软坚散结。

【适应症】痛风（瘀血阻络型）。症见：关节肥大、畸形、强硬，活动受限，怕风怕冷，遇寒及劳累后加重，关节周围及外耳轮等处可出现黄白色结节，小便混浊，舌质暗红，苔薄白，脉沉细。

【来源】宋绍亮，孙秀霞，李嘉庆.痛风论治新探.山东中医学院学报1995，（4）：244-245.

利湿祛瘀解毒汤

土茯苓30g 银花藤30g 滑石30g 生薏仁30g 泽泻15g 苍术15g 半夏10g 丹皮10g

【用法】水煎服，每天2次，每日1剂。

【功效】清热利湿，祛瘀解毒。

【适应症】痛风（急性发作期湿浊热化）。

【临证加减】对湿浊热化而表现关节红肿热痛者，加水牛角30g、赤芍12g、生地12g、黄柏12g；对湿浊寒化而表现为关节剧痛、红肿不甚而得热痛减者，加麻黄10g、桂枝10g、川乌10g、草乌10g、蜂蜜100g，久熬1小时。

【疗效】以本方治疗痛风31例，结果痊愈21例，有效8例，无效2例，总有效率93.5%。

【来源】陈世国，杨琳.中医治疗痛风高尿酸血症31例临床观察.四川中医1993，（4）：22.

五味消毒饮加减

银花24g 蒲公英18g 野菊花15g 紫花地丁18g 黄柏12g 薏苡仁30g 土茯苓45g 丹皮12g 赤芍12g 川牛膝24g 生甘草6g 大黄6g

【用法】水煎服，每天2次，每日1剂。

【功效】清热解毒，凉血通络。

【适应症】**痛风（热痹急性期）**。症见：足趾关节红肿胀痛，局部灼热，痛不可触，昼轻夜重，自觉周身发热，烦渴汗出，行路艰难，舌质红，苔薄黄腻，脉象滑数。

【来源】宋绍亮，孙秀霞，李嘉庆．痛风论治新探．山东中医学院学报1995，（4）：244－245.

🪷 朱良春痛风汤

土茯苓30g 萆薢30g 生薏苡仁30g 泽兰15g 泽泻10g 全当归10g 桃仁10g 红花10g

【用法】水煎服，每天2次，每日1剂。

【功效】泄化浊瘀。

【适应症】**痛风（浊瘀互结）**。症见：关节疼痛剧烈，痛不可触，屈伸不利。

【临证加减】湿浊重者，加苍术、蚕砂、车前；血瘀甚者，加赤芍、地鳖虫、丹参；湿浊蕴热者，配以三妙丸、汉防己、秦艽；痹甚剧痛者，配以全蝎、蜈蚣、炒元胡、六轴子；兼夹凝痰，见关节漫肿，结节质软者，加僵蚕、白芥子、陈胆星；关节僵肿畸形，结节质硬者，加炮山甲、蜣螂虫、僵蚕、蜂房等破结开瘀，消痰软坚，并辅以骨碎补、大熟地、补骨脂、肉苁蓉等补肾健骨，填益精髓；痛风急症者，加大土茯苓、萆薢剂量，并加入大队虫蚁搜剔、蠲痹定痛之品；属热者，加寒水石、大生地、知母、虎杖、忍冬藤、水牛角、萹草等以清热通络；属寒者，加制川乌、草乌、制附子、川桂枝、细辛、仙灵脾、大熟地等以温经散寒。

【来源】姚祖培、陈建新．朱良春治疗痛风的经验［J］．中医杂志，1989，03：16－17.

🪷 桃红饮合二陈汤加减

桃仁15g 红花15g 当归15g 川芎10g 茯苓20g 陈皮15g 威灵仙10g 制半夏10g 甘草6g

【用法】水煎服，每天 2 次，每日 1 剂。

【功效】活血祛瘀，化痰通络。

【适应症】**痛风（痰瘀痹阻型）**。症见：关节疼痛反复发作，日久不愈，时轻时重，呈刺痛，固定不移，或关节肿大，甚至强直畸形，屈伸不利，皮下结节，或关节肌肤紫黯、肿胀，按之较硬，肢体顽麻或重着，舌紫黯或有瘀斑，苔白腻，脉弦或沉涩。

【临证加减】皮下结节者加白芥子；关节疼痛较甚者加乳香、没药、乌梢蛇；关节肿甚者，加防己、土茯苓、滑石。

【来源】董雯.辨证分型治疗痛风探要.实用中医内科杂志，2007，21（6）：58.

自拟化浊祛瘀痛风方

土茯苓 30～60g　虎杖 30g　粉萆薢 20g　忍冬藤 30g　薏苡仁 30～50g　威灵仙 15g　黄柏 10g　川牛膝 10g　木瓜络 10g　泽泻 10g　路路通 10g　制乳香 10g　没药 10g

【用法】上方每日 1 剂，煎煮 2 次，混合，取药汁 450ml 分 3 次饭后温服，7 天为 1 个疗程。

【功效】化浊祛瘀，通络蠲痹。

【适应症】**痛风（浊瘀阻络型）**

【临证加减】寒重者，去忍冬藤、黄柏，加制附片、炙桂枝各 10g；湿重者，加苍术 10g、川朴 6g；若痛风反复发作 10 年左右可形成慢性痛风性关节畸形，关节周围与身体他处皮下均可见到结节状突出之痛风石，可于原方中加金钱草 30g、海金沙 10g（布包）、鱼脑石 15～18g；若痛风急性发作控制后，可在化浊祛瘀痛风方的基础上酌加补肾之品，如山萸肉、补骨脂、骨碎补等。

【来源】王小芳.任达然用"化浊祛瘀痛风方"治疗痛风的经验.江苏中医药，2005，26（6）：9-10.

化瘀定痛汤加减

牛膝 20g　生地黄 20g　金钱草 20g　土茯苓 20g　牡丹皮 18g　黄柏 10g　虎杖 15g　赤芍 15g　车前子（包煎）15g　路路通 15g　地龙

12g　生甘草 6g　紫草 15g　红花 5g　乌梢蛇 15g

【用法】水煎服，每天 2 次，每日 1 剂。

【功效】清热活血，化瘀通络。

【适应症】**痛风（瘀热阻滞型）**。症见：关节红肿刺痛局部肿胀变形，曲伸不利，肌肤色紫暗，按之稍硬，病灶周围或有块垒硬结，肌肤干燥，皮色暗鳖。舌质紫暗或有瘀斑，苔薄黄，脉细涩或沉弦。

【来源】王婷婷. 中医辨证论治痛风病 48 例. 福建中医药，2007，38（5）：32.

温散豁痰逐瘀汤

苍术 30g　炙麻黄 9g　厚朴 15g　细辛 3g　萆薢 15g　威灵仙 15g　白芥子 15g　莪术 15g　山慈菇 15g　田三七 6g　生薏仁 20g

【用法】水煎服，每天 2 次，每日 1 剂。3 个月为 1 个疗程。

【功效】温散豁痰，逐瘀通络。

【适应症】**痛风（寒凝痰阻夹瘀型）**。

【疗效】以本方治疗痛风 32 例，治愈 8 例，好转 19 例，无效 5 例。总有效率 84.38%。

【来源】徐竺婷. 温散豁痰逐瘀法治疗痛风的临床研究. 辽宁中医药大学学报，2007，9（1）：105－106.

养阴清热通痹汤

西洋参 8g（另炖）　太子参 30g　桑枝 30g　白茅根 30g　麦冬 10g　茯苓 10g　丹皮 10g　山萸肉 10g　泽泻 10g　郁金 10g　生地 25g　淮山药 20g　石斛 20g　宽筋藤 20g　羚羊角（另煎服）5g

【用法】水煎服，每天 2 次，每日 1 剂。

【功效】清热通络，祛风除湿，滋补肝肾。

【适应症】**痛风（湿热伤阴）**。症见：双膝、踝关节肿胀加重，疼痛难忍，双下肢屈伸不利，不能站立，患部有灼热感，双膝肿大形如鹤膝，两踝肿大更甚，面色萎黄，形羸骨瘦，舌红、苔黄，脉细数。

【来源】李向农，黄雪梅. 顽固性痛风治验 1 则. 1996，（3）：45.

自拟痛风饮

金钱草30g 海金沙30g 泽泻10g 车前子20g 薏苡仁10g 防己10g 威灵仙20g 鸡血藤15g 牛膝15g 苍术10g 黄柏10g 土茯苓20g

【用法】加水煎至600ml，分3次服，每日1剂，2周为1个疗程，连续3个疗程。

【功效】利尿排石，清热解毒。

【适应症】**痛风（湿热郁毒、毒结沙石）**。症见：①反复发作的关节红、肿、热、痛，典型部位为足跖趾关节，其他包括踝、膝、腕、肘、掌指关节。病程长者可有关节畸形、关节腔积液、关节周围或耳廓部痛风石形成，结石破溃后可溢出白色尿酸盐结晶，关节积液中亦可检出尿酸盐结晶。发作时常伴有畏寒发热、头痛、周身不适等全身症状。舌红苔白腻兼黄，脉滑偏数。

【临证加减】关节热痛重者加牡丹皮15g、忍冬藤20g；尿酸盐结石者加半夏9g、夏枯草15g；舌苔黄腻者加厚朴12g。

【疗效】以本方治疗痛风性关节炎32例，痊愈9例，好转20例，无效3例，总有效率为90.63%。

【来源】段化端.利尿排石、清热解毒法治疗痛风疗效观察.辽宁中医杂志，2005，32（7）：678-679.

虎骨丸

乳香10g 没药10g 赤芍药10g 熟地10g 当归10g 血竭1.5g 虎胫骨（酥炙黄）10g

【用法】为末，用木瓜一枚，切破去核，入乳香末在内，以麻线缠定，勿令透气，以好酒六升，煮酒尽，取木瓜，去皮，研如泥，入熟蜜少许，杵和为丸，如桐子大，每服五十丸，看病上下服。

【功效】养血祛风，通络止痛。

【适应症】**痛风（行痹夹瘀）**。症见：经络凝滞，骨节疼痛，筋脉挛急，遇阴寒愈痛。

【来源】《冯氏锦囊秘录》卷八之方脉痛风五痹合参（附麻木虚痒）

威灵四妙散

威灵仙（酒浸，焙干）7.5g 羚羊角灰4.5g 苍耳子2.5g 白芥子（炒）1.5g

【用法】细末，每服一钱匕，姜汤下。

【功效】祛风化痰除痹。

【适应症】**痛风性关节炎（行痹走注疼痛）**。

【来源】《金匮翼》卷六之痹症统论

如神救苦散

米壳3g（去顶膜，蜜炒） 陈皮15g 虎骨6g（酥炙） 乳香6g（研） 没药6g（研） 甘草6g

【用法】上为末。每服三钱，水一盏煎。连渣服，病在上食后，在下食前，煎时须顺搅之。

【功效】祛风除湿，通络止痛。

【适应症】**痛风（风湿痹）**。症见：瘫痪，风湿痹走注，疼痛不止。此劫剂也，非痛不可服。

【来源】《丹溪心法》卷一之中风

漏芦散

漏芦1g 当归1g 牛膝1g 桂心7.5g 地龙7.5g 防风7.5g 羌活7.5g 白芷7.5g 没药7.5g 甜瓜子7.5g 虎胫骨（酥炙）15g 败龟（炙）15g

【用法】上为细末，每服二钱，热酒调下。

【功效】祛风行湿，活血疏筋。

【适应症】**痛风（风湿痹）**。症见：走注疼痛者，作痛无定处。

【来源】《女科撮要》卷上历节痛风篇

如意通圣散

麻黄3g 防风3g 川芎3g 罂粟壳1.5g 当归1.5g 丁香1.5g

甘草 1.5g

【用法】加水 500ml，煎取 200ml，去渣，入乳没少许，再煎一沸，热服出汗。

【功效】祛风行湿，活血疏筋。

【适应症】**痛风（风湿痹）**。

【来源】《古今医统大全》卷十一之痹证门

🪷 通痹散

天麻 10g　独活 10g　当归 10g　川芎 10g　白术 10g　藁本 10g

【用法】上为细末，每服二钱，食前热酒调下。

【功效】祛风行湿，活血疏筋。

【适应症】**痛风（风湿痹）**。症见：腰以下至足，风寒湿三气合而成痹，两足至膝冷如冰，不能自举，或因酒热立冷水中，久成此疾。

【来源】《古今医统大全》卷十一之痹证门

🪷 羚羊角散

羚羊角 6g　薄荷 6g　附子 6g　独活 6g　白芍 6g　防风 6g　川芎 6g

【用法】上药碾末，每取 2.1g，水盖半，姜三片，煎服。

【功效】祛风行湿，活血除痹。

【适应症】**痛风（风湿束筋）**。

【来源】《古今医统大全》卷十一之痹证门

🪷 舒筋丸

海桐皮 6g　没药 6g　血竭 6g　木香 6g　肉桂 7.5g　牛膝 7.5g
虎骨 7.5g　防风 7.5g　木瓜 7.5g　天麻 7.5g　乳香 9g　甜瓜仁 15g
沉香 4.5g　楮实子 4.5g　当归 3g　自然铜 3g

【用法】上为细末，炼蜜丸，如弹子大。每服一丸，细嚼，用温酒下。睡前服，先饮酒半盏，后服药。

【功效】祛风行湿，活血除痹。

【适应症】痛风（风湿束于筋骨）。

【来源】《古今医统大全》卷十一之痹证门

诸风应效酒

当归9g　川芎9g　何首乌9g　苍术12g　白芷6g　苦参6g　防风6g　胡麻6g　石楠藤6g　石连藤6g　僵蚕6g　细辛3g　穿山甲6g　黄柏6g　知母6g　白芍药6g　生地黄6g　牛膝6g　白术6g　木瓜6g　大风子6g　威灵仙6g　羌活6g　川乌3g　八角风6g　五加皮6g　紫荆皮6g　木香4.5g　薏苡仁9g

【用法】上件共为粗末，用好酒一坛，将药用绢袋之，悬于坛口，下用文武火煮一二时辰，取出放于湿泥去火毒，住二三日再服。每服加后末药入内饮之，量力而用。

【功效】养血祛风，除湿通络。

【适应症】痛风等诸般风气湿痹（风湿痹）。

【来源】《仁斋直指方论（附补遗）》第四卷历节风

乳香定痛丸

苍术（米泔浸）75g　五灵脂30g　草乌（去皮）75g　自然铜（火醋淬）30g　乳香23g　没药15g　羌活15g　当归尾15g　两头尖（去皮生用）7.5g

【用法】上为末，酒糊丸，小豆大。每服十五丸至二十丸，温酒下。

【功效】祛风行湿，活血疏筋。

【适应症】痛风等诸痹（风湿痹）。症见：风湿流注，骨节疼痛麻痹。

【来源】《古今医统大全》卷十一之痹证门

枇杷叶酒

用干净广口玻璃瓶1个，采集约40枚枇杷叶（最好是选用深绿色的枇杷叶），清酒2升（酒精度在30%左右）。把枇杷叶彻底洗净，刷掉叶子背面的细毛。把枇杷叶凉干后，剪或切成长为1~2cm的长方形或正方形；将剪或切好的枇杷叶放入宽口的玻璃瓶内，灌入清酒，密封放置在阴凉处1个月左右，用干净的纱布过滤后，放入玻璃瓶内，放入冰箱内保存待用。

【用法】①无症状的高尿酸血症期的患者，隔一天两次，早、晚餐时各喝一小杯（约30ml）枇杷叶酒。也可用冷开水稀释2~4倍后服用，可加入蜂蜜。1个月为1疗程。②急性关节炎期的患者，一天两次，早、晚餐时各喝一小杯（约30ml）枇杷叶酒。也可用冷开水稀释2~4倍后服用，可加入蜂蜜。同时用冷开水稀释2~3倍，倒在纱布上后直接涂抹于患部，每天3~4次；严重者用浸有稀释液的纱布敷于患部，再用薄膜将其包扎起来，然后入睡即可。一个星期后，隔一天两次，早、晚餐时各喝一小杯（约30ml）枇杷叶酒。1个月为1疗程。③慢性痛风期的患者，一天一次，晚餐时喝一小杯（约30ml）枇杷叶酒。也可用冷开水稀释2~4倍后服用，可加入蜂蜜。同时用冷开水稀释2~3倍，倒在纱布上后直接涂抹于患部，每天2~3次。1个月为1疗程。

【功效】化痰泄浊，通络止痛。

【适应症】**痛风（痰瘀蕴结）**

【疗效】以本酒治疗痛风患者28例各1个疗程，基本痊愈13例，有效14例，无效1例，总有效率为96.43%。

【来源】邓敏.枇杷叶治疗痛风28例.云南中医中药杂志，2006，27（3）：78.

乌龙丸

川乌18g（炮，去皮脐） 草乌7g（去皮） 地龙7g（去土）
乳香7g（另研） 没药7g（另研） 南星7g（炮）

【用法】上为细末，入另研药和匀，酒糊为丸，如梧桐子大，每服二十丸，空心用冷酒送下。

【功效】祛风散寒，化痰通络。

【适应症】**痛风（风寒痹夹痰）**。症见：筋挛腰脚沉重，或发赤肿，以及脚筋吊痛，上冲心腹，一切痛风走注，并皆治之。

【来源】《奇效良方》卷三十九之香港脚门（附论）

🪷 痛风冲剂三号

皂刺 10g　大黄 10g　透骨草 15g　鹿含草 30g　防己 10g　防风 10g　炙乳没各 10g

【用法】用开水适量，冲 50g，熏洗，浸泡患处。水冷后再加热熏洗之，日 2～3 次，每次半小时。

【功效】活血通脉，软坚化瘀，消肿止痛。

【适应症】**痛风（风湿夹瘀）**

【来源】路洁. 路志正教授论治痛风的学术思想. 浙江中医学院学报，2005，29（6）：30－31.

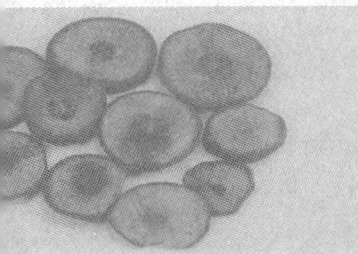

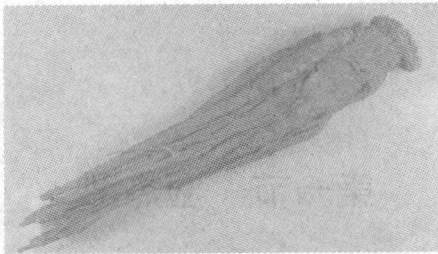

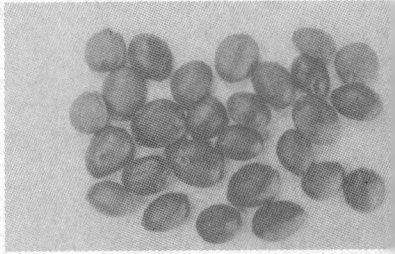

第二章

高尿酸血症验方

　　高尿酸血症是由于体内尿酸生成过多和（或）排泄过少所致。尿酸是身体内嘌呤代谢的产物。体内嘌呤来源有两种，内源性为自身合成或核酸降解，约占体内总尿酸量的80％；外源性为摄入嘌呤饮食，约占体内总尿酸量的20％。肾脏是尿酸排泄的重要器官，正常情况下，尿酸30％从肠道和胆道排泄，70％经肾脏排泄。如果肾肌酐清除率降低5％～20％，就可导致高尿酸血症。正常情况下，人体每天尿酸的产生和排泄基本上保持动态平衡，凡是影响血尿酸生成和（或）排泄的因素均可导致血尿酸水平增高。在正常嘌呤饮食状态下，非同日两次空腹血尿酸水平男性高于420mmol/L，女性高于360mmol/L，即称为高尿酸血症。5％～12％的高尿酸血症患者会发展为痛风。无症状高尿酸血症指患者仅有高尿酸血症（男性和女性血尿酸分别为>420mmol/L和360mmol/L）而无关节炎、痛风石、尿酸结石等临床症状。发病率在成年男性中占5％～7％。患者不曾有过痛风关节炎发作，只是查体时，偶然发现血中尿酸值偏高。本病患病率受多种因素的影响，与遗传、性别、年龄、生活方式、饮食习惯、药物治疗和经济发展程度等有关。根据近年各地高尿酸血症患病率的报道，目前我国约有高尿酸血症者1.2亿，约占总人口的10％，高发年龄为中老年男性和绝经后女性，但近年来有年轻化趋势。

第一节　湿热型

加味四妙散

苍术 10g　黄柏 10g　薏苡仁 30g　川牛膝 10g　茵陈 15g　土茯苓 30g　川草薢 15g　野菊花 10g　威灵仙 30g　野木瓜 15g　茯苓 15g　独活 15g　甘草 5g

【用法】水煎服，每日 1 剂。3 周为 1 个疗程。

【功效】健脾、利湿、泄浊、清热。

【适应症】高尿酸血症及急性痛风性关节炎（湿热蕴结型）。症见：发热、头重如裹、肢麻沉重、倦怠乏力、口黏或口苦、便溏不爽或大便不畅、溲赤；舌质红或淡红、边有齿印，舌苔黄腻，脉濡或脉滑或滑数等。

【疗效】以本方治疗高尿酸血症及急性痛风性关节炎（湿热蕴结型）30 例，痊愈 21 例，显效 4 例，有效 3 例，无效 2 例，总有效率 93.3%。

【来源】刘孟渊. 加味四妙散治疗高尿酸血症及急性痛风性关节炎的临床研究. 辽宁中医杂志，2011，38（4）：675-676.

尿酸清

熟地黄 10g　山茱萸 10g　淮山药 10g　茯苓 15g　丹皮 15g　生黄芪 15g　制苍术 15g　土茯苓 15g　草薢 10g　丹参 10g　忍冬藤 15g　牛膝 15g　荷叶 15g

【用法】水煎服，每天 2 次，每日 1 剂。20 天为 1 个疗程。

【功效】清热除湿，通络活血。

【适应症】高尿酸血症（湿热瘀阻型）。

【疗效】以本方治疗高尿酸血症（湿热瘀阻型）30 例患者中，痊愈 13 例，显效 9 例，有效 5 例，无效 3 例，总有效率 90.0%。

【来源】郑艳辉. 尿酸清治疗高尿酸血症 30 例临床研究. 江苏中医药，2011，43（10）：24-25.

当归拈痛汤加减

当归 15g 羌活 10g 防风 10g 升麻 10g 知母 15g 黄芩 10g

苍术 10g 白术 15g 葛根 15g 茵陈蒿 30g 苦参 10g 人参 10g 猪

苓 15g 泽泻 15g 甘草 6g

【用法】水煎服，每天 2 次，每日 1 剂。2 周为 1 个疗程。

【功效】清热除湿，通络活血。

【适应症】**高尿酸血症（湿热瘀阻型）**。

【临证加减】腰酸者加女贞子 30g、旱莲草 30g；舌苔黄腻者加黄柏 10g、薏苡仁 30g；情绪不畅者加柴胡 10g、白芍 15g。

【疗效】以本方治疗痛风性关节炎（湿热瘀阻型）42 例，临床治愈 9 例，显效 16 例，有效 14 例，无效 3 例，总有效率为 92.85%。

【来源】张黎群. 当归拈痛汤加减治疗高尿酸血症 42 例临床观察. 中医药导报，2011, 17（4）：609－610.

除湿化瘀方

土茯苓 15g 萆薢 15g 薏苡仁 10g 益母草 10g 金钱草 10g 车

前子 10g 丹参 10g 黄芪 10g 大黄 5g 甘草 5g

【用法】水煎服，每天 2 次，每日 1 剂。30 天为 1 个疗程。

【功效】补肾泄浊，利湿化瘀。

【适应症】**高尿酸血症（湿热瘀阻型）**。

【临证加减】热甚加忍冬藤 15g，连翘 10g，黄柏 10g；关节肿痛甚者加海桐皮 10g，姜黄 10g，威灵仙 10g，防己 10g，桑枝 15g。

【疗效】以本方治疗高尿酸血症（湿热瘀阻型）30 例，临床治愈 6 例，显效 20 例，有效 2 例，无效 2 例，有效率 93.3%。

【来源】谭宁，黄胜光，周汝云，等. 除湿化瘀方治疗高尿酸血症合并高三酰甘油血症临床观察. 中国中医药信息杂志，2010, 17（3）：9－10.

痛风十四味饮

土茯苓 40g 薏苡仁 20g 防己 20g 炒桃仁 20g 川芎 20g 萆薢

20g 黄柏 15g 红花 15g 苍术 15g 大黄 10g（后下） 牛膝 15g
猪苓 12g 泽泻 20g 白芍 15g

【用法】水煎服，每天 2 次，每日 1 剂。4 周为 1 个疗程。

【功效】清热泄浊，活血通络。

【适应症】**原发性高尿酸血症（湿热蕴结型）。**

【疗效】以本方治疗原发性高尿酸血症（湿热蕴结型），治疗组 30 例，显效 14 例，有效 12 例，无效 4 例，总有效率 86.67%。

【来源】周加军，刘彩欣，卫艳玲，等. 痛风十四味饮治疗原发性高尿酸血症 60 例. 陕西中医，2010，31（4）：421 – 422.

🪷 五苓散加味

泽泻 15g 茯苓 15g 白术 10g 桂枝 6g 车前子 15g 川草薢 30g
丹参 30g 大黄 6g

【用法】水煎服，每天 2 次，每日 1 剂。21 天为 1 个疗程。

【功效】健脾渗湿利水。

【适应症】**高尿酸血症（湿浊内蕴型）。** 症见：关节疼痛剧烈，红肿明显，扪之发热，痛不可触，屈伸不利，遇冷则舒，遇热则重。舌质红，苔黄腻，脉滑数。

【疗效】以本方治疗湿浊内蕴型高尿酸血症 45 例，痊愈 7 例，好转 43 例，无效 10 例，总有效率为 92.86%。

【来源】王玉明，张云云. 五苓散加味治疗高尿酸血症临床观察. 北京中医杂志，2003，22（1）：19.

🪷 泄浊通痹方

薏苡仁 30g 牛膝 10g 鸡血藤 13g 泽泻 13g 土茯苓 9g 秦皮 9g

【用法】以上药物按以上比例经煎煮、浓缩、干燥、粉碎制成颗粒剂，12g/袋，每次 1 袋口服，每日 2 次。

【功效】清热利湿，泄浊通络。

【适应症】**高尿酸血症（风湿郁热证）。**

【疗效】以本方治疗急性痛风性关节炎（风湿郁热证）41 例，显效 16 例，有效 19 例，无效 6 例，总有效率为 85.37%。

【来源】庞菲，王先敏，马俊，等．泄浊通痹方对高尿酸血症临床疗效观察．新疆中医药，2008，26（3）：15 – 16.

痛风灌肠方

生大黄（后下）15g　牡蛎 30g　茯苓 15g　泽泻 15g　木通 10g　白花蛇舌草 15g　野菊花 15g　当归 10g　丹参 15g　怀牛膝 15g　白术 15g　甘草 10g

【用法】水煎一次取汁 100ml 灌肠，每次保留 12 小时，每日 2 次，10 天为 1 个疗程，运用 2 个疗程。

【功效】清热利湿，祛风通络。

【适应症】**高尿酸血症（风湿热型）。**

【疗效】以本方治疗高尿酸血症 56 例，临床痊愈 35 例，显效 15 例，有效 4 例，无效 2 例，总有效率 96.4%。

【来源】思治兰，史桃芬．中药灌肠治疗高尿酸血症 56 例．中国民间疗法，2012，29（4）：17.

平胃散合五苓散

苍术 15g　白术 15g　川厚朴 6g　陈皮 6g　茯苓 15g　猪苓 10g　泽泻 10g　薏苡仁 20g　车前子 10g　鸡血藤 10g　威灵仙 10g　防风 10g　白茅根 10g　怀牛膝 15g　炒谷麦芽各 10g

【用法】水煎服，每天 2 次，每日 1 剂。3 周为 1 个疗程。

【功效】健脾化湿，利尿通痹。

【适应症】**高尿酸血症（风湿热痹证）。**

【疗效】以本方治疗高尿酸血症（风湿热痹证）36 例，痊愈 16 例，有效 17 例，无效 3 例，总有效率为 92.0%。

【来源】管寿明．平胃散合五苓散治疗高尿酸血症 36 例．现代中西医结合杂志，2008，17（5）：690.

🪷 除湿化瘀方

土茯苓15g 萆薢10g 薏苡仁10g 金钱草10g 丹参10g 黄芪10g 大黄10g 甘草5g

【用法】水煎服，每天2次，每日1剂。

【功效】清热利湿，祛风通络。

【适应症】高尿酸血症（风湿热痹型）。

【临证加减】湿热蕴结型加石膏、知母、忍冬藤；瘀热阻滞型加生地黄、赤芍药、延胡索；痰浊阻滞型加土茯苓、白术、山药。

【疗效】以本方治疗高尿酸血症（风湿热痹型）22例，临床痊愈2例，显效8例，有效6例，总有效率72.60%。

【来源】周汝云，温伟强，谭宁，等．除湿化瘀方治疗高尿酸血症22例临床观察．中西医结合，2009，38（4）：136－137.

🪷 四味痛风饮

车前子30g 蔓荆子15g 百合25g 蜂蜜（适量）

【用法】水煎服，每天2次，每日1剂。

【功效】清热利湿，祛风通络。

【适应症】高尿酸血症（风湿热证）。

【疗效】以本方治疗高尿酸血症（风湿热证）62例，有效55例，无效7例，总有效率为88.7%。

【来源】陈熙鸣，李亚秀，翁俊影．四味痛风饮治疗高尿酸血症疗效研究．中国当代医药，2010，17（18）：92－95.

🪷 玉山痛风饮2号

玉米须20g 山慈菇20g 土茯苓30g 金钱草30g 茵陈15g 猪苓10g

【用法】水煎服，每天2次，每日1剂。

【功效】清热利湿，祛风通络。

【适应症】高尿酸血症（风湿热证）。

【疗效】以本方治疗高尿酸血症（风湿热证）55 例，有效 54 例，无效 1 例，总有效率为 98.1%。

【来源】曾伟刚，周亮，肖延华. 玉山痛风饮 2 号治疗高尿酸血症 55 例. 山东中医杂志，2010，29（9）：607-608.

清热化浊降酸方

金银花 10g　蒲公英 15g　土茯苓 15g　熟大黄 20g　党参 15g　黄芪 20g　地龙 10g　甘草 10g　川牛膝 15g

【用法】水煎服，每天 2 次，每日 1 剂。2 月为 1 个疗程。

【功效】清热利湿，活血通络。

【适应症】**高尿酸血症（湿热瘀阻证）**。

【疗效】以本方治疗高尿酸血症（湿热瘀阻证），治疗组 31 例，降低血尿酸，碱化尿液，改善肾脏微循环，提高肾小球滤过功能，还可以改善血脂代谢，所有病例均有疗效，总有效率 100%。

【来源】王诗源. 清热化浊降酸方治疗高尿酸血症及控制痛风发生率的临床研究. 山东中医杂志，2012，31（10）：713-714.

苡仁双防散

薏苡仁 30g　土茯苓 20g　山慈菇 9g　泽泻 12g　杏仁 10g　益母草 30g　何首乌 20g　防风 9g　木防己 9g　紫苏叶 9g　草薢 15g　延胡索 10g　藿梗 10g　荷梗 15g　穿山甲珠 5g　苍术 10g

【用法】其中苡仁、土茯苓、山慈菇、泽泻、杏仁、益母草、何首乌用水提法制成水提液，并将其浓缩成稠膏；另将防风、木防己、苏叶、草薢、元胡、藿梗、荷梗、山甲、苍术粉碎成细粉，二者混合制成大颗粒，再经干燥，粉碎研成细粉，最后分装成胶囊，每粒 0.5g。1 次 4 粒，1 天 3 次，口服。疗程为 28 天。

【功效】清热解毒，化浊除湿，通络止痛。

【适应症】**高尿酸血症（湿热瘀阻型）**。

【疗效】以本方治疗高尿酸血症（湿热瘀阻型）30 例患者，临床痊愈 12 例，显效 7 例，有效 8 例，无效 3 例，总有效率为 90%。

【来源】张鹏凌，王玲玲，付丽珠，等．苡仁双防散治疗高尿酸血症临床研究．辽宁中医药大学学报，2011，13（3）：127－128.

🌸 泄浊除痹方

土茯苓35g　萆薢18g　山慈菇15g　王不留行18g　牛膝10g

【用法】水煎服，每天2次，每日1剂。疗程20天。

【功效】泄浊祛邪，化湿清热，活血化瘀。

【适应症】**高尿酸血症（湿热瘀阻型）。**

【疗效】以本方治疗高尿酸血症（湿热瘀阻型）28例患者中，治疗后所有患者血尿酸均有显著下降，总有效率100%。

【来源】张娴娴，孙维峰，徐伟．泄浊除痹方对高尿酸血症患者中医临床症状的影响．中医杂志，2011，52（22）：1926－1927.

🌸 泄浊除痹方

土茯苓35g　萆薢18g　山慈菇15g　王不留行10g　牛膝10g

【用法】上述5种药物颗粒按剂量配制为1剂，每日1剂，分2次服用。

【功效】清热泄浊，活血通络。

【适应症】**高尿酸血症（湿热瘀阻证）。**

【疗效】以本方治疗高尿酸血症（湿热瘀阻证）30例，显效14例，有效10例，无效4例，总有效率为85.71%。

【来源】张娴娴，孙维峰，徐伟，等．泄浊除痹方治疗高尿酸血症疗效及安全性评价．中国中西医结合杂志，2011，31（9）：1216－1217.

🌸 清热解毒、利湿泄浊方

白花蛇舌草15g　土茯苓30g　黄柏15g　车前草15g　秦艽12g
青风藤20g　僵蚕10g　白术15g　云苓20g

【用法】水煎服，每天2次，每日1剂。1个月为1个疗程。

【功效】清热解毒利湿泄浊。

【适应症】**高尿酸血症（湿热瘀阻型）。**

【疗效】以本方治疗高尿酸血症（湿热瘀阻型）30例，显效13例，有效

12 例，无效 5 例，总有效率为 83.3%。

【来源】孙守芳，曲庚汝，刘蔚．清热解毒、利湿泄浊方治疗高尿酸血症的临床观察．中国中医基础医学杂志，2012，18（1）：91.

清热利湿解毒通络方

土茯苓 50g　金钱草 50g　地龙 30g　大黄 10g　甘草 10g　牛膝 20g　黄柏 15g　苍术 15g

【用法】水煎服，每天 2 次，每日 1 剂。1 个月为 1 个疗程。

【功效】清热利湿，解毒通络。

【适应症】**高尿酸血症（湿热瘀阻型）。**

【疗效】以本方治疗高尿酸血症（湿热瘀阻型）50 例患者中，显效 12 例，有效 36 例，无效 2 例，总有效率 96.0%。

【来源】于清华，孙影．清热利湿解毒通络法治疗高尿酸血症患者 100 例．中国老年学杂志，2012，32：3754 - 3755.

利湿化浊方

土茯苓 45g　萆薢 30g　木瓜 15g　车前草 15g　桑枝 15g　虎杖 15g　威灵仙 15g　薏苡仁 30g　忍冬藤 15g　甘草 10g

【用法】水煎服，每天 2 次，每日 1 剂。

【功效】清热祛湿，通络除痹。

【适应症】**高尿酸血症（湿热痹阻症）。**

【疗效】以本方治疗高尿酸血症（湿热痹阻症）38 例，治愈 9 例，显效 16 例，好转 11 例，无效 2 例，总有效率为 94.73%。

【来源】陈黎明．利湿化浊方治疗高尿酸血症 38 例临床观察，2008，29（10）：10.

热痹消颗粒冲剂

萆薢 30g　黄柏 30g　土茯苓 30g　秦皮 20g　泽泻 20g

【用法】以上药物按以上比例经煎煮、浓缩、干燥、粉碎，制成颗粒剂，每包含生药量 60g/包，每次 1 包，每日 3 次，温开水冲服，治疗后 1 个月停药。

【功效】清热除湿止痛。

【适应症】**高尿酸血症（湿热内蕴证）**。症见：胸脘痞闷，困重乏力，体形肥胖，口干苦，纳差，尿中有细小结晶，舌胖苔白腻，脉缓或弦滑。

【疗效】以本方治疗原发性痛风56例，临床治愈9例，好转21例，无效10例，总有效率75.0%。

【来源】纪伟. 热痹消颗粒冲剂对原发性高尿酸血症的影响. 中国中西医结合杂志，2008，28（11）：1047-1048.

泽苓痛风饮

土茯苓15g　金钱草15g　玉米须15g　茵陈12g　蚕砂9g　秦艽9g　泽兰9g　百合9g

【用法】水煎服，每天2次，每日1剂，共服用28天。

【功效】清热除湿，养阴通络。

【适应症】**高尿酸血症（湿热内蕴证）**。

【疗效】以本方治疗原发性痛风33例，显效19例，有效7例，无效7例，总有效率为78.79%。

【来源】张明，王一飞，刘胜芬. 泽苓痛风饮治疗痛风性关节炎间歇期低排泄型高尿酸血症33例. 陕西中医，2008，29（8）：1000-1001.

补脾肾祛湿逐瘀汤

山茱萸10g　苍术15g　青皮10g　怀牛膝15g　薏苡仁30g　威灵仙10g　车前子10g　土茯苓15g　生黄芪30g　丹参20g　草薢10g

【用法】水煎服，每天2次，每日1剂，连续服药2疗程，3周为1疗程。

【功效】健脾益肾，祛湿逐瘀。

【适应症】**高尿酸血症（湿热瘀阻型）**。

【疗效】以本方治疗高尿酸血症（湿热瘀阻型）23例，痊愈10例，有效11例，无效2例，总有效率90%。

【来源】陈永强. 补脾肾祛湿逐瘀汤治疗高尿酸血症临床观察. 山东中医杂志，2009，28（3）：171-172.

自拟补脾肾祛湿逐瘀汤

山茱萸 10g　青皮 10g　威灵仙 10g　萆薢 10g　苍术 15g　怀牛膝 15g　土茯苓 15g　生黄芪 30g　薏苡仁 30g　丹参 20g

【用法】水煎服，每天 2 次，每日 1 剂，3 周为 1 疗程。

【功效】活血通络，清热利湿。

【适应症】**高尿酸血症（湿热瘀阻型）。**

【疗效】以本方治疗高尿酸血症 23 例，痊愈 10 例，有效 11 例，无效 2 例，总有效率 90%。

【来源】陈永强．自拟补脾肾祛湿逐瘀汤治疗高尿酸血症 23 例．浙江中医杂志，2009，44（2）：133 – 134.

自拟利湿泄浊方

苍术 15g　薏苡仁 20g　萆薢 15g　茯苓 15g　赤芍 15g　川芎 15g　柴胡 15g　当归 15g　丹皮 15g　郁金 15g

【用法】水煎服，每天 2 次，每日 1 剂。

【功效】清热泄浊，活血解毒。

【适应症】**高尿酸血症（湿热瘀阻型）。**

【疗效】以本方治疗高尿酸血症（湿热瘀阻型）22 例，显效 11 例，有效 9 例，无效 2 例，总有效率 90.91%。

【来源】陆莉君，程立，蒋雪峰，等．自拟利湿泄浊方治疗高尿酸血症 22 例疗效观察．中国中医急症，2009，18（11）：1794 – 1795.

第二节　寒湿型

温经散寒除湿方

当归 10g　桂枝 10g　威灵仙 15g　黄芪 15g　汉防己 10g　土茯苓 15g　薏苡仁 30g　苍术 10g　黄柏 10g　秦皮 30g

【用法】水煎服，每天2次，每日1剂。30天为1个疗程，共治疗2个疗程。

【功效】温经散寒，清利湿热。

【适应症】**原发性高尿酸血症（寒湿痹阻型）。**

【临证加减】兼有瘀热者，加川芎20g，秦艽10g，川牛膝10g；肝肾阴虚者，加羌活10g，独活10g，桑寄生15g，狗脊10g，龟甲10g等。

【疗效】以本方治疗急性痛风性关节炎（湿热瘀阻型）36例患者中，临床痊愈29例，好转6例，无效1例，总有效率为97.2%。

【来源】洪强，沈丕安.温经散寒除湿法治疗原发性高尿酸血症36例.上海中医药杂志，2011，45（9）：44-45.

第三节　正虚邪实型

健脾四妙汤

苍术10g　牛膝10g　薏苡仁15g　黄芪20g　桂枝10g　水蛭10g　皂角刺10g　柴胡9g　大黄6g

【用法】水煎服，每天2次，每日1剂。疗程为2个月。

【功效】滋补肝肾，益气养阴。

【适应症】**高尿酸血症（脾虚湿热夹瘀证）。**

【疗效】以本方治疗高尿酸血症128例，治愈102例，好转18例，无效8例，总有效率93.8%。

【来源】李俊.健脾四妙汤治疗高尿酸血症临床疗效分析.中医药导报，2010，16（5）：51-52.

四妙丸加味

黄柏15g　苍术15g　薏苡仁15g　牛膝15g　鸡血藤15g　党参20g　白芍20g　赤芍15g　杜仲15g　狗脊15g　木瓜15g　羌活15g　独活15g　白术15g　金钱草15g　威灵仙15g　甘草10g

【用法】水煎服，每天 2 次，每天 1 剂，15 天为 1 个疗程。

【功效】补肝肾，利水湿。

【适应症】**高尿酸血症（肝肾不足、湿热瘀阻）。**

【疗效】以本方治疗高尿酸血症（肝肾不足、湿热瘀阻）55 例患者中，显效 29 例，好转 22 例，无效 4 例，总有效率达 92.73%。

【来源】伍伟良，莫建平. 四妙丸加味治疗高尿酸血症 55 例疗效观察. 中国民康医学，2011，23（9）：1155－1156.

自拟降酸汤

土茯苓 50g　薏苡仁 30g　白术 18g　防己 10g　山药 30g　丹参 30g　怀牛膝 18g　桑寄生 18g　威灵仙 24g　百合 24g　葛根 24g　苍术 15g　郁金 18g　法半夏 12g　决明子 15g　甘草 6g

【用法】水煎服，每天 2 次，每日 1 剂。20 天为 1 个疗程，服用 3 个疗程。

【功效】健脾滋肾，活血通络，渗湿降浊。

【适应症】**高尿酸血症（脾肾亏虚，湿热瘀阻型）。**

【疗效】以本方治疗高尿酸血症（脾肾亏虚，湿热瘀阻型）56 例患者，痊愈 35 例，显效 15 例，有效 4 例，无效 2 例，总有效率 96.4%。

【来源】王树业. 中药治疗高尿酸血症 56 例. 河北中医，2011，32（2）：216.

自拟补肾泄浊汤

黄芪 30g　生地 15g　当归 12g　川芎 9g　威灵仙 15g　白术 12g　防己 12g　泽泻 12g　生薏苡仁 20g

【用法】水煎服，每天 2 次，每日 1 剂。20 天为 1 个疗程。

【功效】补肾泄浊、利湿化瘀。

【适应症】**高尿酸血症（肾虚湿热瘀阻型）。**

【临证加减】关节疼痛甚者加忍冬藤 20g；有结石者加金钱草 30g、海金砂 20g、鸡内金 15g；肾功能受损者加熟地 15g、山萸肉 15g。

【疗效】以本方治疗高尿酸血症（肾虚湿热瘀阻型）40 例患者中，显效 29 例，有效 9 例，无效 2 例，总有效率 95%。

【来源】 史本国, 隋玉萍. 自拟补肾泄浊汤治疗高尿酸血症及痛风 40 例. 中医药临床杂志, 2010, 22 (3): 232-233.

第四节　其他

祛湿化瘀通络方

薏苡仁20g　土茯苓10g　泽泻10g　牛膝10g　秦皮10g　鸡血藤10g

【用法】 水煎服, 每天2次, 每日1剂。共治疗42天。

【功效】 清热祛湿, 化瘀通络。

【适应症】 **高尿酸血症(痰瘀互阻证)**。症见: 胸闷口苦身热而沉, 关节走窜疼痛, 舌质红, 苔厚腻微黄, 脉弦数。

【疗效】 以本方治疗高尿酸血症(痰瘀互阻证)30例, 显效13例, 有效13例, 无效4例, 总有效率为86.7%。

【来源】 玉山江, 王先敏, 何芳. 祛湿化瘀通络方治疗高尿酸血症合并高脂血症的临床研究. 辽宁中医杂志, 2010, 37 (8): 1531-1532.

人参茯苓散

人参6g　赤茯苓15g　白术10g　甘草6g　泽泻10g　葛根15g　天花粉15g　桔梗8g　黄芩10g　山栀10g　大黄10g　寒水石15g　滑石15g　砂仁4g　薄荷8g

【用法】 水煎服, 每天2次, 每日1剂。

【功效】 滋补肝肾, 益气养阴。

【适应症】 **高尿酸血症(脾气虚证)**。

【临证加减】 气虚明显者倍人参、白术; 有肢端麻木者加鸡血藤15g、地龙15g、牛膝10g; 关节疼痛者加豨莶草15g、海风藤15g。

【疗效】 以本方治疗高尿酸血症(脾气虚证)48例, 痊愈16例, 显效15例, 有效9例, 无效8例, 总有效率83.3%。

【来源】李秀英. 人参茯苓散加减治疗 2 型糖尿病高尿酸血症 48 例临床观察. 中医药导报, 2010, 16 (6): 45-46.

加味萆薢分清饮

川萆薢 15g　益智仁 15g　石菖蒲 10g　乌药 10g　泽泻 10g　茯苓 15g　山萸肉 15g　桂枝 4g　女贞子 15g

【用法】水煎服, 每天 2 次, 每日 1 剂。6 周为 1 疗程。

【功效】除湿活血通络。

【适应症】高尿酸血症(湿浊内蕴型)。

【疗效】以本方治疗高尿酸血症 25 例, 治愈 13 例, 好转 10 例, 未愈 2 例, 总有效率为 92.0%。

【来源】刘淦新. 加味萆薢分清饮治疗高尿酸血症 25 例. 光明中医, 2011, 26 (5): 957-958.

金线莲胶囊

金线莲

【用法】上药物干燥、粉碎, 装胶囊, 0.5g/粒。每次 3 粒, 2 次/天。

【功效】健脾、泄浊、止痛。

【适应症】高尿酸血症(湿浊内盛型)。

【疗效】以本方治疗原发性痛风(湿浊内盛型)36 例, 治愈 20 例, 有效 12 例, 无效 4 例, 总有效率 88.89%。

【来源】陈学香, 夏向南, 张丹奋, 等. 金线莲胶囊治疗高龄老年人高尿酸血症 36 例. 东南国防医药, 2010, 12 (4): 331-332.

郁金平脂颗粒

郁金 10g　丹参 10g　虎杖 10g　白术 10g　泽泻 10g　大黄 6g

【用法】每日 1 剂, 沸水冲, 分 2 次服用。20 天为 1 个疗程, 观察 3 个疗程。

【功效】活血化瘀, 化痰除湿。

【适应症】高尿酸血症(痰湿瘀阻型)。

【疗效】以本方治疗血脂异常伴高尿酸血症（痰湿瘀阻型）50 例患者，总有效率 92%。

【来源】王运强，康根超，张文科，等．郁金平脂颗粒治疗血脂异常伴高尿酸血症疗效观察．中国中医基础医学杂志，2011，17（2）：223.

🪷 祛湿化瘀通络方

薏苡仁 30g　土茯苓 15g　鸡血藤 10g　泽泻 10g　秦皮 10g　牛膝 10g

【用法】水煎服，每天 2 次，每日 1 剂，45 天为 1 个疗程，共使用 2 个疗程。

【功效】祛湿化瘀，通络止痛。

【适应症】**高尿酸血症（痰瘀互阻证）**。症见：关节疼痛，急躁易怒，肌肤麻木不仁，舌质暗红苔薄腻，脉弦滑。

【疗效】以本方治疗高尿酸血症（痰瘀互阻证）30 例，临床显效 17 例，临床有效 11 例，无效 2 例，总有效率 93.34%。

【来源】玉山江，艾克木，郑艳丽，等．祛湿化瘀通络方治疗高尿酸血症合并糖尿病的相关性研究．中国中医基础医学杂志，2010，16（6）：505－506.

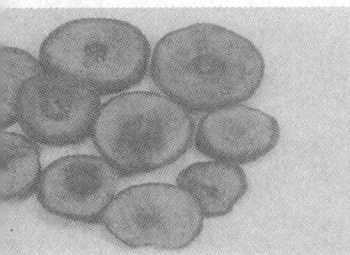

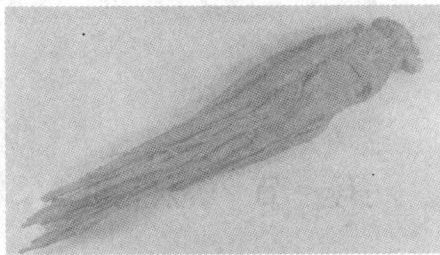

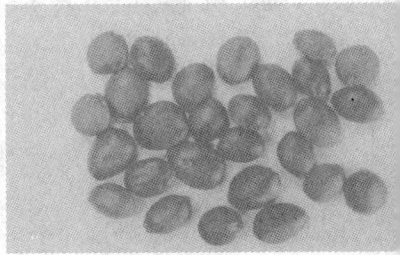

痛风性关节炎验方

痛风性关节炎是嘌呤代谢障碍、血尿酸增高所致反复发作的关节炎症。尿酸盐沉积于关节、关节周围组织和皮下组织，引起关节炎的反复发作，有急性红、肿、剧痛，逐渐产生骨与关节破坏、畸形、关节强直和功能障碍。

痛风性关节炎病程有3个阶段，分别为急性期、慢性期及间歇期。急性发作期的特点：常于夜间突然发作，多首发于第一跖趾关节，其他关节趾、拇指、掌指关节、踝、腕、膝、肩等也可发生。疼痛剧烈，于数小时内达高峰，明显肿胀发红，压痛明显，功能障碍。可伴有发热，高达38~39℃及乏力、厌食、头痛等症状。经1~2周后症状缓解。慢性关节炎期的特点：关节炎频繁发作，间歇期变短、关节肿胀、关节骨端破坏和增生而致畸形。于耳廓或关节等部位出现痛风石，位于皮下，呈淡黄色之结节。痛风石破溃时可流出石灰状物，窦道难以愈合，可继发化脓性感染。约10%~20%病人发生尿酸盐结石，并可引起血尿、肾绞痛症状，也可发生高血压、冠心病等并发症。间歇期：可无任何症状，可持续数月或数年不等，但常在饮酒、暴食、疲劳、创伤或精神刺激后诱发关节炎发作。

中医认为，痛风性关节炎急性期偏于实证，证型多为风湿热型、寒湿瘀阻型、湿热瘀阻型、正虚邪实型等，但以湿热瘀阻证最为常见；慢性期有偏于正虚为主，兼以邪实，也有偏于实证为主的，证型多为风寒湿型、风湿热型、寒湿瘀阻型、湿热瘀阻型、正虚邪实型，其中以正虚邪实证最为常见；间隙期多见正虚邪实证。其治疗原则为急则治标，缓则治本。发作时除辨证论治外，尚需宣痹止痛。

第一节　急性期

一、风湿热型

❀ 丹溪痛风方

胆南星（姜制）12g　苍术（制）12g　黄柏（酒炒）12g　川芎
6g　神曲（炒）6g　桃仁6g　威灵仙（酒拌）6g　羌活6g　防己6g
白芷3g　桂枝3g　红花（酒洗）3g　龙胆草1.5g

【用法】水煎服，每天2次，每日1剂。14天为1个疗程。

【功效】清热利湿，祛风通络。

【适应症】**急性痛风性关节炎（风湿热痹型）**。症见：关节红肿热痛，发病急骤，病及一处或多个关节，发热，恶风，口渴，烦闷不安，或头痛汗出，小便短黄，舌红，苔黄，脉弦滑数。

【疗效】以本方治疗急性痛风性关节炎（风湿热症）32例，临床缓解8例，显效10例，有效12例，无效2例，总有效率93.75%。

【来源】施仁潮，叶新苗，陈钦，等. 丹溪痛风方治疗痛风32例观察研究. 中国现代医生，2011，49（25）：109-110.

❀ 三妙散合白虎汤加减

生石膏50g　赤芍25g　山慈菇、忍冬藤、连翘各20g　知母、防己、桑枝、秦艽、木瓜、黄柏、苍术、川牛膝各15g

【用法】将药物水煎外洗，将煎好的药液倒入足浴器中加热，设定温度39℃，同时予振动、按摩、磁疗恒温循环冲浪，足底搓脚按摩每次30分钟，每日1次，疗程1周。

【功效】清热利湿，祛风通络。

【适应症】**急性痛风性关节炎（风湿热型）**。

【疗效】以本方治疗急性痛风性关节炎（风湿热型）60例患者中，疼痛症状及住院天数均明显减少。

【来源】万晓燕．三妙散与白虎汤加味足浴配合西药治疗急性痛风性关节炎疗效观察．陕西中医，2012，33（8）：1005－1006.

❀ 白虎加桂枝汤合四妙散

石膏30g　知母20g　桂枝15g　牛膝15g　粳米10g　苍术10g
黄柏10g　薏苡仁10g　甘草6g

【用法】水煎服，每天2次，每日1剂，7天为1疗程。

【功效】清热祛湿，通络除痹。

【适应症】**急性痛风性关节炎（风湿郁热型）。**

【疗效】以本方治疗急性痛风性关节炎（风湿郁热型）30例，治愈7例，显效16例，有效5例，无效2例，总有效率为93.3%。

【来源】邱复亮．白虎加桂枝汤合四妙散治疗风湿郁热型急性痛风性关节炎30例．浙江中医杂志，2013，48（1）：46.

❀ 萆薢渗湿汤加减

川萆薢30g　薏苡仁15g　黄柏15g　牡丹皮10g　茯苓10g　泽泻
10g　滑石15g　通草6g

【用法】水煎服，每天2次，每日1剂。

【功效】清热利湿，祛风通络。

【适应症】**急性痛风性关节炎（风湿热症）。**

【临证加减】湿热蕴结型加石膏、知母、忍冬藤；瘀热阻滞型加生地黄、赤芍药、延胡索；痰浊阻滞型加土茯苓、白术、山药。

【疗效】以本方治疗急性痛风性关节炎（风湿热症）30例，临床痊愈15例，显效8例，有效5例，无效2例，总有效率为93.3%。

【来源】瞿佶，吴弢，高翔．萆薢渗湿汤加减治疗急性痛风性关节炎30例．上海中医药杂志，2009，43（3）：34－35.

❀ 萆薢渗湿汤加减

银花30g　连翘30g　蒲公英30g　紫花地丁30g　玄参30g　石膏
30g　知母12g　制乳香12g　制没药12g　桂枝12g　丹参30g　当归

12g　秦艽 30g　甘草 6g

【用法】水煎服，每天 2 次，每日 1 剂，1 个月为 1 个疗程。

【功效】清热利湿，祛风通络。

【适应症】**急性痛风性关节炎（风湿热症）。**

【疗效】以本方治疗急性痛风性关节炎（风湿热症）30 例，治愈 37 例，显效 41 例，有效 5 例，无效 6 例，总有效率 93.3%。

【来源】朱红梅，郭士全，郝传传．"解毒化瘀汤"治疗痛风性关节炎 90 例临床观察．江苏中医药，2009，42（11）：45 - 46．

🪷 身痛逐瘀汤

当归 15g　桃仁 15g　牛膝 15g　川芎 6g　秦艽 6g　羌活 6g　香附 6g　红花 10g　没药 10g　五灵脂 10g　地龙 10g　甘草 10g

【用法】水煎服，每天 2 次，每日 1 剂。

【功效】清热泄浊，活血解毒。

【适应症】**急性痛风性关节炎（风湿热症）。**

【临证加减】气虚者加黄芪 15g、党参 15g；风甚者加防风 15g、威灵仙 20g；寒甚者加川乌 10g、细辛 3g；湿甚者加茯苓 15g、薏苡仁 20g；病在上肢加桂枝 6g、桑枝 10g；病在腰腿加桑寄生 15g、川续断 15g、狗脊 15g；病在项背加葛根 15g；关节僵直，骨节畸形加蜂房 10g、乌梢蛇 10g、全蝎 1 条、穿山甲 10g；热痹皮肤红斑去秦艽、羌活、川芎，加金银花 10g、苍术 15g、黄柏 15g；湿热阻痹心络心痹者，去牛膝、秦艽、羌活、川芎，加川黄连 10g、金银花 15g、郁金 10g。

【疗效】以本方治疗急性痛风性关节炎（风湿热症）64 例，其中痊愈 24 例，显效 20 例，有效 14 例，无效 6 例，有效率为 90.6%。

【来源】郭丰存．身痛逐瘀汤治疗痹症 64 例．河南中医，2009，29（8）：811．

🪷 白虎加桂枝汤

知母 10g　生石膏 30g　怀山药 20g　甘草 6g　桂枝 10g

【用法】水煎服，每天 2 次，每日 1 剂。21 天为 1 个疗程。

【功效】清热利湿、祛风通络。

【适应症】痛风性关节炎急性发作期（风湿热证）。

【临证加减】热甚加忍冬藤 15g，连翘 10g，黄柏 10g；关节肿痛甚加海桐皮 10g，姜黄 10g，威灵仙 10g，防己 10g，桑枝 15g。

【疗效】以本方治疗痛风性关节炎急性发作期（风湿热症）46 例，临床治愈 30 例，好转 12 例，无效 4 例，有效率 91.30%。

【来源】罗树梅. 白虎加桂枝汤治疗痛风性关节炎急性发作临床观察. 光明中医，2010，25（7）：1173.

痛风肿痛宁

黄柏 10g　栀子 6g　土茯苓 10g　草薢 10g　地龙 10g　秦艽 10g　车前子 15g　防己 10g　薏苡仁 15g　赤芍 10g　生大黄 6g（后下）黄芪 15g　生地 15g　川牛膝 15g

【用法】水煎服，每天 2 次，每日 1 剂。7 天为 1 个疗程，连续观察 2 个疗程。

【功效】清热除湿，祛风通络。

【适应症】急性痛风性关节炎（风湿热痹）

【疗效】以本方治疗痛风性关节炎急性发作 60 例，治愈 40 例，有效 18 例，无效 2 例。总有效率 97%。

【来源】谭晴心. 痛风肿痛宁治疗痛风性关节炎急性发作 60 例临床观察. 现代中西医结合杂志，2005，14（10）：1305－1306.

白虎加苍术汤加减方

石膏（先煎）40g　知母 10g　苍术 15g　生甘草 10g　羌活 10g　独活 10g　鸭跖草 40g　赤芍 15g　防己 10g　西河柳 20g　牛膝 20g

【用法】水煎服，每天 2 次，每日 1 剂。7 天为 1 个疗程。

【功效】清热利湿，祛风通络。

【适应症】痛风性关节炎急性发作期（风湿郁热胶结型）。症见：关节剧烈疼痛，红肿明显，扪之发热，痛不可触，屈伸不利，得冷则舒，遇热则剧，舌红，苔薄黄，脉浮数。

【临证加减】伴全身发热、口渴、咽喉疼痛者，加金银花、连翘、黄柏；

伴出汗多者,加生地黄、当归。

【疗效】以本方治疗风湿郁热胶结型痛风性关节炎 64 例,痊愈 0 例,好转 64 例,无效 0 例,总有效率为 100%。

【来源】胡建岳,章明. 白虎加苍术汤加减合用四黄散外敷治疗急性期痛风性关节炎 64 例. 浙江中医学院学报,2000,24(3):30.

🪷 痛风宁饮配合金黄散

痛风宁饮:黄柏 18g 苍术 15g 苡仁 30g 土茯苓 30g 威灵仙 30g 秦艽 15g 木通 15g 桂枝 12g 当归 12g 赤芍 12g 生地 12g 桃仁 10g

金黄散:《医宗金鉴》方,大黄、黄柏、姜黄、白芷各 2500g,南星、陈皮、苍术、厚朴、甘草各 1000g,天花粉 5000g。

【用法】痛风宁饮:每日 1 剂,连煎 2 次,取药汁约 500ml,分早、中、晚服。

【功效】清热利湿,祛风通络。

【适应症】**急性痛风性关节炎(风湿热痹)**

金黄散:上药研细末,适量加鸭蛋清或蜂蜜调制成膏敷患处,每日 1 次。

【疗效】以本方治疗急性痛风性关节炎 30 例,治愈 23 例,好转 6 例,无效 1 例,治愈率 76.67%。

【来源】毛毅. 中药内服外敷治疗急性痛风性关节炎 30 例. 四川中医,2005,23(7):68-69.

🪷 四妙丸加味

薏苡仁 30g 苍术 10g 没药 10g 牛膝 15g 络石藤 10g 黄柏 10g 当归尾 15g 蚕砂 15g 六一散 10g 车前草 10g 忍冬藤 30g 蒲公英 30g

【用法】水煎服,每天 2 次,每日 1 剂。

【功效】清热祛风,通络除痹。

【适应症】**急性痛风性关节炎(风湿热型)**。症见:关节突然红肿热痛,关节功能受限,食欲不振,口干不欲饮,尿黄或便秘,舌质有紫气,苔厚腻或黄腻，脉象弦滑或滑数。

【临证加减】病发下肢者，加川牛膝 10g；病发上肢者，加威灵仙 10g；伴有血尿者，选加小蓟、石韦、瞿麦。

【疗效】以本方治疗风湿热型痛风性关节炎 34 例，临床治愈 26 例，占76.5%；显效 8 例，占 23.5%。

【来源】倪毓生．四妙丸加味治疗急性痛风性关节炎 34 例［J］．江苏中医，1988，09：20－21。

白虎加桂枝汤

知母 10g　木瓜 10g　苍术 10g　防风 10g　石膏 30g　粳米 30g
桂枝 30g　桑枝 30g　土茯苓 30g　炙甘草 5g

【用法】每日 1 剂，连煎 2 次，取汁 300ml，分早晚服。10 天为 1 个疗程。

【功效】清热通络，调和营卫。

【适应症】**急性痛风性关节炎（风湿热型）**。症见：肢节红肿热痛，关节肿痛畸形，皮下痰核，尿中有小砂石，血尿酸增高。舌红苔黄腻，脉弦数。

【临证加减】热盛者，加忍冬藤 30g、栀子 10g；湿重者，加车前子 30g、汉防己 10g；关节痛甚者，加地龙 10g、威灵仙 30g；痰瘀互结者，加山慈菇30g、穿山甲 10g；尿内有砂石者，加石韦 30g、冬葵子 10g。

【疗效】以本方治疗风湿热型急性痛风 30 例，临床痊愈 16 例，显效 5例，有效 5 例，无效 2 例，总有效率 93.33%。

【来源】宋俊．白虎加桂枝汤加减治疗急性痛风 30 例体会．中医药导报，2005，11（12）：27。

秦蜂汤合消炎止痛膏

①内服秦蜂汤：药用秦皮 12g　蜂房 12g　蚕砂 12g　威灵仙 12g
山慈菇 30g　黄柏 10g　苍术 12g　牛膝 15g　木通 9g　徐长卿 15g　连翘 15g　当归 15g　桂枝 6g

【用法】①秦蜂汤：水煎服，每天 2 次，每日 1 剂。7 天为 1 个疗程。

【功效】祛风除湿，清热化瘀。

【适应症】**急性痛风性关节炎（风湿热夹瘀）**。

【临证加减】湿热型，加竹沥10g、半夏12g、夏枯草10g、知母12g；湿瘀型，加丹参20g、赤芍15g；湿毒型，加白花蛇舌草30g、蒲公英15g；瘀毒型，加制大黄10g、七叶一枝花30g。

②外用消炎止痛膏：由大黄、黄芩、黄柏、玄明粉、栀子加凡士林熬制而成。

②消炎止痛膏：1天1贴，外敷患处，治疗期间禁酒、多喝水，忌食高嘌呤食物等，同时要注意休息，避免受凉。7天为1个疗程。

【疗效】以本方治疗急性痛风性关节炎73例，治愈64例，显效6例，有效2例，无效1例，总有效率98.6%。

【来源】黄建华.秦蜂汤合消炎止痛膏治疗急性痛风性关节炎的临床研究.中医正骨，2007，19（5）：7–8、10.

青风汤合水调散

①内服青风汤：青风藤20g　秦艽20g　泽泻50g　萆薢30g　黄柏10g　白术15g　当归15g　僵蚕9g

【用法】①青风汤：头煎加水约500ml，先泡20分钟，武火煮沸后，改小火再煮沸30分钟，取液约200ml；二煎，加水约400ml，武火煮沸后，改小火再煮沸30分钟，取液约200ml；两煎药汁混合后，分成2份。口服（温服），每天2次，每日1剂。21天为1个疗程。

②水调散：涂于纱布上外敷患处，每日换药数次。

【功效】祛风除湿，通络止痛。

【适应症】急性痛风性关节炎（风湿夹瘀热）。

【临证加减】脾虚湿盛者，加党参15g、茯苓30g、鸡内金10g；湿热阻滞者，加竹茹10g、连翘10g、车前子10g；痰瘀阻络者，加半夏10g、丹参35g、红花10g。

②外敷水调散：黄柏、煅石膏等量，研细末，加水适量调成糊状。

【疗效】脾虚湿盛型18例中，完全恢复8例，有效10例，无效0例；湿热阻滞型38例中，完全恢复14例，有效23例，无效1例；痰瘀阻络型8例中，完全恢复2例，有效4例，无效2例。总有效率为95.3%。

【来源】周仲羽.青风汤和水调散辨治急性痛风性关节炎64例.辽宁中医杂志，

2007, 33 (2): 188.

虎杖痛风颗粒（痛风Ⅰ号冲剂）

虎杖 15g　羌活 12g　全当归 12g　茵陈 10g　黄柏 10g　苍术 10g
茯苓 15g　川牛膝 10g　猪苓 15g　泽泻 15g

【用法】以上药物按以上比例经煎煮、浓缩、干燥、粉碎制成颗粒剂，12g/袋，每次 1 袋口服，每日 2 次。

【功效】清热利湿、祛风通络。

【适应症】**急性痛风性关节炎（风湿郁热证）**。症见：关节红肿热痛，发病较急，伴有发热，汗出不解，口渴喜饮，心烦不安，小便黄，舌质红，脉滑数。

【疗效】以本方治疗急性痛风性关节炎（风湿郁热证）40 例，痊愈 17 例，显效 18 例，有效 1 例，无效 4 例，总有效率为 87.5%。

【来源】张明，朱周，王一飞. 虎杖痛风颗粒治疗急性痛风性关节炎临床观察. 上海中医药杂志，2008，42 (6): 16–18.

丹七止痛膏

三七 20g　丹参 30g　乳香 20g　没药 20g　川芎 20g　冰片 20g

【用法】上药研成粉末，加熟凡士林制成膏状，装盒备用。敷药前将局部清洗干净，取丹七止痛膏 1 盒，用棉签取药膏敷于肿痛的关节处，药膏敷盖的范围要大于红肿范围，再用纱布包扎，固定 24 小时后揭除，并清洗局部，观察皮肤有无红疹，瘙痒，再敷。6 次为 1 个疗程。

【功效】清热利湿、祛风通络。

【适应症】**痛风性关节炎急性发作期（风湿热症）**。

【疗效】以本方治疗痛风性关节炎急性发作期（风湿热症）60 例，临床治愈 34 例，好转 22 例，无效 4 例，有效率 93.3%。

【来源】耿玉珍. 丹七止痛膏外敷辅助治疗痛风效果观察及护理. 中国实用医药，2011，6 (7): 215–216.

二、寒湿瘀阻型

❀ 平痛汤

麻黄 6g　细辛 10g　制川乌 10g　制草乌 10g　生黄芪 30g　当归 12g　熟地黄 12g　白芍 12g　甘草 10g　汉防己 15g　白术 12g

【用法】水煎服，每天 2 次，每日 1 剂。14 天为 1 个疗程。

【功效】散寒除湿、通络除痹。

【适应症】**痛风性关节炎（寒湿型）**。症见：关节肿痛，屈伸不利，痛处不红，触之不热，天气阴雨、遇寒加重，昼轻夜重，舌苔薄白，脉弦紧。

【临证加减】若上肢疼痛者，加桂枝 10g；下肢疼痛者，加怀牛膝 12g；关节肿甚者，加白芥子 10g；腰膝酸软者，加桑寄生 30g。

【疗效】以本方治疗寒湿型痛风性关节炎 45 例，痊愈 20 例，好转 22 例，无效 3 例，总有效率为 93.33%。

【来源】要武，李润琴 . 平痛汤治疗急性痛风性关节炎 45 例 . 河南中医，2003，23（2）：35.

三、湿热瘀阻型

❀ 清热化瘀通络方

忍冬藤 15g　络石藤 15g　黄芩 10g　土茯苓 20g　知母 15g　紫草 15g　益母草 15g　丹皮 15g　川牛膝 10g　吴茱萸 10g　草薢 15g　白术 15g　苍术 15g

【用法】水煎服，每天 2 次，每日 1 剂。

【功效】清热泄浊，祛瘀通络。

【适应症】**急性痛风性关节炎（湿热血瘀证）**。症见：关节处红肿热痛，或皮色紫暗，夜间痛甚，口中粘腻，口酸口臭，口舌生疮或面部疔疖，胸闷呕恶，胃脘满闷、嗳气酸腐，大便粘腻不爽，小便淋漓涩痛。舌质红，苔厚腻，脉弦滑数或弦涩。

【疗效】以本方治疗急性痛风性关节炎（湿热血瘀证）24 例，显效 5 例，有效 16 例，无效 3 例，总有效率为 87.5%。

【来源】王笑青，张永红，王玉丽. 清热化瘀通络方治疗急性痛风性关节炎 24 例. 中医临床研究，2011，23（3）：70 – 72.

清热养阴除湿汤

金银花 10g　连翘 10g　半枝莲 15g　虎杖 10g　土茯苓 20g　白鲜皮 10g　生地黄 10g　桂枝 5g　川乌 3g

【用法】上药加冷水 500ml，先浸泡 30 分钟，再用文火煎煮 20 分钟，取汁约 250ml，待药汁凉后内服，每日 1 剂，水煎分 2 次早、晚饭后 30 分钟服用。第 3 煎泡洗。

【功效】清热解毒，化浊除湿，通络止痛。

【适应症】**痛风性关节炎急性期（湿热瘀阻型）。**

【临证加减】热重加生石膏、知母；湿重加黄柏、苍术；痛甚加大黄、片姜黄。

【疗效】以本方治疗痛风急性期 40 例患者中，显效 13 例，有效 22 例，无效 5 例，总有效率 87.5%。

【来源】董宏生，陈誩，王玉明，等. 清热养阴除湿汤治疗痛风急性期. 中国实验方剂学杂志，2011，17（16）：271 – 272.

祛瘀清热汤

当归片、桃仁、泽兰、地龙、泽泻各 10g　车前子、秦艽、益母草、白茅根各 12g　薏苡仁 20g

【用法】水煎服，每天 2 次，每日 1 剂。

【功效】化瘀通络止痛，清热化湿消肿。

【适应症】**急性痛风性关节炎（湿热瘀阻型）。**

【疗效】以本方治疗急性痛风性关节炎（湿热瘀阻型）60 例，临床痊愈 22 例，显效 29 例，有效 7 例，无效 2 例，总有效率为 96.7%。

【来源】钟秋生，周光辉，钟婉洪，等. 祛瘀清热汤治疗急性痛风疗效观察. 陕西中医，2011，32（12）：1608 – 1609.

🪷 通痹汤加减

赤芍、薏苡仁、当归各15g 桂枝、知母、忍冬藤、络石藤、防己、苍术、黄柏、川牛膝、川芎各10g 地龙、炙甘草各5g

【用法】水煎服，每天2次，每日1剂，以7天为1疗程，最多4个疗程。

【功效】清热解毒，化浊除湿，通络止痛。

【适应症】**痛风性关节炎急性期（湿热瘀阻型）。**

【临证加减】热毒炽盛者，症见局部焮红肿痛、口干口苦尿赤、烦热不宁可酌加黄连、金银花、连翘、淡竹叶以清热解毒除烦；湿重于热者，症见局部关节拘挛，屈伸不利，可酌加丝瓜络、宣木瓜、威灵仙、蚕沙、海桐皮以祛风除湿通络；日久痰瘀阻络者，症见局部红赤不甚，但肿胀刺痛明显，活动受限，可酌加桃仁、红花、丹皮、胆南星、虎杖、姜黄以化痰祛瘀通络。

【疗效】以本方加减治疗顽固性痛风40例患者，临床治愈27例，好转10例，无效3例，总有效率92.5%。

【来源】强智勇.通痹汤加减治疗顽固性痛风40例.陕西中医，2011，32（12）：1605-1606.

🪷 痛风平汤

酒大黄15g 土鳖虫10g 地丁20g 土茯苓20g 萆薢20g 车前子20g 秦艽15g 青风藤20g 黄柏10g

【用法】水煎服，每天2次，每日1剂。7天为1个疗程。

【功效】清热解毒，泄浊化瘀。

【适应症】**痛风性关节炎亚急性期（热浊毒痹阻型）。**症见：关节红肿热痛，急性发病，昼轻夜重，如刀割难忍，伴疲乏无力，或发热，口渴，舌质红，苔黄腻，脉弦滑。

【疗效】以本方治疗热浊毒痹阻痛风性关节炎30例，痊愈11例，好转17例，无效2例，总有效率为93.33%。

【来源】周乃玉，解国华.痛风平汤治疗痛风性关节炎亚急性期临床观察.北京中医，2002，21（1）：3.

痛风方

土茯苓45g 萆薢30g 薏苡仁30g 威灵仙30g 泽兰20g 泽泻20g 秦艽15g 赤芍药30g 桃仁20g 地龙20g 炙僵蚕15g 炙蜂房15g 元胡20g

【用法】水煎服，每天2次，每日1剂。疗程1周。

【功效】清热除湿，祛风通络，活血化瘀。

【适应症】**急性痛风性关节炎（湿热瘀阻型）。**

【疗效】以本方治疗急性痛风性关节炎（湿热瘀阻型）30例患者，痊愈8例，显效6例，无效1例，显效率为93.3%。

【来源】黄永凯，吕新亮. 中药治疗湿热型急性痛风性关节炎30例临床报道. 武警医学院学报，2011，20（2）：135 - 137.

自拟加味四妙散

黄柏12g 苍术10g 薏苡仁10g 怀牛膝10g 黄芪12g 秦艽10g 防己10g 车前子20g 木瓜15g 丹参10g 赤芍20g

【用法】水煎服，每天2次，每日1剂。

【功效】清热除湿，祛风通络，活血化瘀。

【适应症】**急性痛风性关节炎（湿热瘀阻型）。**

【疗效】以本方治疗急性痛风性关节炎（湿热瘀阻型）41例患者，治愈22例，占53.66%；好转16例，占39.02%；无效3例，占7.32%，治疗总有效率为92.68%。

【来源】王莉娟. 自拟加味四妙散治疗急性痛风关节炎41例. 医学信息，2011，9：4959.

清热毓亏血汤

黄柏10g 苍术10g 川牛膝15g 薏苡仁30g 萆薢15g 赤芍10g 丹皮10g 丹参15g 车前子15g 防己10g 土茯苓15g 秦艽10g 银花藤15g 生地15g

【用法】水煎服，每天2次，每日1剂。2周为1个疗程。

【功效】清热除湿活血止痛。

【适应症】**急性痛风性关节炎（湿热瘀阻型）。**

【疗效】以本方治疗急性痛风性关节炎（湿热瘀阻型）45 例，临床治愈 19 例，显效 20 例，有效 5 例，无效 1 例，总有效率为 97.78%。

【来源】陈海宏，苏培基，伍中庆．清热活血汤治疗急性痛风性关节炎临床观察．中医临床研究，2012，4（2）：10 – 11.

痛风汤

生石膏 30g 知母 10g 赤芍 20g 忍冬藤 30g 薏苡仁 30g 全蝎 5g 车前草 15g 土茯苓 30g 甘草 10g

【用法】水煎服，每天 2 次，每日 1 剂。7 天为 1 个疗程。

【功效】清热利湿解毒，活血通络止痛。

【适应症】**急性痛风性关节炎（湿热瘀阻型）。**

【疗效】以本方治疗痛风性关节炎急性发作期（风湿热症）32 例，显效 20 例，好转 10 例，无效 2 例，有效率 93.75%。

【来源】丁平．痛风汤治疗急性痛风性关节炎的临床疗效分析．中医临床研究，2012，4（17）：215 – 216.

清热泄浊化瘀方

土茯苓 20g 草薢 15g 丹参 15g 薏苡仁 15g 牛膝 10g 车前草 15g 大黄 15g 威灵仙 15g 忍冬藤 10g 白术 10g 乳香 15g 没药 15g

【用法】水煎服，每天 2 次，每日 1 剂。同时嘱受试者低嘌呤饮食、多饮水。

【功效】清热泄浊，活血通络。

【适应症】**急性痛风性关节炎（湿热瘀阻症）。**

【疗效】以本方治疗原发性痛风 42 例，临床显效 31 例，临床有效 8 例，无效 3 例，总有效率 92.86%。

【来源】王华杰，张国华，周珂，等．清热泄浊化瘀方治疗急性痛风关节炎及高尿酸血症临床观察．中国中医急症，2008，17（2）：178 – 179.

痛风安煎剂

大黄 9g（后下）　　土茯苓 45g　　山慈菇 12g　　栀子 12g　　威灵仙 15g　　茜草 20g　　泽兰 20g　　当归 30g　　甘草 6g

【用法】水煎服，每天 2 次，每日 1 剂。

【功效】清热祛湿，化瘀通络。

【适应症】**急性痛风性关节炎（湿热瘀阻症）。**

【疗效】以本方治疗急性痛风性关节炎（湿热瘀阻症）20 例，临床治愈 4 例，显效 9 例，有效 6 例，无效 1 例，总有效率为 95%。

【来源】孙东云，焦荣红，吴中秋，等．痛风安煎剂治疗急性痛风性关节炎 20 例．陕西中医，2008，29（12）：1629－1630.

白虎桂枝汤加减

生石膏 20g　　丹参 20g　　茯苓 20g　　知母 15g　　白芍 15g　　赤芍 15g　　牛膝 15g　　车前子 15g　　泽泻 15g　　路路通 15g　　海风藤 15g　　豨莶草 15g　　桂枝 10g　　黄柏 10g　　苍术 10g

【用法】水煎服，每天 2 次，每日 1 剂。

【功效】活血通络，清热利湿。

【适应症】**急性痛风性关节炎（湿热瘀阻症）。**症见：左踝关节肿胀，压痛明显，皮温稍高，皮色正常，关节活动屈伸不利，形体肥胖，舌质红，苔腻微黄，脉滑。

【疗效】以本方治疗急性痛风性关节炎（湿热瘀阻症）35 例，临床显效 21 例，临床有效 11 例，无效 3 例，总有效率 91.4%。

【来源】梁煜，周学芳．活血通络利水法治疗痛风体会．陕西中医，2009，30（6）：765－766.

历节汤

黄柏 10g　　苍术 12g　　薏苡仁 20g　　川牛膝 30g　　萆薢 15g　　蚕砂 30g　　金钱草 30g　　土茯苓 30g　　防己 10g　　炒蜂房 6g　　炙地鳖虫 10g　　当归 10g

【用法】水煎服，每天 2 次，每日 1 剂。

【功效】利湿泄浊，清热解毒，活血通络。

【适应症】**急性痛风性关节炎发作期（湿热夹瘀证）**。症见：指、趾等小关节疼痛，关节肿胀，脘腹胀闷，口渴少饮，食少纳呆，肢体困重，口干而苦，大便不爽，脉濡数或脉涩，舌质紫黯或有瘀点、瘀斑，苔黄腻。

【疗效】以本方治疗急性痛风性关节炎发作期（湿热夹瘀证）33 例，临床治愈 14 例，显效 11 例，有效 6 例，无效 2 例，总有效率为 93.94%。

【来源】张高锋，刘敏，韩庆龙，等 . 历节汤治疗湿热夹瘀型痛风临床研究 . 辽宁中医药大学学报，2009，11（12）：112 – 113.

宣痹汤

茯苓 18g　土鳖虫 20g　薏苡仁 30g　泽泻 15g　生甘草 10g　玄胡 16g　黄芪 35g　透骨草 18g　鸡血藤 15g　淮山药 18g　乌梅 6 枚　虎杖 15g

【用法】水煎服，每天 2 次，每日 1 剂。

【功效】活血通络，清热利湿。

【适应症】**急性痛风性关节炎（湿热瘀阻型）**。

【疗效】以本方治疗急性痛风性关节炎（湿热瘀阻型）40 例，临床治愈 34 例，临床好转 5 例，无效 1 例，总有效率 97.5%。

【来源】刘昕 . 自拟宣痹汤治疗痛风 40 例疗效观察 . 内蒙古中医药，2009，2（2）：21 – 22.

四妙合萆薢渗湿汤

黄柏 15g　苍术 15g　牛膝 15g　薏苡仁 15g　萆薢 9g　猪苓 12g　茯苓 12g　防己 30g　泽泻 20g

【用法】水煎服，每天 2 次，每日 1 剂。

【功效】清热祛湿，解毒消肿，化瘀止痛。

【适应症】**急性痛风性关节炎（湿热瘀阻型）**。

【疗效】以本方治疗急性痛风性关节炎（湿热瘀阻型）30 例，临床显效 10 例，临床有效 17 例，无效 3 例，总有效率 90.0%。

【来源】叶红芳，黄平，应华忠，等．四妙合草薢渗湿汤对急性痛风性关节炎的 IL－1B、PGE2 的影响的实验研究．浙江中医药大学学报，2010，34（2）：158－159.

清热利湿凉血方

苍术 15g　黄柏 15g　生薏苡仁 30g　川牛膝 25g　虎杖 25g　车前草 20g　茯苓皮 15g　通草 6g　益母草 15g　泽兰 20g　生地黄 15g　牡丹皮 15g　赤芍 15g　紫草 15g　丹参 15g　延胡索 15g

【用法】水煎服，每天 2 次，每日 1 剂。

【功效】清热利湿凉血。

【适应症】**痛风性关节炎急性期（湿热痹阻、痰瘀互结证）**。症见：关节红肿热痛，急性发病，昼轻夜重，疼痛难忍，可伴疲乏无力，或发热，口渴，舌红，苔黄腻，脉弦滑。

【临证加减】若症见关节周围皮肤漫肿较甚，为湿毒偏盛，酌加白花蛇舌草 20g、山慈菇 15g、土茯苓 15g、草薢 30g；若症见身疲乏力，少气懒言，面色白，为兼脾虚证，酌加黄芪 20g、白术 15g、茯苓 15g；若症见关节红肿，灼热感强烈，为热邪偏盛，酌加石膏 30g、知母 15g、夏枯草 30g、连翘 20g；若症见关节痛甚，活动不利者，为瘀痹较重，酌加忍冬藤 20g、威灵仙 20g、地龙 15g、桑枝 15g；若患者年龄较大，症见腰膝酸软，脉虚无力者，为兼肝肾亏虚，酌加四物汤、黄精 20g 等滋补肝肾之品。

【疗效】以本方治疗痛风性关节炎急性期（湿热痹阻、痰瘀互结证）30 例，显效 13 例，有效 14 例，无效 3 例，总有效率 90.0%。

【来源】王晓佳，李莉伟，王小强．清热利湿凉血法治疗痛风性关节炎急性期 60 例．光明中医，2010，25（9）：1639－1640.

痛风灵 I 号方

丹参 30g　延胡索 12g　川芎 5g　半夏 12g　石膏 30g　莱菔子 10g　车前子 30g　薏苡仁 30g　泽泻 15g　黄柏 15g　木通 6g　寻骨风 15g　秦艽 10g　威灵仙 15g　络石藤 15g

【用法】水煎服，每天 2 次，每日 1 剂。

【功效】活血止痛，豁痰行滞，清热除湿。

【适应症】**痛风性关节炎急性期（湿热蕴结型）**。症见：关节肿胀疼痛，活动受限，屈伸不利，夜间加重，小便黄，大便正常。舌质紫暗有瘀点，苔黄腻。

【来源】张春，唐怡，罗海鸥．陈德济教授治疗痛风经验．现代中西医结合杂志，2003，12（2）10：187.

🪷 急痛汤

百合 30g　土茯苓 30g　薏苡仁 30g　萆薢 30g　蚕砂（包煎）12g　露蜂房 10g　桃仁 10g　红花 9g　虎杖 20g　山慈菇 10g　牛膝 12g

【用法】水煎服，每天 2 次，每日 1 剂。7 天为 1 个疗程。

【功效】清热除湿祛瘀。

【适应症】**急性痛风性关节炎（湿热瘀滞型）**。

【临证加减】红肿发热明显加柴胡 9g、半枝莲 15g、生石膏 30g；疼痛剧烈加细辛 3g、全蝎 3g、地龙 6g；便秘明显加生大黄（后下）10g。

【来源】乐枫，钱耀明，顾宝妹．急痛汤治疗急性痛风 110 例疗效观察．河北中医，2003，25（2）：108.

🪷 加减木防己汤

防己 30g　滑石 20g　苡仁 20g　石膏 30g　桂枝 10g　通草 10g　杏仁 12g

【用法】水煎服，每天 2 次，每日 1 剂。7 天为 1 个疗程。

【功效】清热利湿，通络止痛。

【适应症】**急性痛风性关节炎（湿热痹阻型）**。症见：关节红、肿、热、剧痛和拒按，多以脚趾第一跖趾关节红肿疼痛为首发症状，或手指关节、腕关节等，活动不同程度受限，舌质淡红，或有瘀点，或有齿印，舌苔薄白，或白厚，或黄腻，脉弦滑。

【临证加减】疼痛剧烈加姜黄、海桐皮；热重加知母、桑叶；肿甚加萆薢、苍术、甲珠；无汗加羌活、细辛；汗多加黄芪、炙甘草；兼痰饮加半夏、厚朴、广陈皮。

【疗效】以本方治疗湿热痹阻型急性痛风性关节炎 29 例，痊愈 11 例，好转 13 例，无效 2 例，总有效率为 96.36%。

【来源】高成芬，刘咏梅. 加减木防己汤治疗急性痛风性关节炎 55 例. 四川中医，2003，21（2）：42.

加味三妙散

苍术 12g　黄柏 12g　薏苡仁 20g　牛膝 15g　茯苓 20g　独活 10g
防风 10g　丝瓜络 12g　通草 6g　赤芍 12g　冬瓜仁 15g　法夏 12g

【用法】水煎服，每天 2 次，每日 1 剂。7 天为 1 个疗程。

【功效】清热除湿，祛风通络止痛。

【适应症】**急性痛风性关节炎（湿热痹阻型）**。症见：关节剧烈疼痛，局部灼热红肿，起病急，多在夜间发作，受累关节以第 1 跖趾关节多见，多伴发热、口渴，舌苔黄腻，脉滑散。

【临证加减】关节灼热红肿，苔黄，脉数为内热壅盛，加生石膏 30g、丹皮 5g、大青叶 15g；关节肿胀明显，舌胖，苔腻，脉滑，属湿浊偏重，加泽泻 12g、萆薢 12g；疼痛较盛，脉弦，加元胡 10g、桃仁 10g；大便秘结者加大黄 5g（后下）；上肢关节痛盛者加桑枝 12g、威灵仙 12g；下肢痛盛加防己 12g。

【疗效】以本方治疗湿热痹阻型急性痛风性关节炎 45 例，痊愈 22 例，好转 17 例，无效 6 例，总有效率为 86.7%。

【来源】张玉红，宋云娟，贾云. 加味三妙散治疗急性痛风性关节炎 45 例疗效观察. 云南中医中药杂志，2003，24（4）：5.

九毛汤

毛木通 15g　毛贯众 15g　毛黄连 15g　毛蕊花 15g　毛大丁叶根 15g　毛捻叶 30g　毛冬瓜 60g　毛冬青 60g　毛排钱草 20g

【用法】水煎服，每天 2 次，每日 1 剂。7 天为 1 个疗程。

【功效】清热利湿解毒，凉血活血通络。

【适应症】**急性痛风性关节炎（湿热瘀毒型）**。症见：关节红肿疼痛及局部压痛，关节活动不利，舌质红，苔黄腻，脉滑数。

【疗效】以本方治疗湿热瘀毒型急性痛风性关节炎 30 例，痊愈 24 例，好转 5 例，无效 1 例，总有效率为 96.67%。

【来源】张青梅．九毛汤治疗急性痛风性关节炎30例．实用中医药杂志，2003，19 (5)：237．

🪷 清热通痹汤

山慈菇12g　土茯苓10g　秦艽10g　全蝎6g　桑枝12g　丹参20g 制半夏10g　黄柏12g　苍术6g　牛膝9g　生薏苡仁15g　忍冬藤12g 生甘草10g

【用法】水煎服，每天2次，每日1剂。另取生大黄50g、乳香15g、没 药15g、虎杖20g、红花6g，水煎600ml，先局部熏洗，然后浸泡20分钟，每 日2次。20天为1个疗程。

【功效】清热利湿，化痰散瘀。

【适应症】**急性痛风性关节炎（湿热痰瘀型）**。症见：关节红肿热痛。

【临证加减】热盛者，加石膏20g、蚤休15g；局部肿痛明显者，加水牛 角20g、玄胡索10g；湿盛者，加猪苓20g、通草5g。

【疗效】以本方治疗湿热痰瘀型急性痛风性关节炎47例，痊愈27例，好 转20例，无效0例，总有效率为100%。

【来源】李国勤，宋庆桥，齐文升，杨秀捷．清热通痹汤治疗急性痛风性关节炎47 例．中国临床医生，2002，30 (4)：48．

🪷 通痹雷公藤汤

雷公藤10g　秦艽10g　川草薢10g　僵蚕10g　桃仁10g　红花 10g　海风藤10g　海桐皮10g　徐长卿10g　板蓝根30g　蒲公英30g 苡仁30g　赤小豆30g　土茯苓30g　蜈蚣2条　甘草5g

【用法】水煎服，每天2次，每日1剂。30天为1个疗程。

【功效】清热解毒，祛湿通痹，活血化瘀。

【适应症】**急性痛风性关节炎（湿热瘀毒型）**。症见：间歇性发作，踝关 节红肿伴剧烈疼痛，皮色潮红，扪之发热、拒按，恶寒发热，口苦，尿赤， 舌质红苔黄腻，脉滑数。

【临证加减】热甚加水牛角10g、忍冬藤10g；阴伤加黄柏20g、生地20g； 疼痛剧烈加制没药10g、三棱10g、莪术10g；伴尿赤、尿结石加车前草20g；

体质肥胖有痰浊征象者加白芥子 10g、陈皮 10g、法夏 10g。

【疗效】以本方治疗湿热瘀毒型急性痛风性关节炎 56 例，痊愈 10 例，好转 44 例，无效 2 例，总有效率为 96.4%。

【来源】陈红明. 通痹雷公藤汤治疗急性痛风性关节炎 56 例. 实用中医药杂志，2003，19（7）：349.

🪷 痛风安煎剂

大黄 9g 土茯苓 45g 山慈菇 12g 赤芍 40g 栀子 12g 威灵仙 15g 茜草 20g 泽兰 20g 当归 30g 甘草 6g

【用法】水煎服，每天 2 次，每日 1 剂。21 天为 1 个疗程。

【功效】清热祛湿，通络除痹。

【适应症】**急性痛风性关节炎（湿热蕴结型）**。症见：下肢小关节卒然红肿热痛、拒按，触之局热，得凉则舒。伴发热口渴，心烦不安，溲黄，舌质红，苔腻，脉滑数。

【临证加减】热盛者，加石膏 20g、蚤休 15g；局部肿痛明显者，加水牛角 20g、玄胡索 10g；湿盛者，加猪苓 20g、通草 5g。

【疗效】以本方治疗湿热蕴结型急性痛风性关节炎 20 例，痊愈 4 例，好转 9 例，无效 6 例，总有效率为 95%。

【来源】孙东云. 痛风安煎剂治疗急性痛风性关节炎的临床研究. 硕士研究生论文

🪷 痛风清解汤

金银花 30g 蒲公英 30g 土茯苓 30g 大黄 6g 忍冬藤 30g 丹皮 12g 赤芍 12g 白芍 30g 草薢 15g 山慈菇 12g 生甘草 10g 细辛 10g 黄柏 10g 苍术 12g 薏苡仁 20g 川牛膝 12g

【用法】水煎服，每天 2 次，每日 1 剂。10 天为 1 个疗程。

【功效】清热利湿解毒。

【适应症】**急性痛风性关节炎（湿热蕴毒型）**。症见：跖趾关节剧烈疼痛，局部红肿，皮温较高，压痛明显，行走活动不便，伴发热，口干，心烦，溲黄。舌质红，苔黄腻，脉滑数。

【临证加减】发热甚加生石膏；关节疼痛剧烈加全蝎；泌尿系结石者加金

钱草；合并高血脂者加决明子、山楂；合并高血压者加钩藤、石决明；合并糖尿病者加玄参、山药；合并缺血性心脏病者加瓜蒌、丹参。

【疗效】以本方治疗急性痛风性关节炎26例，痊愈16例，好转8例，无效2例，总有效率为92.31%。

【来源】鞠中斌，刘庆辉．痛风清解汤治疗急性痛风性关节炎26例．四川中医，2003，21（7）：30．

消痛汤

苍术18g 薏苡仁18g 黄柏12g 川牛膝12g 土茯苓30g 草薢30g 金银花30g 蚕砂9g 红花9g 大黄9g 泽兰15g

【用法】水煎服，每天2次，每日1剂。药渣再兑水至1500~2000ml煮沸15分钟，待温度达38℃~40℃后浸洗发病部位30分钟，再用消毒纱布敷盖，每日2次，7天为1个疗程。

【功效】清热祛湿，通络除痹。

【适应症】急性痛风性关节炎（湿热型）。症见：关节间歇性红肿疼痛，行走不便，伴恶心，胸闷不适，足跖关节、踝关节肿胀，可触及隆起性结节，灼热，拒按，踝关节硬结破溃，有白色分泌物，大便干结，小便黄，舌质黯红，苔黄腻，脉滑数。

【临证加减】病位居上肢者加桑枝；关节疼痛伴发热者加生地，石膏，虎杖；疼痛甚者加延胡索，地龙，僵蚕，血瘀明显者加桃仁，丹皮。

【来源】何国珍，杨敬博，杨仁和．消痛汤治疗急性痛风性关节炎．湖北中医杂志，2003，25（7）：44．

茵陈五苓散

土茯苓60g 猪苓15g 泽泻20g 茵陈20g 防己15g 黄芪30g 川草薢30g 滑石15g 白茅根30g 牛膝15g 延胡索12g 白芍30g 甘草6g

【用法】水煎服，每天2次，每日1剂。10天为1个疗程。

【功效】利湿泄浊，清热解毒，消肿散结，通络止痛。

【适应症】急性痛风性关节炎（湿热瘀毒型）。症见：发作时以关节红、肿、热、痛为主。

【临证加减】热盛者加忍冬藤、连翘、黄柏；津液耗伤者加生地、玄参、麦冬；肿痛较甚者加乳香、没药、秦艽、络石藤、海桐皮；关节周围红斑者加生地、丹皮、赤芍；下肢痛甚者加木瓜、独活；上肢痛甚者加羌活、威灵仙、姜黄。

【疗效】以本方治疗湿热瘀毒型急性痛风性关节98例，痊愈69例，好转25例，无效4例，总有效率为95.9%。

【来源】唐贞力. 茵陈五苓散治疗急性痛风性关节炎98例. 安徽中医临床杂志, 2002, 14（6）: 464.

白虎加桂枝汤加味

石膏30g　知母10g　桂枝10g　赤芍10g　虎杖30g　忍冬藤30g
丹皮20g　防己10g　苍术10g　甘草5g

【用法】水煎服，每天2次，每日1剂。7天为1个疗程。

【功效】清热解毒，祛风除湿。

【适应症】急性痛风性关节炎（湿热流注关节型）。症见：关节红肿热痛，扪之发热，痛不可触，发热，口渴，面红面赤，口中秽臭，舌红苔黄，脉弦数。

【临证加减】发热重者，加柴胡10g，生石膏增至50g；疼痛剧烈者，加元胡；高血压头痛者，加夏枯草、龙胆草；口干咽燥者，加生地、玄参；大便秘结者，加大黄。

【疗效】以本方治疗湿热流注关节型急性痛风性关节炎34例，痊愈16例，好转17例，无效1例，总有效率为97.06%。

【来源】张文明，陈孔亮. 白虎加桂枝汤治疗急性痛风性关节炎34例. 时珍国医国药杂志, 2001, 12（7）: 670.

二妙散加味配外敷方

苍术10g　黄柏10g　防己15g　土茯苓15g　薏苡仁30g　木瓜12g　蚕砂30g　白芥子12g　炙山甲10g　露蜂房15g　银花藤15g
红花6g　赤芍15g　丹皮10g　全蝎10g　白芷10g

【用法】水煎服，每天 2 次，每日 1 剂。7 天为 1 个疗程。

【功效】清热祛湿，通络止痛。

【适应症】**痛风性关节炎急性发作（湿热瘀阻型）**。症见：关节疼痛剧烈，红肿明显，扪之发热，痛不可触，屈伸不利，遇冷则舒，遇热则重。舌质红，苔黄腻，脉滑数。

【临证加减】舌红、苔黄，脉弦滑者，可配合白虎汤；舌红绛、少苔，脉细数者，加紫草、生地；局部红、热轻微者，少加川草乌；足趾关节受累为主者，加川牛膝、怀牛膝；手指关节受累为主者，加片姜黄、桑枝。

【疗效】以本方治疗湿热瘀阻型痛风性关节炎 34 例，痊愈 14 例，好转 15 例，无效 5 例，总有效率为 85.30%。

【来源】张友安. 二妙散加味配合金黄散外敷治疗痛风急性发作 34 例. 山西中医杂志，2001，17（1）：21.

黄连解毒汤加味

黄连 15g　黄芩 12g　黄柏 12g　白芍 12g　赤芍 12g　泽泻 10g　大黄 6g　白茅根 9g

【用法】水煎服，每天 2 次，每日 1 剂。21 天为 1 个疗程。

【功效】泻热燥湿，清热解毒，养血凉血，缓急止痛。

【适应症】**急性痛风性关节炎（湿热瘀毒型）**。症见：好发于第一跖趾关节的关节疼痛剧烈，红肿明显，扪之发热，痛不可触，屈伸不利，遇冷则舒，遇热则重。舌质红，苔黄腻，脉滑数。

【临证加减】热盛者，加石膏、知母；湿盛者，加茯苓、白术；肾虚者，加菟丝子、枸杞；血瘀者，加血竭、田三七。

【疗效】以本方治疗湿热瘀毒型急性痛风性关节炎 168 例，痊愈 20 例，好转 25 例，无效 1 例，总有效率为 97.4%。

【来源】兰墨赫. 黄连解毒汤治疗急性痛风性关节炎 46 例疗效观察. 河南中医药学刊，2001，16（4）：58-59.

八正散加减

川木通 10g　车前子 15g　滑石 30g　栀子 10g　扁蓄 10g　大黄

10g　金钱草 50g　虎杖 15g　白花蛇舌草 30g　忍冬藤 30g　土茯苓 30g　蒲公英 30g　山慈菇 10g

【用法】水煎服，每天 2 次，每日 1 剂。10 天为 1 个疗程。

【功效】清热利湿，祛瘀消肿。

【适应症】**急性痛风性关节炎（湿热瘀滞型）**。症见：局部关节红、肿、热、痛，伴有口苦、小便黄、大便干结或不爽、舌红、苔黄腻、脉弦数或滑数等。

【疗效】以本方治疗风热瘀滞型痛风性关节炎 30 例，痊愈 11 例，好转 16 例，无效 3 例，总有效率为 90.0%。

【来源】黄建乐. 八正散加减治疗急性痛风性关节炎 30 例. 湖南中医杂志，2005，21（2）：65 – 66.

🪷 痛风速效汤

黄柏 10g　苍术 15g　薏苡仁 30g　牛膝 15g　土茯苓 30g　草薢 15g　山慈菇 15g　生地 15g　赤芍 15g　丹皮 10g　秦艽 10g　威灵仙 15g　浙贝 15g　僵蚕 15g　蒲公英 30g

【用法】日 1 剂，加水 500ml，煎取 150ml，分 1~2 次温服，1~2 周为 1 疗程。

【功效】清热除湿，化瘀通络。

【适应症】**急性痛风性关节炎（湿热蕴结、瘀热阻滞）**。症见：①湿热蕴结：下肢小关节猝然红肿热痛，拒按，触之局部灼热，得凉则舒。伴发热口渴，心烦不安，溲黄。舌红，苔黄腻，脉滑数。②瘀热阻滞：关节红肿刺痛，局部肿胀变形，屈伸不利，肌肤色紫暗，按之稍硬，病灶周围或有块瘰硬结，肌肤干燥，皮色暗黧。舌质紫暗或有瘀斑，苔薄黄，脉细涩或沉弦。

【疗效】以本方治疗湿热蕴结、瘀热阻滞型急性痛风性关节炎 40 例，治愈 29 例，好转 11 例，无效 0 例，总有效率 100%。

【来源】宋锦华. 痛风速效汤治疗急性痛风性关节炎 40 例疗效观察. 中医药导报，2005，11（6）：33 – 34.

🪷 慈菇三妙汤

内服方：黄柏 10g　苍术 10g　地龙 10g　赤芍 10g　制大黄 10g

生薏苡仁 18g　土茯苓 30g　山慈菇 18g　萆薢 15g

外敷方：生川乌 10g　生草乌 10g　乳香 10g　没药 10g　生石膏 30g　生大黄 10g　冰片 1g　樟脑 1g　马钱子 1g

【用法】水煎服，每天 2 次，每日 1 剂。15 天为 1 个疗程。

【功效】清热利湿，通络止痛。

【适应症】痛风急性关节炎期（湿热蕴结）。

【疗效】以本方治疗痛风急性关节炎期 61 例，显效 53 例，好转 5 例，无效 3 例，总有效率为 95.08%。

【来源】葛星. 痛风急性关节炎期中医辨证及临床研究. 浙江中医药大学学报，2007，31（3）：323、312.

🪷 痛关宁汤

知母 10g　山慈菇 10g　苍术 10g　陈皮 10g　生甘草 10g　威灵仙 12g　黄柏 12g　桃仁 12g　红花 12g　生地 12g　赤芍 15g　萆薢 15g　玄参 20g　薏苡仁 30g　鸡血藤 30g

【用法】水煎服，每天 2 次，每日 1 剂。10 天为 1 个疗程。并将药渣再煮，泡患处。

【功效】清热除湿，通络止痛。

【适应症】痛风性关节炎急性发作（湿热痹阻型）。

【临证加减】痛甚加乳香 10g、没药 10g；大便秘结者加生大黄 10g（后下）；肿甚加防己 12g；热重者加蒲公英 18g，忍冬藤 18g。

【疗效】以本方治疗痛风性关节炎急性发作 36 例，临床治愈 9 例，显效 18 例，有效 7 例，无效 2 例。总有效率 94.4%。

【来源】郭金玲. 痛关宁汤治疗痛风性关节炎急性发作 36 例. 陕西中医，2007，28（12）：1624－1625.

🪷 痛风速效灵

黄柏 10g　苍术 10g　白术 10g　苦参 10g　猪苓 10g　泽泻 10g　茵陈 20g　桂枝 10g　丹参 20g　栀子 10g

【用法】水煎服，急性发作时服 1 剂，以后每 4～6 小时 1 剂。分数次温服。配合卧床休息、抬高患肢、避免负重等一般措施。

【功效】清热除湿，化瘀通络。

【适应症】**急性痛风性关节炎（湿热夹瘀型）。**

【疗效】以本方治疗急性痛风性关节炎 60 例，治愈 42 例，好转 12 例，无效 6 例，总有效率 90.00%。

【来源】张雄. 痛风速效灵治疗急性痛风性关节炎 60 例临床观察. 湖南中医药大学学报，2006，26（5）：46 - 47.

痛风消配合中药外敷

痛风消：苍术 10g　萆薢 10g　威灵仙 10g　生地 10g　黄柏 15g　泽泻 15g　车前子 15g　泽兰 15g　当归 15g　牛膝 15g　忍冬藤 20g　薏苡仁 30g　土茯苓 30g　生甘草 5g 等

外用中药：大黄，黄柏，黄芩，青黛，虎杖，大青叶，白芷，生地，丹皮各等份。

【用法】痛风消：急性发作后 1 周内，煎汤服用，每日 1 剂，水煎分 3 次服用，1 周后改为水泛丸，每日 1 服 20g，分 2 次服用，续服 3 周。1 月为 1 疗程。服药期间大量饮水，饮食忌高蛋白、高脂肪等高嘌呤食品，忌饮酒。

外用中药：以上中药各等份，开水及蜂蜜冲调，待凉后适量敷于患处。

【功效】清热除湿，通络止痛。

【适应症】**急性痛风性关节炎（湿热痹阻型）。**

【疗效】以本方治疗急性痛风性关节炎 52 例，所有病例均在 1 个疗程内作出评定。治愈 40 例，好转 12 例，无效 0 例，总有效率 100%。

【来源】王爱民. 痛风消配合中药外敷治疗急性痛风性关节炎 52 例. 陕西中医，2007，28（8）：1011 - 1012.

中焦宣痹汤

牛膝 10g　杏仁 10g　银花藤 10g　连翘 10g　赤小豆 10g　车前子 15g　蚕砂 15g　栀子 15g　姜黄 15g　海桐皮 15g　滑石 30g　薏苡仁 30g　甘草 5g

【用法】水煎服，每天 2 次，每日 1 剂。

【功效】清热利湿，宣通经络。

【适应症】**急性痛风性关节炎（湿热下注，蕴于经络）**。症见：常在劳累、饮酒后发作，受累关节红肿热痛，肢体屈伸不利，反复发作，舌红、苔黄腻，脉弦略数。

【来源】唐天俊. 急性痛风性关节炎治验. 四川中医 1993，（9）：24.

🪷 泄浊蠲痹汤

草薢 15g　汉防己 15g　车前草 20g　秦艽 10g　藿香梗 10g　苏梗 10g　知母 10g　川柏 10g　赤芍 10g　生薏苡仁 20g　忍冬藤 20g　木通 8g

【用法】水煎服，每天 2 次，每日 1 剂。21 天为 1 个疗程。

【功效】清热化湿，祛风泄浊。

【适应症】**急性痛风性关节炎（湿热内蕴，瘀浊互结型）**。症见：身热畏寒，关节肿胀，肤热潮红，痛不能按，关节活动障碍，脘腹胀满，胃纳差，小便短赤，大便干燥，舌质红，边紫，苔薄黄腻，脉濡数。

【临证加减】疼痛剧烈者，加制川乌、乳香、没药；挟瘀，肌肤甲错者，加泽兰、丹皮、川牛膝；伴有腹胀满，大便秘结或干燥，舌苔白腻或厚腻者，加川朴、生大黄；局部红热较甚者，加土茯苓、蒲公英。

【疗效】以本方治疗湿热内蕴，瘀浊互结型痛风性关节炎 93 例，痊愈 39 例，好转 52 例，无效 2 例，总有效率为 97.8%。

【来源】杜鉴雄，李义方. 中药内服外敷治疗急性痛风性关节炎 93 例. 中国民间疗法杂志，2001，9（9）：739.

🪷 三土汤

土茯苓 30g　土牛膝 15g　土贝母（山慈菇）10g　川草薢 30g　苍术 15g　黄柏 9g　威灵仙 12g　生甘草 6g

【用法】水煎服，每天 2 次，每日 1 剂。1～2 周为 1 个疗程。

【功效】湿热阻痹型：清热祛湿、通络除痹；瘀热阻滞型：清热祛瘀。

【适应症】**痛风性关节炎急性发作（湿热阻痹型）**。症见：下肢小关节猝然红肿热痛，拒按，触之局部灼热，得凉则舒，伴发热口渴，心烦不安，溲黄，舌质红，舌苔黄腻，脉滑数；痛风性关节炎（瘀热阻滞型）。症见：关节红肿刺痛，局部肿胀变形，屈伸不利，肌肤色紫暗，按之稍硬，病灶周围或有块瘰硬结，肌肤干燥，皮色黧暗，舌质紫暗或有瘀斑，舌苔薄白，脉细涩或沉弦。

【疗效】以本方治疗湿热阻痹型、瘀热阻滞型痛风性关节炎 36 例，痊愈 28 例，好转 8 例，无效 0 例，总有效率为 100%。

【来源】许树柴，李想，王昭佩. 三土汤治疗痛风性关节炎急性发作 36 例临床观察. 中医正骨，2002，14（10）：51.

三妙汤合萆薢渗湿汤

苍术 10g　黄柏 10g　牛膝 15g　川萆薢 15g　生薏苡仁 30g　赤苓 15g　牡丹皮 15g　泽泻 15g　滑石 30g　通草 5g

【用法】水煎服，每天 2 次，每日 1 剂。7 天为 1 个疗程。

【功效】清利湿热，升清泄浊，通利关节。

【适应症】急性痛风性关节炎（湿热内蕴，流注关节型）。症见：夜间突然发作关节红肿热痛，功能障碍，发热汗出，口渴引饮，小便赤涩，体倦纳差，受累关节痛不可忍，拒按，压痛明显，舌红苔黄腻，脉弦数或濡数。

【临证加减】高热者，加生石膏 30g、知母 10g、水牛角 30g；关节红肿严重者，加老桑枝 30g、忍冬藤 30g；尿黄溲赤者，加山栀子 10g、车前草 30g、瞿麦 15g。

【疗效】以本方治疗湿热内蕴，流注关节型痛风性关节炎 118 例，痊愈 61 例，好转 53 例，无效 4 例，总有效率为 96.6%。

【来源】林学波. 中医中药治疗急性痛风性关节炎. 广东医学杂志，1999，20（10）：813－814.

秦柏伸筋汤

黄柏 15g　伸筋草 15g　秦皮 10g　防己 10g　桂枝 10g　苍术 12g　当归 12g　忍冬藤 20g

【用法】水煎服，每天 2 次，每日 1 剂。7 天为 1 个疗程。

【功效】清热除湿通痹，行血通脉。

【适应症】**急性痛风性关节炎（湿热下注，痹阻经络型）**。症见：关节红肿灼痛，皮温高，皮肤呈暗红色，受累关节不能活动，口干，饮水不多，尿黄，舌质红，苔薄黄，脉浮数。

【疗效】以本方治疗湿热下注，痹阻经络型痛风性关节炎 37 例，痊愈 12 例，好转 24 例，无效 1 例，总有效率为 97.3%。

【来源】张广麒. 秦柏伸筋汤治疗急性痛风性关节炎 37 例. 四川中医杂志，1999，17（8）：36.

🪷 三妙汤加减方

苍术 12g　焦黄柏 12g　薏苡仁 30g　牛膝 15g　羌活 10g　茯苓 20g　独活 10g　防风 10g　丝瓜络 12g　通草 6g　赤芍 12g　冬瓜仁 15g　法夏 12g　生石膏 30g

【用法】生石膏先煎 20 分钟，加入其他药，加水至 250ml，文火煎沸 30 分钟，取汁 150ml，反复煎 3 次，共取汁 450ml，分早、中、晚 3 次分服，7 天为 1 疗程，服药 2 个疗程，服药期间忌烟、酒和食高嘌呤食物。

【功效】清热利湿，祛风通络。

【适应症】**痛风性关节炎急性发作（湿热型）**。症见：关节卒然红肿疼痛，逐渐痛剧，如虎咬，昼轻夜甚，反复发作，可伴发热。

【疗效】以本方治疗湿热型痛风性关节炎 67 例，痊愈 34 例，好转 28 例，无效 5 例，总有效率为 92.5%。

【来源】张玉红. 三妙汤加味治疗痛风急发 67 例. 云南中医中药杂志，2000，21（1）：21–22.

🪷 四妙散加味

黄柏 12g　苍术 12g　薏苡仁 20g　川牛膝 12g　赤芍 12g　丹皮 12g　茯苓 12g　车前子 12g　银花 9g　野菊花 9g　蒲公英 12g　木瓜 9g

【用法】水煎服，每天 2 次，每日 1 剂。7 天为 1 个疗程。

【功效】清热利湿，通络止痛。

【适应症】**急性痛风性关节炎（湿热内蕴型）**。症见：关节局部红肿、疼痛、灼热、拒按，跛行或足不能着地走，口干、口渴，舌质红，舌苔黄腻，脉滑数。

【临证加减】口干、口渴者，加芦根12g、沙参12g。

【疗效】以本方治疗湿热内蕴型痛风性关节炎48例，痊愈28例，好转20例，无效0例，总有效率为100%。

【来源】金诚久．四妙散加味治疗急性痛风性关节炎48例．中国中医急症杂志，2001，10（3）：178.

泄浊定痛汤

生大黄9g（后下）　土茯苓20g　龙胆草6g　银花藤30g　虎杖15g　车前子30g（包煎）　威灵仙9g　独活12g

【用法】水煎服，每天2次，每日1剂。10天为1个疗程。

【功效】清化湿热，通腑行痹。

【适应症】**急性痛风性关节炎（湿热壅滞，经脉瘀阻型）**。症见：关节处疼痛剧烈，拒按，肿胀明显，扣之灼热，不能安寐，伴发热、恶寒、心烦、胸闷，形体肥胖，面红目赤，舌红赤，苔黄腻，脉弦数。

【临证加减】痛剧者，加川芎、蜈蚣；热甚者，加黄芩、丹皮；关节肿胀明显者，加忍冬藤、海桐皮；便秘甚者，加元明粉、决明子；小便不利者，加萆薢、泽泻。

【疗效】以本方治疗湿热壅滞，经脉瘀阻型痛风性关节炎48例，痊愈35例，好转11例，无效2例，总有效率为95.8%。

【来源】米德健．泄浊定痛汤治疗急性痛风48例．江苏中医杂志，2001，22（2）：24.

痛风克颗粒剂

防己10g　栀子15g　连翘15g　地龙10g　土茯苓15g　蚕砂6g　薏苡仁30g　萆薢15g　川牛膝15g　威灵仙15g　山慈菇15g

【用法】以上药物按以上比例经煎煮、浓缩、干燥、粉碎制成颗粒剂，10g/次，首剂20g，3次/日，连服用1周。

【功效】清除湿热，通利经络，活血祛瘀，消肿止痛。

【适应症】急性痛风性关节炎（湿热瘀阻型）。

【疗效】以本方治疗急性痛风性关节炎（湿热瘀阻型）23 例患者中，临床痊愈 6 例，显效 11 例，有效 4 例，无效 2 例，总有效率为 91.3%。

【来源】谭东，张红艳. 痛风克治疗急性痛风性关节炎 45 例. 中国中医药，2011，9（2）：46 – 47.

神牛散合鸡金散

神牛散（每包生药量 169.8g）：水牛角粉、银花、连翘、板蓝根、紫草、生地黄、玄参、豆豉、生甘草、石菖蒲、黄芩、天花粉；鸡金散（每包生药量 49.67g）：防己、生黄芪、白术、金钱草、生鸡金、土茯苓、蚕砂、萆薢、车前子、车前草、石韦、海金砂、青皮、陈皮、木瓜。

【用法】急性期，神牛散每次 4g，每日 3 次，10 天为限，改预防量每次 2g，每日 3 次，一个半月为限，加用金鸡散每次 4g，每日 3 次。3 个月为 1 个疗程。

【功效】清热凉血，解毒利湿。

【适应症】急性痛风性关节炎（湿热血瘀型）。

【疗效】以本方治疗湿热血瘀型急性痛风性关节炎 30 例，痊愈 18 例，好转 10 例，无效 2 例，总有效率为 90%。

【来源】于为国，楼映，陈乃光. 中药神牛散合鸡金散治疗急性痛风性关节炎临床观察. 上海中医药杂志，2002，36（6）：29.

自拟萆薢土茯苓汤

萆薢 30～60g　土茯苓 60～120g

【用法】水煎服，每天 2 次，每日 1 剂。

【功效】利湿泄浊，清热解毒，活血通络。

【适应症】急性痛风性关节炎发作期（瘀热痰浊阻滞、肝肾阴虚型）。

【临证加减】湿热蕴结加苍术 10g，川黄柏 10g，薏苡仁 30g；瘀热阻滞加知母 10g，生石膏 30g（打碎先煎），丝瓜络 10g；痰浊阻滞加草果 10g，槟榔 15g，法夏 10g，茯苓 15g；肝肾阴虚加生地 30g，秦艽 10g，杜仲 15g，牛膝

15g，桑寄生 15g。

【疗效】以本方治疗急性痛风性关节炎发作期（瘀热痰浊阻滞、肝肾阴虚型）30 例，治愈 19 例，好转 10 例，未愈 1 例，总有效率为 96.67%。

【来源】黎启明. 自拟萆薢土茯苓汤治疗痛风 30 例. 云南中医中药杂志，2010，31（9）：89 – 90.

除湿痛风汤

生黄芪 15g　白术 12g　防己 10g　黄柏 12g　秦艽、延胡索各 10g　赤芍 12g　薏苡仁 20g　车前子 15g　土茯苓、忍冬藤各 30g　白芥子、川牛膝各 10g　蝼蛄 3 只

【用法】水煎服，每天 2 次，每日 1 剂。并用药渣煎水熏洗患处。21 天为 1 个疗程。

【功效】健脾祛湿，清热化痰通络。

【适应症】急性痛风性关节炎（脾虚痰湿阻滞型）。症见：关节红肿热痛。

【临证加减】痛剧者，加全蝎、穿山甲；关节红肿较重者，加连翘；有肾结石者，加金钱草；久病入络者，加乌梢蛇、红花。

【疗效】以本方治疗脾虚痰湿阻滞型痛风性关节炎 53 例，痊愈 27 例，好转 23 例，无效 3 例，总有效率为 94.3%。

【来源】景文川. 痛风汤治疗急性痛风性关节炎 53 例. 辽宁中医杂志，2012，27（2）：79.

三妙丸加减方

苍术 12g　知母 12g　桂枝 10g　黄柏 12g　牛膝 15g　土茯苓 30g　山慈菇 15g　虎杖 30g　忍冬藤 30g　制大黄 15g　野木瓜 15g　蚕砂 15g　茯苓 15g　白术 12g　露蜂房 12g　地鳖虫 12g

【用法】水煎服，每天 2 次，每日 1 剂。7 日为一疗程。

【功效】清热泻浊通络。

【适应症】痛风性关节炎急性发作期（痰瘀阻络型）。

【临证加减】脾肾亏虚，邪浊留恋者，加生白术 12g、黄芪 30g、杜仲 12g、补骨脂 15g、鸡血藤 30g、川芎 30g。

【疗效】以本方治疗痛风 25 例，痊愈 23 例，显效 2 例，无效 0 例，总有
效率为 100%。

【来源】王政. 泻浊通络法为主治疗痛风性关节炎 25 例临床观察. 上海中医药杂
志，2000，（10）：32－33.

清热利湿解毒汤

虎杖 25g 土茯苓 60g 滑石 15g 黄柏 15g 苍术 15g 薏苡仁
30g 防己 15g 络石藤 20g 泽泻 30g 草薢 25g 木通 15g 车前子
30g 忍冬藤 20g 海桐皮 15g 大黄 10g 白花蛇舌草 30g 穿山甲粉
（冲服）2g

【用法】水煎服，每天 2 次，每日 1 剂。

【功效】清热，利湿，解毒。

【适应症】急性痛风性关节炎（湿热毒邪留注型）。症见：起病急骤，多
于夜间突然发病，疼痛剧烈，苦不堪言，以第 1 跖趾及拇趾关节为多见，其
次为踝、手、腕、膝、肘等关节。

【疗效】以本方治疗湿热毒邪留注型急性痛风性关节炎 68 例，痊愈 42
例，好转 24 例，无效 2 例，总有效率为 97.1%。

【来源】杨春山，傅警龙，宋海军. 清热利湿解毒法治疗急性痛风性关节炎 68 例.
长春中医学院学报，2001，17（4）：16.

五土五金汤

土茯苓 20g 土牛膝 15g 土黄连 10g 土大黄 15g 土鳖虫 10g
金银花 20g 金钱草 30g 海金沙 15g 金莲花 10g 金刚刺 20g

【用法】水煎服，每天 2 次，每日 1 剂。7 天为 1 个疗程。

【功效】清热利湿，凉血解毒，化瘀通络。

【适应症】急性痛风性关节炎（湿热毒邪流注经络型）。症见：关节剧烈
疼痛，局部红肿，行走困难，伴有头痛发热，便干尿黄，痛苦面容，踝关节
重度红肿，疼痛拒按，活动严重受限，舌质红，苔黄腻，脉滑数。

【临证加减】伴全身发热者，加生石膏 30g，知母 15g；湿重而关节肿甚
者，加草薢 15g，防己 10g；关节处色深而瘀重显著者，加穿山甲 10g，赤芍

10g；关节灼热明显者，加蒲公英 20g，七叶一枝花 15g。

【疗效】以本方治疗湿热毒邪流注经络型急性痛风性关节炎 28 例，痊愈 21 例，好转 6 例，无效 1 例，总有效率为 96.4%。

【来源】刘书珍，郭美玲. 五土五金汤治疗急性痛风性关节炎 28 例. 山东中医杂志，2000，19（2）：82-83.

解毒通痹汤

黄柏 20g　麦冬 15g　生地 15g　甘草 10g　赤芍 15g　龙胆草 15g
白芷 15g　金银花 20g　连翘 20g

【用法】水煎服，每天 2 次，每日 1 剂。21 天为 1 个疗程。

【功效】清热解毒，消肿散结。

【适应症】**急性痛风性关节炎（热痹急性期）**。症见：关节红肿热痛，口渴便秘，舌红苔黄腻，脉弦数。

【临证加减】慢性关节炎期在前方基础上，加白芍 20g、黄芪 25g、玄参 15g。

【疗效】以本方治疗风湿热型痛风性关节炎 23 例，痊愈 16 例，好转 6 例，无效 1 例，总有效率为 95.6%。

【来源】安玉芳、滕义和. 中药治疗痛风性关节炎 23 例［J］. 黑龙江中医药，1991，06：48、42.

痛风汤

土茯苓 30g　山慈菇 10g　益智仁 10g　秦皮 15g　槐角 10g

【用法】水煎服，每天 2 次，每日 1 剂。

【功效】利湿祛毒。

【适应症】**急性痛风性关节炎（湿毒内蕴型）**。症见：关节红肿灼热疼痛，固定不移，行不任地，双膝关节皮色较红，轻度肿胀，活动受限，有僵硬感，面色稍红，口干而渴，腰痛，夜寐欠安，大便干，尿少色黄，舌质红，舌体胖，边有齿痕，苔黄腻，脉滑。

【临证加减】疼痛甚者加延胡索 15g、络石藤 30g、忍冬藤 30g；伴尿路结石者加金钱草 30g、鸡内金 20g；关节肿甚者加萆薢 25g、防己 15g；有痛风石者加穿山甲 10g、地龙 15g；大便秘结者加大黄 10g（后下）；夹瘀血者加丹参

30g、赤芍 15g。

【来源】赫伟彦. 盖国忠教授论治急性痛风关节炎经验. 中国中医急症, 2004, 13 (9)：606.

土苓痛风汤

土茯苓 30g　当归 10g　草薢 20g　汉防己 10g　桃仁泥 10g　僵蚕 10g　玉米须 30g　甘草 10g

【用法】水煎服, 每天 2 次, 每日 1 剂。30 天为 1 个疗程。

【功效】泄化浊瘀, 蠲痹通络。

【适应症】**痛风性关节炎（急性期可分为湿热阻滞、寒湿阻滞型；慢性期可分为气血亏虚、浊毒凝滞型和肝肾亏虚、浊毒痹阻型）。**

【疗效】以本方治疗急性期湿热阻滞、寒湿阻滞型；慢性期气血亏虚、浊毒凝滞型和肝肾亏虚、浊毒痹阻型痛风性关节炎 36 例, 痊愈 15 例, 好转 19 例, 无效 2 例, 总有效率为 94.44%。

【来源】刘尊荣, 詹利霞, 何世东. 痛风汤治疗痛风性关节炎 36 例. 福建中医药, 2004, 35 (1)：28.

大承气汤加味

大黄 6g　芒硝 6g　枳实 6g　厚朴 6g　甘草 3g

【用法】水煎服, 每天 2 次, 每日 1 剂。

【功效】泻热通便, 荡涤胃肠。

【适应症】**痛风性关节炎急性发作期（阳明腑实型）。**下肢拇趾、跖趾、踝关节及周围软组织红、肿、热、痛, 伴有发热, 烦躁, 脘腹胀闷, 舌红苔黄或黄腻, 脉实。

【临证加减】年青体壮者, 大黄加至 10g；热甚烦躁者, 加石膏、知母；年老体弱者, 加黄芪、麦冬。

【疗效】以本方治疗阳明腑实型痛风性关节炎 16 例, 痊愈 0 例, 显效 16 例, 无效 0 例, 总有效率为 100%。

【来源】何尔扬. 大承气汤配合抗痛风药物治疗痛风性关节炎 16 例. 中国中医药科技杂志, 2001, 8 (5)：278.

龙胆泻肝汤加减

龙胆草 10g 茵陈 15g 黄芩 15g 柴胡 6g 栀子 12g 当归 6g
泽泻 15g 车前子 15g 生地黄 20g 豨莶草 15g 七叶莲 30g 甘草 6g

【用法】水煎服,每天 2 次,每日 1 剂。7 天为 1 个疗程。

【功效】清利肝胆湿热,通络定痛。

【适应症】**急性痛风性关节炎(肝胆经湿热型)**。症见:口干口苦,胸闷,胁痛,心烦,尿黄,便结,舌红,苔黄腻,脉弦数。

【临证加减】热象明显者,加金银花、连翘、水牛角;腹胀便秘者,加枳壳、大黄;上肢关节受累者,加桑枝、姜黄;病程长者,加蜈蚣、全蝎。

【疗效】以本方治疗肝胆经湿热型痛风性关节炎 35 例,痊愈 19 例,好转 13 例,无效 3 例,总有效率为 91.4%。

【来源】张文青. 龙胆泻肝汤加减治疗急性痛风性关节炎临床观察. 河北中医杂志,2000,22(2):132 - 133.

通腑泄浊汤

川柏 10g 生大黄(后下) 10g 知母 15g 石膏(先煎) 30g
土茯苓 10g 川牛膝 15g 干地龙 10g 金钱草 30g

【用法】水煎服,每天 2 次,每日 1 剂。7 天为 1 个疗程。

【功效】通腑降浊,化瘀通络。

【适应症】**急性痛风性关节炎(浊毒内蕴型)**。症见:关节局部红热肿甚,剧痛,活动困难,伴发热口渴,舌红,苔黄糙,脉数。

【临证加减】痛甚者,加山慈菇、全蝎;红肿热甚者,加金银花、连翘、丹皮;便燥者,加芒硝、厚朴;尿酸高者,加萆薢、车前子、天葵子。

【疗效】以本方治疗浊毒内蕴型痛风性关节炎 47 例,痊愈 18 例,好转 27 例,无效 2 例,总有效率为 95.7%。

【来源】魏文军. 通腑泄浊法治疗痛风急性发作 37 例. 江苏中医杂志,1998,19(4):21.

四妙散合五味消毒饮加减

苍术 10g 金银花 10g 连翘 10g 秦艽 10g 赤芍 10g 黄柏 10g

薏苡仁 30g　蒲公英 30g

【用法】水煎服，每天 2 次，每日 1 剂。21 天为 1 个疗程。

【功效】祛风利湿，清热解毒。

【适应症】**急性痛风性关节炎（热痹型）**。症见：关节疼痛剧烈，红肿明显，扪之发热，痛不可触，屈伸不利，遇冷则舒，遇热则重。舌质红，苔黄腻，脉滑数。

【疗效】以本方治疗热痹型痛风性关节炎 52 例，痊愈 47 例，好转 5 例，无效 0 例，总有效率为 100%。

【来源】王五洲 . 中西医结合治疗急性痛风性关节炎 52 例 . 湖北中医杂志，2000，22（2）：32.

逐痹汤

忍冬藤 40g　青风藤 50g　络石藤 15g　土茯苓 20g　老鹳草 30g
白花蛇舌草 30g　当归 15g　人参 10g　丹参 15g　鸡血藤 30g

【用法】水煎服，每天 2 次，每日 1 剂。10 天为 1 个疗程。

【功效】清热解毒，疏风除湿，活血通络。

【适应症】**急性痛风性关节炎（热邪痹阻型）**。

【疗效】以本方治疗热邪痹阻型痛风性关节炎 168 例，痊愈 43 例，好转 24 例，无效 3 例，总有效率为 95.7%。

【来源】廖自文，韩为 . 自拟逐痹汤治疗急性痛风性关节炎的临床及实验室观察 . 安徽中医临床杂志，2000，12（4）：295.

加味玉女煎

生石膏 30g　知母 10g　麦冬 10g　熟地 30g　牛膝 10g　银花 30g
丝瓜络 2g　赤芍 30g　丹皮 10g　生甘草 6g

【用法】水煎服，每天 2 次，每日 1 剂。

【功效】滋阴泻火，解毒通络。

【适应症】**急性痛风性关节炎（热毒伤阴型）**。症见：常为夜间骤然发病，关节突然红肿，剧痛难忍，摸之皮温明显高于正常皮肤，伴有高热等全身症状。

【临证加减】身体强壮且毒热炽盛者，生石膏可加至60g；上肢关节发病者，去牛膝，加桑枝10g；疼痛剧烈者，加壁虎10g；大便秘结者，加生军10g（后下）；症状缓解者，去熟地、麦冬，加苍术10g、白术10g。

【疗效】以本方治疗痛风33例，结果痊愈15例，有效18例，无效0例，总有效率100%。

【来源】黄淑兰，胡耐晓，孙玲.加味玉女煎治疗急性痛风性关节炎33例.天津中医学院学报，1995，（1）：21.

痛风饮

水牛角50g 石膏100g 知母15g 生地30g 银花20g 蒲公英15g 车前子20g 滑石20g 苡仁30g 桃仁15g 红花10g 乳香6g 没药6g 当归15g 甘草6g

【用法】水煎服，每天2次，每日1剂。

【功效】清热利湿，化瘀通络。

【适应症】**急性痛风性关节炎（热瘀互结夹湿）**。症见：双足拇趾关节、双手掌指关节红肿变形，触之灼热，烦渴欲饮，尿黄赤而少，大便干结难解。舌质红，苔黄腻，脉弦数。

【临证加减】症状改善后，改用石膏30g、知母10g、银花10g、秦艽15g、威灵仙15g、石楠藤30g、车前子20g、金钱草30g、当归15g、乳香6g、没药6g、地龙10g、甘草6g。

【疗效】以本方治疗14例病例均为继发性痛风并痛风性关节炎，尚未并发肾功能衰竭和尿路结石。经治疗，14例中治愈6例（症状消失，尿酸降至正常，随访2年未复发），占42.9%，好转8例（症状缓解，尿酸下降接近正常），占57.1%，无效0例，总有效率为100%。

【来源】樊移山.痛风饮治疗痛风14例.云南中医学院学报，1991，14（03）：45-46.

秦蚕汤

秦皮10g 蚕砂12g 黄柏10g 苍术10g 牛膝10g 车前子30g 徐长卿15g 连翘6g 当归15g 桂枝6g

【用法】水煎服，每天2次，每日1剂。

【功效】清热除湿，散瘀消肿。

【适应症】**急性痛风性关节炎**。①湿毒型：症见来势迅猛，肿胀颇甚，皮色嫩红，按之灼手，疼痛难忍，拒按，筋脉拘急，活动难，畏寒身热，口干而渴，溲短赤，脉弦数，苔黄。②湿热型：症见关节疼痛，局部有灼热感，红肿拒按，口渴，烦闷不安，舌苔黄腻，脉滑数。③湿瘀型：症见患部红肿，刺痛，舌有紫斑或瘀，苔腻，脉涩。

【临证加减】湿毒型，加白花蛇舌草30g、蒲公英15g；湿瘀型，加紫丹参30g、赤芍15g；湿热型，加竹沥10g、半夏12g、夏枯草10g、贝母12g。

【疗效】以本方加减治疗各型痛风75例，结果痊愈24例，有效49例，无效2例，总有效率97%。

【来源】吕凤祥，程春葵．秦蚕汤治疗急性痛风性关节炎75例报告．中医正骨，1996，（1）：23－24．

🪷 白虎加桂枝汤合四妙丸加减

生石膏（先煎）30g　知母9g　黄柏9g　苍术6g　川牛膝15g　怀牛膝15g　薏苡仁30g　桂枝6g　忍冬藤15g　鸡血藤15g　赤芍药15g　茯苓15g　水蛭（研粉吞服）3g

【用法】水煎服，每天2次，每日1剂。

【功效】清热化湿，活血通络。

【适应症】**急性痛风性关节炎（热痹）**。症见：双足趾及踝关节、双手指关节交替性疼痛加重，局部红肿灼热，伴发热恶寒，夜不能寐，舌暗红，苔黄腻，脉濡数。

【来源】吕凤，沈誓红．白虎加桂枝汤的临床运用．浙江中医学药学报1995，（1）：27－28．

🪷 四妙勇安汤

金银花30g　元参30g　山药30g　炒薏仁30g　当归20g　甘草10g　川芎10g　生地15g　川牛膝15g

【用法】上方每日1剂，水煎服，日2次，2周为1疗程。

【功效】清热利湿，养阴通络。

【适应症】**急性痛风性关节炎（湿热伤阴）**

【临证加减】疼痛剧烈者，加鸡血藤、威灵仙各15g；关节游走性疼痛明显者，加防己10g；关节灼热明显者，加黄柏6g、地骨皮30g；伴有关节屈伸不利者，加苍术15g、伸筋藤15g、木瓜10g。

【疗效】以本方治疗急性痛风性关节炎33例，治愈20例，显效8例，有效3例，无效2例，总有效率为93.94%。

【来源】汪德芬．四妙勇安汤治疗急性痛风性关节炎65例．陕西中医，2007，28（5）：539－540.

风气痛膏

葱汁、蒜汁、生姜汁、凤仙花汁各50ml　乌药、草乌、干姜、官桂、红花、当归各50g

【用法】烧酒浸上药，收干入麻油煎松香收膏，外敷，日一次。

【功效】祛风散寒，活血通络。

【适应症】**急性痛风性关节炎（风寒痹）。**

【来源】《疡科选粹》卷八

雷火针

苍术15g　川芎9g　硫黄7.5g　穿山甲（炒）9g　蔓荆子9g　皂角9g　麝香1.5g　雄黄6g　艾叶9g

【用法】上为末，纸卷如指大，以草纸七层贴患处，将药燃起淬之。知痛则止。

【功效】祛风散寒通络。

【适应症】**急性痛风性关节炎（风寒痹）。**

【来源】《寿世保元》卷五痛风篇痹）。症见：历节风痛，不可屈伸。

中药通1号膏

大黄500g　路路通500g　配以500g蜂蜜制成膏剂

【用法】根据肿痛部位的大小，将中药Ⅰ号膏涂抹于大小适中的纱布垫上，敷于患处，敷药厚度约 0.3～0.5cm，用绷带包扎或胶布固定，再以保鲜膜覆盖，防止药物外浸。每天一次，7 天为一个疗程。

【功效】清热化瘀，通络止痛。

【适应症】**急性痛风性关节炎（瘀热型）**。

【疗效】以本方治疗急性痛风性关节炎 60 例，显效 54 例，有效 4 例，无效 2 例，总有效率为 96.6%。

【来源】马亚娟. 中药通 I 号治疗急性痛风性关节炎临床观察. 湖北中医杂志，2006，28（2）：44.

九制松香膏

松香 750g

【用法】松香用清水煮烊，拉拔过倾去水，再换水煮，再拉拔换水，如此以十遍为度，其末另用桐油 750g 浸药，春五、夏三、秋七、冬十日，熬枯滤去渣再熬，先入广胶 120g，俟溶化则成。以膏外敷，日一次。

【功效】祛风除湿，通络止痛。

【适应症】**痛风性关节炎（风湿痹）**。症见：骨节疼痛，麻木不仁。

【来源】《医方考》第五卷痛风门

第二节　慢性期

一、风寒湿型

除痹汤

白芍 30g　海风藤 15g　鸡血藤 15g　木瓜 20g　当归 10g　川芎 10g　牛膝 15g　续断 15g　乳香 5g　细辛 3g　黄芪 20g　甘草 6g

【用法】水煎服，每天 2 次，每日 1 剂。10 天为 1 个疗程。

【功效】祛风除寒，活血通络，缓急柔筋。

【适应症】**痛风性关节炎（风寒阻滞型）**。症见：四肢关节疼痛反复发作，游串作痛，以下肢为甚，每于气候变化，痛势更甚，痛苦表情，面色苍白，唇暗，舌淡苔白，脉沉细而涩。

【临证加减】痹痛以腰为主的加桑枝、桂枝、羌活；痹痛以腰以下为主的加重牛膝、续断用量，加独活、杜仲；风胜者加羌活、防风；寒胜者加川乌、桂枝；湿胜者加防己、薏苡仁；热胜加黄柏、生地；疼痛剧烈者加柴胡、熟附片等。

【疗效】以本方治疗风寒阻滞型痛风性关节炎 26 例，痊愈 16 例，好转 8 例，无效 2 例，总有效率为 92%。

【来源】王占海. 自拟除痹汤治疗痹证 26 例. 吉林中医药, 2004, 24 (10): 26.

🌸 加味三痹汤

独活 15g　续断 15g　川牛膝 15g　杜仲 15g　防风 15g　生姜片 15g　人参 15g　当归 15g　熟地 15g　黄芪 20g

【用法】水煎服，每天 2 次，每日 1 剂，30 天为 1 个疗程。同时，煎药后剩余的药渣加水煎 30 分钟，取出，加入适量白酒，用蒸气熏蒸患病部位。对膝关节、指（趾）关节等方便的部位可于温度适中时浸于药水中泡洗，腰肩部等大关节可用毛巾蘸药水搓洗，并辅以按摩，每天 1~2 次。

【功效】祛风利湿，散寒止痛。

【适应症】痛风性关节炎（风寒湿痹）。

【临证加减】畏寒严重者加附子（制）10g 祛寒；疼痛严重者加全蝎 15g，蜈蚣 1 条活血止痛；脾虚者加苍术 15g、白术 15g 健脾；湿重加薏苡仁 20g 除湿。另外根据患者病情严重程度增加地黄、人参等的剂量。

【疗效】以本方治疗痹症 90 例，治愈 71 例，治愈率 78.9%；复发 8 例，复发率为 8.9%；发生不良反应 3 例，发生率为 3.3%。

【来源】崔小臣. 加味三痹汤治疗痹症 90 例临床分析. 中外医疗, 2011, 30: 119.

🌸 上中下通用痛风丸加味

制南星 12g　黄柏 15g　泔苍术 12g　川芎 6g　威灵仙 10g　羌活 6g　木防己 10g　桂枝 10g　龙胆草 12g　白芷 10g　神曲 10g　白芍 24g　粉甘草 6g

【用法】水煎服，每天 2 次，每日 1 剂。

【功效】祛风通络，散寒除湿。

【适应症】**痛风性关节炎（风寒湿型）**。症见：全身关节疼痛，屈伸不利，筋脉拘急，四肢关节尤剧，且局部恶风，身热而不喜饮，脘胀纳呆，二便正常，舌淡红，苔白厚根微黄，脉弦略滑。

【疗效】以本方治疗风寒湿型痛风性关节炎2例，皆有好转。

【来源】陈端生. 上中下通用痛风丸治疗类风湿性关节炎二例. 福建中医药，1988，19（01）：39.

乌头汤加味

制川乌15g　白芍20g　麻黄6g　黄芪15g　细辛3g　白术15g
白芥子10g　薏苡仁30g　川牛膝10g　炮山甲10g　当归10g　三七10g　甘草6g

【用法】水煎服，每天2次，每日1剂。

【功效】祛风散寒除湿，化痰通络止痛。

【适应症】**痛风性关节炎（风寒湿痹）**。症见：肢体关节疼痛剧烈，肿大畸形，局部无红热，得温痛减，遇寒痛剧，形寒畏冷，小便清，舌质黯淡，苔白腻，脉沉弦。

【临证加减】寒湿甚者，制川乌可改用生川乌；关节发凉，疼痛剧烈，遇冷更甚加附子、桂枝、干姜。

【来源】董雯. 辨证分型治疗痛风探要. 实用中医内科杂志，2007，21（6）：58.

威仙芍麻汤

威灵仙3g　赤芍药3g　麻黄（去节）3g　羌活4.5g　独活4.5g
当归须4.5g　川芎4.5g　防风4.5g　白芷4.5g　木香4.5g　苍术3g
桃仁4.5g　甘草0.9g

【用法】水煎服，每天2次，每日1剂。

【功效】祛风除湿，散寒通络止痛。

【适应症】**痛风性关节炎（风寒湿痹）**。

【来源】《丹溪治法心要》第四卷痛风

附子汤

附子（炮去皮脐）9g　桂枝 9g　白芍 9g　甘草 9g　茯苓 9g　人参 9g　白术 15g

【用法】水煎服，每天 2 次，每日 1 剂。

【功效】祛风除湿，散寒通络。

【适应症】**痛风性关节炎（风寒湿痹）**。

【临证加减】行痹，加麻黄桂汤；痛痹，加附子、姜茯汤；胞痹，加四苓散；肠痹，加平胃散、山茱萸、甘草、肉豆蔻。

【来源】《脉因证治》篇二之痹症

乌头汤

乌头 15g　细辛 15g　川椒 15g　甘草 30g　秦艽 30g　附子 30g　桂心 30g　芍药 30g　干姜 45g　茯苓 45g　防风 45g　当归 45g　独活 60g　大枣 20 枚

【用法】上十四味，咀，以水一斗二升，煮取四升，分五服。

【功效】祛风行湿，散寒除痹。

【适应症】**痛风性关节炎（风寒湿痹）**。症见：风冷脚痹疼痛，挛弱不可屈伸。

【来源】《备急千金要方》卷七风毒香港脚方之汤液第二

三邪饮

麻黄 3g　苍术 3g　浮萍（七月半采）3g　白芷 3g　苦参 3g　桑皮 3g　川芎 3g　甘松 3g

【用法】水酒煎服，暖室出汗，三日再服。

【功效】祛风行湿，散寒除痹。

【适应症】**痛风性关节炎（风寒湿痹）**。症见：风寒湿邪成痹，痛甚，四肢麻木不举。

【来源】《简明医彀》卷三

🏵 风引汤

麻黄60g 石膏60g 独活60g 茯苓60g 吴茱萸30g 附子30g
秦艽30g 细辛30g 桂心30g 人参30g 防风30g 川芎30g 防己
30g 甘草30g 干姜45g 白术90g 杏仁60枚

【用法】上十七味咀，以水一斗六升，煮取三升，分三服，取汗。

【功效】祛风除湿，散寒通络。

【适应症】**痛风性关节炎（风寒湿痹）**。症见：两脚疼痹肿，或不仁拘急，屈不得行。

【来源】《备急千金要方》卷七风毒香港脚方汤液第二

🏵 五痹通治方一

片姜黄7.5g 羌活7.5g 白术7.5g 防己7.5g 甘草（炙）3g

【用法】上作一服，用水二盏，生姜七片，煎至一盏，病在上食后服，病在下食前服。

【功效】祛风除湿，散寒通络。

【适应症】**痛风性关节炎（风寒湿痹）**。症见：风寒湿之气，客留肌体，手足缓弱，麻痹不仁。

【来源】《奇效良方》卷三十八五之痹门

🏵 麻黄独活汤

麻黄（去根锉）23g 独活（去芦头）23g 杏仁（汤浸去皮尖双仁炒）23g 丹参15g 附子（炮裂去皮脐）15g 五加皮15g 细辛（去苗叶）15g 牛膝（酒浸切焙）15g 川芎15g 桑根白皮15g 白僵蚕15g

【用法】水煎服，每天2次，每日1剂。

【功效】祛风除湿，散寒通络。

【适应症】**痛风性关节炎（风寒湿痹）**。症见：筋骨疼痛，手脚缓弱，行履艰难。

【来源】《圣济总录》第二十卷热痹

三痹汤

人参9g　黄芪24g　当归9g　川芎9g　白芍15g　生地12g　杜仲
15g　川断15g　防风10g　桂心12g　细辛3g　茯苓15g　秦艽12g
川膝15g　独活10g　甘草6g　大枣1枚　生姜3片

【用法】水煎服，每天2次，每日1剂。

【功效】祛风除湿，散寒通络。

【适应症】痛风性关节炎（风寒湿痹）。

【来源】《校注医醇剩义》第四卷

羌活桂归煮酒方

羌活3g　桂枝3g　秦艽3g　防风3g　续断3g　附子3g　当归身
4.5g　金毛狗脊4.5g　虎骨4.5g　杜仲6g　晚蚕砂6g　川芎2.4g
桑枝3g　生姜（切片）3g　大枣2枚　陈酒2斤

【用法】浸一日夜煎服。头煎加水约500ml，先泡20分钟，武火煮沸后，
小火再煮沸30分钟，取液约200ml；二煎，加水约400ml，武火煮沸后，改小
火再煮沸30分钟，取液约200ml；两煎药汁混合后，分成2份。口服（温
服），每天2次，每日1剂。

【功效】祛风除湿，散寒通络。

【适应症】痛风性关节炎（风寒湿痹）。

【来源】《医学实在易》第五卷表证诸方

防风麻葛汤

防风20g　甘草10g　当归10g　茯苓20g　杏仁10g　官桂10g
黄芩10g　秦艽10g　干葛30g　麻黄10g　生姜三片　大枣一枚　黄
酒一钟

【用法】水煎服，每天2次，每日1剂。

【功效】祛风除湿，散寒通络。

【适应症】痛风性关节炎（风寒湿痹）。

【来源】《医方集宜》第一卷痛风门

小续命汤

防风5g 桂心5g 黄芩5g 杏仁（去皮尖炒）5g 芍药5g 甘草5g 川芎5g 麻黄（去节）5g 人参5g 防己6g 大附子3g

【用法】上为末，作二帖，每帖水一盏半，姜五片、枣一枚，煎八分服。

【功效】祛风除湿，散寒通络。

【适应症】**痛风性关节炎（风寒湿痹）**。症见：肢体麻痹，精神昏乱，头目眩晕，痰火并多，筋脉拘急，不能屈伸，骨节烦疼，不得转侧，诸风服之皆验。香港脚缓弱，久服得瘥。久病风人，每遇天色阴晦，节候变易，预宜服之，以防暗哑。

【临证加减】精神恍惚者，加茯神、远志；骨节烦疼，有热者，去附子倍芍药；无热者，倍官桂、附子；心烦多惊，加犀角；呕逆腹胀，加半夏倍人参；烦躁大便涩，去附子倍芍药、加竹沥；脏寒下利，去防己、黄芩，倍附子，加白术；自汗去麻黄、杏仁，加白术；脚膝弱、加牛膝、石斛；身痛加秦艽；腰痛加桃仁、杜仲（姜汁炒）；失音倍杏仁。

【来源】《医门法律》

麻黄人参汤

麻黄（去节）10g 人参10g 黄芩10g 芍药15g 防己10g 川芎10g 杏仁10g 甘草6g 肉桂10g 附子10g 防风10g 生姜3片

【用法】水煎服，每天2次，每日1剂。

【功效】祛风散寒，除湿通络。

【适应症】**痛风性关节炎（风寒湿痹）**。

【来源】《医方集宜》第一卷痛风门

金沸草汤

金沸草15g 桃仁15g 生鹿角15g 新绛屑9g 当归尾15g 青葱管30g

【用法】水煎服，每天2次，每日1剂。

【功效】祛风散寒，除湿通络。

【适应症】**痛风性关节炎（风寒湿痹）。**

【来源】《医学妙谛》卷中杂症痛风章

黑神丸

牡丹皮60g　白芍药60g　川芎60g　麻黄（去根、节）60g　赤芍药150g　甘草150g　荆芥90g　草乌（炮）90g　黑豆120g　何首乌（米泔浸，切，焙）180g

【用法】上为细末，水糊为丸，如鸡头大。每服一丸，细嚼，茶酒任下，不计时候。

【功效】祛风除湿，散寒通络。

【适应症】**痛风性关节炎（风寒湿痹）。**症见：手足颤抖，浑身麻痹，肩背拘急，骨节疼痛。兼治妇头旋眼晕，精神困倦。

【临证加减】头痛，葱茶下祛冷气。

【来源】《太平惠民和剂局方》卷一

灵脾丸

仙灵脾10g　防风（去芦头）30g　羌活10g　白附子（炮裂）10g　天麻60g　天南星10g　麝香1g

【用法】上药，捣为末，入研药令匀，炼蜜和捣五七百杵，丸如梧桐子大，每服于食前。

【功效】祛风除湿，散寒通络。

【适应症】**痛风性关节炎（风寒湿痹）。**症见：肢节疼痛，身体手足不遂。

【来源】《太平圣惠方》第十九卷风湿痹不仁诸方

木瓜虎骨丸

木瓜30g　血竭（研）30g　虎胫骨（酒炙）30g　没药（研）30g　自然铜（醋淬七次）30g　枫香脂30g　败龟板（醋炙去阑）30g　骨碎补（去毛）30g　甜瓜子30g　当归（切焙）30g　桂枝30g　乳

香（研）15g 木香30g 安息香（重汤酒煮入药）60g 地龙（去土）60g

【用法】上为末，入研药和匀，酒糊丸如桐子大。每服三十丸，温酒送下，煎木瓜汤送下亦得；渐加至五十丸，空心食前。

【功效】祛风除湿，散寒通络。

【适应症】痛风性关节炎（风寒湿痹）。症见：脚重不仁，疼痛少力，足下隐痛，不能踏地，脚膝筋挛，不能屈伸，及项背拘急，手背无力，耳内蝉鸣，头眩目晕诸症；香港脚，行步艰难，并皆服之。

【来源】《卫生宝鉴》第十五卷诸腰痛筋骨冷疼

四生丸

白僵蚕（炒）30g 地龙（去土）30g 白附子（生）30g 五灵脂（炒）30g 草乌头（去皮尖，生）30g

【用法】上为细末，以米糊和丸，梧子大。每服二十丸，温酒送下。或作末，酒调4.5g亦可。日进二服，不拘时候。

【功效】祛风除湿，散寒通络。

【适应症】痛风性关节炎（风寒湿痹）。症见：血风骨节疼痛，举臂不起，行履艰难，遍身麻痹。

【来源】《女科证治准绳》

都君予续断丸

川续断（洗，推去节，锉，焙）9g 草薢9g 当归（洗去芦，薄切，微炒）9g 附子（焙，去皮脐）9g 川芎9g

【用法】上为细末，炼蜜丸如梧桐子大。每服三四十丸，酒或饮下，空心食前。

【功效】祛风除湿，散寒通络。

【适应症】痛风性关节炎（风寒湿痹）。症见：风湿四肢浮肿，肌肉麻痹，甚则手足无力，筋脉缓急。

【来源】《普及本事方》第三卷风寒湿痹白虎历节走注诸病

木瓜天麻丸

木瓜 500g　天麻（去芦）500g　牛膝（去根）500g　肉苁蓉 500g

【用法】以上四味，用无灰酒五升浸，春秋各五日，夏三日，冬十日，取出焙干，再入附子（炮，去皮脐）60g，虎骨（酥炙）30g。

上同为细末，用浸药酒煮面糊和丸，如梧桐子大，每服五十丸，空心煎木瓜酒盐汤任下。常服补虚除湿，大壮筋骨。

【功效】祛风除湿，散寒通络。

【适应症】**痛风性关节炎（风寒湿痹）**。症见：肾经虚寒，下攻腰脚，筋脉拘挛，掣痛不已，履地艰辛，脚心隐痛，及风寒湿痹，并皆治之。

【来源】《奇效良方》卷三十九之香港脚门（附论）

天雄丸方

天雄（炮裂，去皮脐）15g　附子（炮裂，去皮脐）15g　桂枝（去粗皮）23g　干姜（炮）45g

【用法】上五味，为细末，炼蜜丸如梧桐子大。每服二十丸，温酒下，日三夜一。

【功效】祛风除湿，散寒通络。

【适应症】**痛风性关节炎（风寒湿痹）**。症见：皮肉不仁，骨髓疼痛不可忍者。

【来源】《圣济总录》第一十九卷诸痹门

去毒丸方

天雄（炮裂，去皮脐）15g　附子（炮裂，去皮脐）15g　桂枝（去粗皮）15g　白僵蚕（直者，炒）45g　防风（去叉）1g

【用法】上五味，为细末，炼蜜丸如梧桐子大。每服二十丸，温酒下，日三夜一。

【功效】祛风除湿，散寒通络。

【适应症】**痛风性关节炎（风寒湿痹）**。症见：腰脚疼痛不可忍，久不瘙者。

【来源】《圣济总录》第一十九卷诸痹门

萆薢丸

萆薢 60g 牛膝（酒浸，切，焙）45g 丹参 30g 附子（炮裂，去皮脐）30g 白术 30g 枳壳 30g

【用法】上六味，为细末，炼蜜丸如梧桐子大。每服三十丸，温酒下，不拘时。

【功效】祛风除湿，散寒通络。

【适应症】**痛风性关节炎（风寒湿痹）**。症见：肢体疼痛，不能行步。

【来源】《圣济总录》第一十九卷诸痹门

楮实丸

楮实 75g 桂枝（去粗皮）23g 干姜（炮）23g 枳壳（去瓤，麸炒）23g 牛膝（酒浸，切，焙）23g

【用法】上六味，捣为末，炼蜜和丸，如梧桐子大。每服三十丸，食前温下，日三。

【功效】祛风除湿，散寒通络。

【适应症】**痛风性关节炎（风寒湿痹）**。症见：腿脚不利。

【来源】《圣济总录》第一十九卷诸痹门

乳香丸

白附子（炮）30g 南星 30g 白芷 30g 没药 30g 赤小豆 30g 荆芥 30g 藿香（去土）30g 骨碎补（去毛）30g 乳香 30g 五灵脂 60g 川乌（炮，去皮脐尖）60g 糯米（炒）60g 草乌头（炮，去皮尖）60g 京墨 150g 松脂（研）15g

【用法】上为末，酒糊丸梧子大。每服十九至十五丸，冷酒吞下，茶亦得，不拘时，忌热物。

【功效】祛风除湿化痰，散寒通络止痛。

【适应症】**痛风性关节炎（风寒湿痹夹痰）**。

【来源】《丹溪心法》第四卷痛风

丹溪控涎丹

糯米 50g 黄踯躅根 6g 黑豆 25g

【用法】上件用酒水各一碗煮，徐徐服之。大吐大泻，一服即住。

【功效】祛风散寒，除湿通络。

【适应症】**痛风性关节炎（风寒湿痹）**。

【临证加减】痰挟死血加桃仁泥丸。

【来源】《丹溪治法心要》第四卷痛风

龙虎丹

苍术 15g 白芷 15g 草乌 15g 乳香 6g 没药 6g 当归 15g 牛膝 15g

【用法】上俱作末，酒糊丸，如弹子大，温酒化下。

【功效】祛风散寒，除湿通络。

【适应症】**痛风性关节炎（风寒湿痹）**。症见：走注疼痛，或麻木不遂，或半身痛。

【来源】《丹溪治法心要》第四卷痛风

八珍丸

乳香 9g 没药 9g 代赭石 9g 穿山甲 9g 川乌（不去皮尖生用）30g 草乌（不去皮尖生用）15g 羌活 15g 全蝎（头尾全者）21g

【用法】上末之，醋糊丸，桐子大，每服十一丸，日二次。

【功效】祛风散寒，除湿通络。

【适应症】**痛风性关节炎（风寒湿痹）**。

【来源】《丹溪治法心要》第四卷痛风

入酒末药方

乌药 9g 白芷 9g 木香 9g 荆芥 9g 甘草 9g 何首乌 9g 川乌

9g 青藤 9g 藁本 9g 天麻 9g 金银花 9g 苍术 9g 全蝎 9g 细辛 9g 防风 9g 草乌 9g 川芎 9g 人参 9g 当归 9g 石斛 9g 麻黄 9g 两头尖 9g

【用法】上件共为细末，好酒和丸，如梧桐子大。每服三十丸，空心好酒下，日二次。

【功效】祛风除湿，散寒通络。

【适应症】**痛风性关节炎（风寒湿痹）。**

【来源】《仁斋直指方论（附补遗）》第四卷历节风

六神辅圣丸

草乌（白嫩者佳）250g 麻油 250g 甘草 125g 荆芥 60g 羌活 60g 紫苏 60g 青风藤 60g

【用法】草乌用无灰酒煮一昼夜，另用一锅煎滚汁浸之，方可挤去乌皮，如用冷酒浸，则乌皮挤不脱矣。将草乌挤净，与它药共捣烂为丸，如梧桐子大，每服二十丸，温酒下，日二次。

【功效】祛风除湿，散寒通络。

【适应症】**痛风性关节炎（风寒湿痹）。**

【来源】《解围元薮》第三卷风疠各方

神酿丸

苍术 120g 草乌 45g 杏仁 30g 川芎 30g 白芷 30g 半夏 30g

【用法】上药锉片，用姜二斤、葱一斤捣汁拌湿，以药铺入瓶内，封好埋土中，春三夏五秋七冬九日取出，晒干，加猴姜、木香、牛膝、红花各 30g，当归、萆薢、茄根各 60g，共为末，老酒糊丸，桐子大。每服六十丸，酒下，日进三次。

【功效】祛风除湿散寒，化痰通络。

【适应症】**痛风性关节炎（风寒湿痹夹痰）。**

【来源】《解围元薮》第三卷风疠各方

大定风丸

南星 22.5g 白芍 22.5g 木瓜 22.5g 官桂 22.5g 甘草 22.5g

荆芥 22.5g　川乌 22.5g　僵蚕 22.5g　白芷 22.5g　牛膝 22.5g　当归 22.5g　槟榔 22.5g　天麻 22.5g　人参 22.5g　何首乌 22.5g　羌活 30g　桔梗 30g　独活 30g　白术 30g　防已 30g　全蝎 30g　木香 30g　半夏 30g　厚朴 30g　杜仲 30g　黄芩 30g　陈皮 45g　枳实 45g　麻黄 45g　白附子 37.5g　防风 37.5g　苍术 250g　川乌 15g　乳香 7.5g　没药 7.5g　沉香 7.5g　血竭 7.5g

【用法】上为末，酒糊丸桐子大。每服七十丸，酒下，日二次。

【功效】祛风除湿散寒，化痰通络。

【适应症】**痛风性关节炎（风寒湿痹夹痰）**。

【来源】《解围元薮》第三卷风疠各方

🪷 驻车丸

独活 15g　川乌 15g　沙参 15g　生地 15g　蒺藜 15g　白芷 15g　木瓜 15g　海桐皮 15g　薏苡仁 30g　羌活 30g　防风 30g　细辛 30g　甘草节 30g　牛膝 30g

【用法】上为末，用五加皮浸酒煎汁，为糊丸，桐子大，每服七十丸酒下，日二次。

【功效】祛风除湿，散寒通络。

【适应症】**痛风性关节炎（风寒湿痹）**。

【来源】《解围元薮》第三卷风疠各方

🪷 草乌苍芷丸

草乌 9g　苍术 9g　白芷 9g　乳香 9g　没药 9g　当归 15g　牛膝 15g

【用法】上药为末，酒糊为丸如弹子大，每服一丸，温酒化下，日二次。

【功效】祛风除湿，散寒通络。

【适应症】**痛风性关节炎（风寒湿痹）**。症见：走注疼或麻木不遂或半身痛。

【来源】《医方集宜》第一卷痛风门

草乌地黄丸

草乌（去皮）60g　熟地黄（或生者）30g　南星15g　半夏曲15g　僵蚕15g　乌药15g

【用法】上为末，酒糊丸如桐子大，每服五十丸，空心温酒送下，日二次。

【功效】祛风散寒，除湿化痰。

【适应症】**痛风性关节炎（风寒湿痹夹痰）。**

【来源】《医方集宜》第一卷痛风门

乌头木鳖丸

草乌（去尖）120g　木鳖子（去壳）90g　自然铜30g　香白芷90g　没药（另研）60g　南星60g　威灵仙60g　地龙90g

【用法】上为细末，酒糊丸，如桐子大。每服十五粒，日二次。

【功效】祛风除湿，散寒通络。

【适应症】**痛风性关节炎（风寒湿痹）。**

【来源】《医学纲目》第十二卷肝胆部诸痹

八物丸

乳香9g　没药9g　代赭石9g　穿山甲（生用）9g　川乌（不去皮尖，生用）30g　草乌（不去皮尖，生用）15g　羌活7.5g　全蝎（21个，用头尾全者）

【用法】上药以醋糊丸，如桐子大，每服十一丸，日二次。

【功效】祛风除湿，散寒通络。

【适应症】**痛风性关节炎（风寒湿痹）。**

【来源】《医学纲目》第十二卷肝胆部诸痹

史丞相遇仙方

附子（炮，去皮脐）30g　川乌（炮，去皮脐）30g　当归（酒浸，焙）30g　川芎30g　羌活30g　肉苁蓉（酒浸，炮）30g　杜仲

（去皮，炒去丝，姜汁制）30g 黄芪30g 白蒺藜（炒，去刺）30g 白术30g 人参30g 川牛膝（酒浸，焙去芦）30g 防风30g 天麻（去苗）30g 白茯苓30g 草薢30g 狗脊（炒，去毛）30g 续断30g 独活30g 肉桂（去粗皮）30g 赤芍30g 虎胫骨（酥炙）75g

【用法】上二十二味，切细，以生绢袋盛之，用无灰酒浸，密封瓶口，春三日，夏二日，秋七日，冬十日，取出晒，焙干为末，酒糊丸，如桐子大。用浸药酒一盏，送下五十丸，空心服。忌生冷油腻豆腐面食发风之物。

【功效】祛风除湿，散寒通络。

【适应症】**痛风性关节炎（风寒湿痹）**。症见：手足艰难，筋骨疼痛，或伴口眼歪斜，言语謇涩。

【来源】《医学纲目》第十二卷肝胆部诸痹

增制史国公药酒方

桂枝15g 秦艽10g 防风10g 牛膝10g 草薢10g 当归10g 虎骨10g 川芎10g 川断15g 杞子20g 红花10g 鳖甲10g 白茄根10g 甘草10g 老松节20g 五灵脂10g 嫩桑枝20g 樟木10g 杜仲15g 狗脊20g 独活10g 薏苡仁30g 蚕砂15g 五加皮15g 姜黄10g 槐枝20g 苍耳子10g 川乌10g 草乌10g 柳枝20g 海风藤30g

【用法】先将烧酒浸五日后，再入陈酒浸煮，不拘时饮之。

【功效】祛风除湿，散寒通络。

【适应症】**痛风性关节炎（风寒湿痹）**。

【来源】《疡科心得集》

石斛酒

石斛75g 丹参75g 五加皮75g 乌头60g 秦艽60g 杜仲60g 山萸60g 牛膝60g 桂心45g 干姜45g 羌活45g 川椒45g 橘皮45g 黄芪45g 白前45g 川芎45g 茵芋45g 当归45g 薏苡仁50g 防风30g 钟乳石（捣碎别绢袋盛，系大药袋内）120g

【用法】上二十一味，咀，以酒四斗渍三日，初服300ml，日再，稍稍加以知为度。

【功效】祛风除湿，散寒通络。

【适应症】**痛风性关节炎（风寒湿痹）**。症见：气满，脚痛痹挛，弱不能行。

【来源】《备急千金要方》卷七风毒香港脚方之酒醴第四

侧子酒

侧子（乌头）60g　牛膝60g　丹参60g　山萸60g　蒴根60g　杜仲60g　石斛60g　防风45g　干姜45g　川椒45g　细辛45g　独活45g　秦艽45g　桂心45g　川芎45g　当归45g　白术45g　茵芋45g　五加皮75g　薏苡仁100g

【用法】上二十味，咀，绢袋盛，清酒4000ml渍六宿。初服300ml，稍加以知为度，目昏头眩者弥精。

【功效】祛风除湿，散寒通络。

【适应症】**痛风性关节炎（风寒湿痹）**。

【来源】《备急千金要方》卷七风毒香港脚方之酒醴第四

茵芋浸酒方

茵芋（去粗茎）15g　萆薢15g　蜀椒（去目并闭口，炒出汗）15g　狗脊（去毛）15g　桂枝（去粗皮）15g　附子（炮裂，去皮脐）15g　牛膝（去苗，酒浸，切，焙）23g　石斛（去根）23g　生姜23g

【用法】上九味，咀，以生绢袋贮，以酒一斗，浸经三两宿。每服一盏或二盏，温服。服尽酒一半，更可添新酒浸之。觉药味淡，即再合。

【功效】祛风除湿，散寒通络。

【适应症】**痛风性关节炎（风寒湿痹）**。症见：皮肉不仁，骨髓疼痛不可忍。

【来源】《圣济总录》第一十九卷诸痹门

秘传煮酒应效方

当归7.5g　人参7.5g　茯苓7.5g　乌药7.5g　砂仁7.5g　杏仁

7.5g 川乌7.5g 草乌7.5g 何首乌7.5g 五加皮7.5g 枸杞子7.5g 川椒7.5g 木香4.5g 牛膝4.5g 枳壳4.5g 干姜4.5g 虎骨4.5g 香附子4.5g 白芷4.5g 厚朴4.5g 麦门冬（去心）4.5g 陈皮（去白）4.5g 白术4.5g 川芎4.5g 麻黄4.5g 独活4.5g 羌活4.5g 半夏4.5g 肉桂4.5g 白芍药4.5g 生地黄4.5g 熟地黄4.5g 防风4.5g 天门冬4.5g 五味子4.5g 小茴香4.5g 细辛4.5g 苍术15g 破故纸15g 甘草15g 核桃肉16.5g 红豆酥油16.5g 蜂蜜240g 沉香4.5g 葡萄藤6g 荆芥4.5g 地骨皮4.5g 山茱萸4.5g 巴戟4.5g 知母4.5g

【用法】上药为细末，分作二袋，用罐盛酒，袋悬于罐内，封罐口，安锅内煮熟，过五七日方用。每次60ml，日二次。

【功效】祛风散寒除湿，通络止痛。

【适应症】**痛风性关节炎（风寒湿痹）。**

【来源】《仁斋直指方论（附补遗）》第四卷历节风

🌸 定风酒

檀香30g 羌活30g 防风30g 牛膝30g 杜仲30g 芍药30g 当归30g 木瓜30g 天麻30g 白芷30g 川芎30g 麻黄30g 陈皮30g 荆芥30g 半夏30g 黄芩30g 官桂30g 苍术30g 首乌30g 沉香15g 木香15g 乳香15g 没药15g 血竭15g 红花15g

【用法】上均作三帖，用无灰酒一坛入药，一帖封固。隔汤煮五七沸，不拘时随量饮。

【功效】祛风除湿，散寒通络。

【适应症】**痛风性关节炎（风寒湿痹）。**

【来源】《解围元薮》第四卷

🌸 神仙酒

闹羊花根250g 生姜60g 红枣90g 醇酒二十碗 酒浆十碗。

【用法】将药浸入酒内，煨熟去渣，卧时服一小杯，痛止即停。

【功效】祛风除湿，散寒通络。

【适应症】痛风性关节炎（风寒湿痹）。

【来源】《解围元薮》第四卷

❧ 乌茶酒

乌茶草（七叶连根草）30g　当归30g　五加皮30g　川芎30g
生地30g　芍药30g　升麻30g　白芷30g　防风30g　甘草7.5g　元参
15g　苍耳子15g　乌药15g　羌活15g　独活15g　前胡15g　秦艽15g
金银花15g　闹羊花根15g　千金草30g

【用法】好酒一坛入药，隔汤煮透，随量饮，醉醒痛止。

【功效】祛风除湿，散寒通络。

【适应症】痛风性关节炎（风寒湿痹）。

【来源】《解围元薮》第四卷

❧ 麻黄散方

麻黄（去根节）15g　防风（去芦头）15g　附子（炮裂去皮脐）
15g　川芎15g　桂心15g　茵芋15g　甘草6g

【用法】上锉，头煎加水约500ml，先泡20分钟，附子先煎半小时入余
药，武火煮沸后，小火再煮沸30分钟，取液约200ml；二煎，加水约400ml，
武火煮沸后，改小火再煮沸30分钟，取液约200ml；两煎药汁混合后，分成2
份。口服（温服），每天2次，每日1剂。

【功效】祛风除湿，散寒通络。

【适应症】痛风性关节炎（风寒湿痹）。症见：四肢懈惰，不能自举。

【来源】《太平圣惠方》第十九卷治风痹诸方

❧ 石斛散方

石斛（锉去根节）30g　附子（炮裂去皮脐）10g　独活10g　天
门冬（去心焙）45g　桂心45g　麻黄10g　白芷15g　秦艽10g　当归
10g　苍术15g　杜仲（去粗皮炙令微黄锉）15g

【用法】每服，不计时候，以温酒调下3g，未效时，稍加之。

【功效】祛风除湿，散寒通络。

【适应症】**痛风性关节炎（风寒湿痹）**。症见：脚弱拘挛，疼痛不能行，趺肿上膝，小腹坚，不能食。

【来源】《太平圣惠方》第十九卷风湿痹不仁诸方

何首乌散

何首乌22.5g 羌活（去芦）22.5g 当归（炒，去芦）22.5g 赤箭22.5g 附子（炮，去皮脐）22.5g 桂心22.5g 赤芍药22.5g 川芎22.5g 羚羊角屑22.5g 威灵仙30g 牛膝（酒浸）30g 防风（去芦）15g

【用法】上为细末，每服6g，豆淋酒调下，不拘时。

【功效】祛风除湿，散寒通络。

【适应症】**痛风性关节炎（风寒湿痹）**。症见：妇人血风身体骨节疼痛，或手足麻痹，腰沉重，牵拽不随，并皆治之。

【来源】《女科证治准绳》

乌头汤

大乌头（炮，去皮脐）30g 细辛（去叶）30g 川椒（去目并合口，微炒，地上出汗）30g 甘草（炙）30g 秦艽（洗，去芦）30g 附子（炮，去皮脐）30g 官桂（不见火）30g 白芍药（各等份）30g 干姜（炮）30g 白茯苓（去皮）30g 防风（去钗股，炙）30g 当归（去芦，薄切，焙干）30g 川独活（黄色如鬼眼者，去芦，洗，焙）25g

【用法】上为粗末。每服9g，水一盏半，枣二个，同煎至八分，去滓，空心食前服。

【功效】祛风除湿，散寒通络。

【适应症】**痛风性关节炎（风寒湿痹）**。症见：寒冷湿痹，留于筋脉，挛缩不得转侧。冬服为宜。

【来源】《普及本事方》第一卷中风肝胆筋骨诸风

🪷 风引汤

·   麻黄 30g   石膏 30g   羌活 30g   白茯苓 30g   白术 30g   附子 15g
吴茱萸 15g   秦艽 15g   细辛 15g   人参 15g   川芎 15g   防风 15g

【用法】上为细末，每服 9g，水一盏煎至半盏去滓，食前温服。

【功效】祛风行湿，散寒除痹。

【适应症】**痛风性关节炎（风寒湿痹）**。症见：两脚疼痹，脉微而弱，肿或不仁，拘急屈不得行。

【来源】《鸡峰普济方》卷第二之香港脚

🪷 五痹通治方三

薏苡仁 30g   当归 30g   芍药 30g   肉桂（去皮）30g   麻黄 30g
甘草（炙）30g   苍术 60g

【用法】上药咀，每服 15g，水二盏，生姜五片，煎至七分，去滓，食前温服。

【功效】祛风除湿，散寒通络。

【适应症】**痛风性关节炎（风寒湿痹）**。症见：手足流注疼痛，麻痹不仁，难以屈伸。

【临证加减】若病患汗出者，去麻黄。若病患有热者，去肉桂，虚实加减服之。

【来源】《奇效良方》卷三十八五之痹门

🪷 五痹通治方四

巴戟天（去心）90g   附子（炮，去皮脐）60g   五加皮 60g   牛膝（酒浸，焙）30g   石斛 1g

【用法】上锉如麻豆大，每服 15g，生姜三片，水一盏半，煎至一盏，去滓，空心温服。

【功效】祛风除湿，散寒通络。

【适应症】**痛风性关节炎（风寒湿痹）**。症见：肢冷，脚膝疼痛，行履艰难。

【来源】《奇效良方》卷三十八五之痹门

🪷 五痹通治方五

乳香（别研）24g　附子（炮，去皮脐）24g　木香24g　五灵脂30g　黑豆60g　防风30g　陈皮15g

【用法】上为细末，酒煮面糊和丸，如梧桐子大，每服三十丸，渐加至五七十丸，空心用温酒送下。

【功效】祛风除湿，散寒通络。

【适应症】**痛风性关节炎（风寒湿痹）**。症见：四肢拘挛，筋骨疼痛，行步艰难，香港脚诸疾，并皆治之。

【来源】《奇效良方》卷三十八五之痹门

🪷 五痹通治方六

广木香6g　草乌9g　川乌6g　两头尖6g　穿山甲6g　虎骨（酥炙）6g　细辛6g　五灵脂乳6g

【用法】上为细末，酒煮面糊为丸，如梧桐子大，每服三五丸，加至十五丸，空心用温酒一盏送下。

【功效】祛风除湿，散寒通络。

【适应症】**痛风性关节炎（风寒湿痹）**。症见：四肢拘挛，筋骨疼痛，行步艰难，并宜服之。

【来源】《奇效良方》卷三十八五之痹门

🪷 五痹通治方七

五灵脂30g　荆芥30g　川乌（炮，去皮脐）30g　当归（切焙）30g　白胶香30g　自然铜（火醋淬七次，别研）30g

【用法】上为细末，酒煮糊为丸，如梧桐子大，每服二十丸，用热酒送下，食后服，日进二服。

【功效】祛风除湿，散寒通络。

【适应症】**痛风性关节炎（风寒湿痹）**。症见：风寒湿走注脚痹，腰膝重痛。

【来源】《奇效良方》卷三十八五之痹门

续命汤

五加皮 15g 海桐皮 15g 川乌（炮）15g 牡丹皮 15g 川芎 15g
赤芍 15g 干姜 3g 肉桂 3g

【用法】上为末，每服三钱，用古铜钱一文，香油浸入药，同煎服。

【功效】祛风除湿，散寒通络。

【适应症】**痛风性关节炎（风寒湿痹）**。症见：四肢百节走痛，或鸡爪
风，手足摇动，不能举物。

【来源】《仁术便览》卷一之痛风

附子汤

附子（生去皮脐）9g 白芍药 9g 桂心 9g 甘草 9g 白茯苓 9g
人参 9g 白术 30g

【用法】上为锉散。每服 12g，水三盏，煎七分，去滓，食前服。

【功效】祛风除湿，散寒通络。

【适应症】**痛风性关节炎（风寒湿痹）**。症见：骨节疼痛，皮肤不仁，肌
肉重着，四肢缓纵。

【来源】《三因极一病证方论》卷三之合痹治法

茯苓汤方

赤茯苓（去黑皮）30g 桑根白皮 30g 防己 15g 桂枝（去粗
皮）15g 川芎 15g 芍药 15g 麻黄（去根节）15g

【用法】上七味，粗捣筛。每服 5g，水一盏半，枣一枚去核，煎取一盏，
去滓温服。连三服后，以热姜粥投之，汗出为度。

【功效】祛风除湿，散寒通络。

【适应症】**痛风性关节炎（风寒湿痹）**。症见：四肢疼痹，拘挛浮肿。

【来源】《圣济总录》第一十九卷诸痹门

海桐皮汤

海桐皮15g 丹参15g 桂枝（去粗皮）15g 防己15g 甘草（炙）15g 麻黄（去根节）15g 天门冬（去心）15g

【用法】上八味，锉如麻豆。每服6g，水一盏，入生姜五片，煎至七分，去滓温服，不拘时。

【功效】祛风除湿，散寒通络。

【适应症】**痛风性关节炎（风寒湿痹）**。症见：肢体不仁，疼痛。

【来源】《圣济总录》第二十卷风湿痹

巴戟汤

巴戟天（去心）90g 五加皮60g 萆薢（微炒）45g 牛膝（去苗，酒浸，切，焙）45g 石斛（去根）45g 防风（去叉）31g 白茯苓（去黑皮）31g 附子（炮裂，去皮脐）60g 甘草（微炙）45g

【用法】上九味，锉如麻豆。每服7.5g，水二盏，煎取一盏，去滓，空心食前温服，日二夜一。

【功效】祛风除湿，散寒通络。

【适应症】**痛风性关节炎（风寒湿痹）**。症见：脚膝疼痛，行履不得。

【来源】《圣济总录》第一十九卷诸痹门

羌活汤

羌活（去芦头）7.5g 防风（去叉）7.5g 五加皮（锉）7.5g 牛膝（去苗酒浸切焙）7.5g 酸枣仁（微炒）7.5g 丹参7.5g 麻黄（去根节汤煮掠去沫焙）7.5g 芍药7.5g 当归（切焙）7.5g 独活（去芦头）7.5g 槟榔（锉）7.5g 玄参（坚者）7.5g 木通（锉）7.5g 桂枝（去粗皮）1g 黄芪（锉）1g

【用法】上一十五味，粗捣筛，每服7.5g，水一盏半，煎至七分，去滓空心温服，日晚再服。

【功效】祛风除湿，散寒通络。

【适应症】**痛风性关节炎（风寒湿痹）**。症见：伤寒后下焦风虚，骨髓酸痛，腰脚顽痹，不能久立，日渐消瘦。

【来源】《圣济总录》第二十卷热痹

❀ 防风汤

防风（去叉）30g 麻黄（去根节）1g 桂（去粗皮）1g 牛膝（去苗酒浸切焙）30g 丹参15g 五加皮15g 杜仲（去粗皮炙锉）1g 川芎1g 附子（炮裂去皮脐）30g 细辛（去苗叶）15g 当归（切焙）30g 芍药30g 羌活（去芦头）30g 续断30g

【用法】上一十四味，锉如麻豆，每服7.5g，用水一盏半，入生姜半分拍碎，同煎至七分，去滓食前温服。

【功效】祛风除湿，散寒通络。

【适应症】**痛风性关节炎（风寒湿痹）**。症见：伤寒后腰痛，或皮肉痹，腿膝疼痛，行履艰难，不可俯仰。

【来源】《圣济总录》第二十卷热痹

❀ 附子汤

附子（炮裂去皮脐）15g 麻黄（去根节）23g 杏仁（汤浸去皮尖双仁炒黄）27g 细辛（去苗叶）1g 川芎16g 牛膝（去苗酒浸焙干）30g 丹参（去根节）30g 防风（去叉）30g 独活（去头）30g 五加皮（炙令黄）30g

【用法】上一十味，锉如麻豆，每服7.5g，用水一盏半，入生姜半分拍碎，同煎至一盏。去滓温服，空心日午晡时，衣复微令汗出。

【功效】祛风除湿，散寒通络。

【适应症】**痛风性关节炎（风寒湿痹）**。症见：皮肉麻痹，筋骨疼痛，足跗不仁，手脚缓弱，履地不稳。

【来源】《圣济总录》第二十卷热痹

❀ 皮骨散

虎骨（酥炙）30g 花蛇（酒浸取肉）30g 天麻30g 防风30g

川牛膝 30g　僵蚕（炒）30g　当归（酒浸）30g　乳香（另研）30g

桂心 30g　炙甘草 7.5g　全蝎 7.5g　麝香 3g

【用法】上药为末，每服 6g，豆淋酒调下，日二次。

【功效】祛风除湿，散寒通络止痛。

【适应症】**痛风性关节炎（风寒湿痹）。**

【来源】《杂病治例》痛风篇

拈痛散

羌活 30g　独活 30g　细辛 30g　肉桂 30g　防风 30g　白术 30g

高良姜 30g　麻黄（不去节）30g　天麻（去苗）30g　川乌（生，去皮）30g　吴茱萸 30g　乳香（研）30g　小椒（去目）30g　全蝎（生）30g　当归 30g　川姜 15g　葛根 30g

【用法】上为粗末。入乳香研匀，每抄药一十钱，甚者十五钱，同细盐一升，炒令极热，绢袋盛。熨烙痛处，不拘早晚频用，药冷再炒一次，用毕甚妙。

【功效】祛风除湿，散寒通络。

【适应症】**痛风性关节炎（风寒湿痹）。**

【来源】《医学纲目》第十二卷肝胆部诸痹

乌药顺气散

乌药（去皮）60g　麻黄（去节汤）60g　橘皮 60g　甘草（炙）30g　川芎 30g　枳壳（麸炒去穰）30g　桔梗 30g　白僵蚕（炒去丝）30g　白芷 30g　白姜（炮）15g

【用法】上为末，每服 6g，水一盏，姜三片，薄荷七叶，煎七分，空心服。治气，去薄荷，用枣子二枚同煎。

【功效】祛风除湿，散寒通络。

【适应症】**痛风性关节炎（风寒湿痹）。**症见：手脚偏枯，并湿毒进袭，腿膝挛痹，筋骨疼痛。

【来源】《杂病广要》

🪷 风湿汤

附子（炮去皮）30g　白术30g　甘草30g　当归（焙）30g　防风30g　桂枝30g　薏苡仁30g　乳香15g　没药15g　茯苓15g

【用法】上为细末，每服9g，水盏半，煎至七分，和滓温服食前，日三夜一。

【功效】祛风除湿，散寒通络。

【适应症】**痛风性关节炎（风寒湿痹）**。症见：筋挛着床，不能行步。

【来源】《施丸端效方》

🪷 金刀如圣散

川乌（炮）120g　草乌（炮）120g　朱砂（另研）15g　雄黄（另研）15g　荆芥15g　麻黄（去根）15g　天麻15g　当归15g　何首乌15g　细辛15g　石斛（去芦）15g　人参15g　全蝎（去足）15g　川芎15g　甘草15g　防风15g　苍术15g

【用法】上药研为细末，每服1.5g，临卧温茶送下。如病程长者，初服0.9g，渐渐加至2.1g，看人肥瘦大小加减。

【功效】祛风除湿，散寒通络。

【适应症】**痛风性关节炎（风寒湿痹）**。

【来源】《仁斋直指方论（附补遗）》第四卷历节风

🪷 如意通圣散

罂粟壳4.5g　丁香4.5g　麻黄4.5g　赤芍4.5g　防风4.5g　荆芥4.5g　当归4.5g　川芎4.5g　羌活4.5g　独活4.5g　白芷4.5g　甘草4.5g　黄芩4.5g　威灵仙4.5g　草乌（炒黄色）4.5g　桔梗4.5g　葛根4.5g　入乳香、没药末各0.9g

【用法】煎热服，盖被取汗。如用乳没、白芷末，待煎好冲服。

【功效】祛风除湿，散寒通络。

【适应症】**痛风性关节炎（风寒湿痹）**。症见：手足不能举、浑身走注、抽掣叫号。

【临证加减】如病在肩背上，加白芷末 3g。

【来源】《解围元薮》第三卷风疬各方

当归摩膏方

　　当归（切，焙）23g　细辛（去苗叶）23g　桂枝（去粗皮）15g
生地黄（切，研，绞取汁）250g　天雄（去皮脐，生用）50g　白芷
1g　川芎23g　丹砂（研）15g　干姜（炮）1g　乌头（去皮脐，生
用）16g　松脂60g　猪脂（别炼，去滓）1250g

【用法】上一十二味，先将八味锉如大豆粒，以地黄汁浸一宿，与猪脂、
松脂同慢火煎，候至留者一块白芷黄色，以浓绵滤去滓，瓷合盛，入丹砂末，
不住搅，至凝即止。每用药用火炙手，摩病处千遍。

【功效】祛风除湿，散寒通络。

【适应症】痛风性关节炎（风寒湿痹）。

【来源】《圣济总录》第一十九卷诸痹门

集宝疗痹膏

　　川乌12g　草乌12g　南星12g　半夏12g　当归12g　红花12g
羌活12g　独活12g　大黄12g　桃仁12g　炮山甲30g　白芷15g　肉
桂30g　麻油500g　葱汁150ml　姜汁150ml　松香500g　陀僧60g
硫黄250g

【用法】上药十九味，共煎至药枯，去滓取油，加乳香、没药、血竭、胡
椒、樟冰、细辛、牙皂末各6g，若加商陆根、凤仙、闹羊花、鲜烟叶、鲜蒜、
鲜豨莶等汁更妙。搅匀收膏，烘热外贴患处。

【功效】祛风逐寒祛湿，活血止痛。

【适应症】痛风性关节炎（风寒湿痹）。

【来源】《医方考》第五卷痛风门

痛风膏

　　活短头发（晒干，用壮年人剃下者）60g　大黄30g　威灵仙30g

雄鼠粪 30g　川乌 24g　草乌 24g　刘寄奴 24g　土鳖虫（大者）40g　羌活 30g　独活 30g　红花 30g　当归 30g　蛇床子 30g　苍术 30g　生南星 30g　生半夏 30g　白芥子 30g　桃仁 30g

上十八味，俱切碎。

樟冰 30g　甘松 9g　山奈 9g　花椒 9g　猪牙皂 9g　炮山甲（炙，研）9g　荜茇（不必去油，同乳香炙热，同众药研细）9g　乳香 15g　白芷 15g

上十味，研极细末。

鲜烟叶汁（250g，松香 180g 收，晒干），鲜商陆根汁（250g，松香 180g 收），鲜闹羊花汁（125g，松香 90g 收），鲜艾叶汁（125g，松香 90g 收），白凤仙花汁（125g，松香 90g 收），生姜汁（125g，松香 90g 收），韭汁（125g，松香 90g 收），葱汁（125g，松香 90g 收），大蒜（60g，松香 30g 收）。

【用法】用足秤，秤麻油 1700ml，先将头发入油，熬至半炷香，再将前药入油。熬至焦黄色，不可太枯，即滤去渣。入前松香熬化，再将丝绵滤去渣。再熬至油面起核桃花纹，先加入极细密陀僧 60g，再徐徐加入西硫黄末 250g。投此二味时，务须慢慢洒入，不可太多太骤。以滴水成珠，离火待温，然后掺入细药搅匀。瓷器收贮，熬时须用桑枝不住手搅，青布摊贴。每张净药重 12g，临时加肉桂末 0.15g、细辛末 0.1g。已破烂者勿贴，小儿孕妇勿贴。

【功效】祛风除湿，散寒化痰通络止痛。

【适应症】痛风性关节炎（风寒湿痹兼痰）。

【来源】《医学从众录》第七卷

🪷 湿风痛风汤

石楠叶 50g　马鞭草 50g　辣蓼 50g

【用法】此为外用方，煎汤浸洗即可，日一次。

【功效】祛风除湿，散寒通络。

【适应症】痛风性关节炎（风寒湿痹）。

【来源】《解围元薮》第四卷

二、风湿热型

黄柏威仙汤

黄柏（酒炒）1.5g　威灵仙末（酒炒）1.5g　苍术（炒）6g　陈皮3g　芍药3g　甘草9g　羌活6g

【用法】上药研末，头煎加水约400ml，先泡20分钟，武火煮沸后，改小火再煮沸30分钟，取液约200ml；二煎，加水约300ml，武火煮沸后，改小火再煮沸30分钟，取液约200ml；两煎药汁混合后，分成2份。口服（温服），每天2次，每日1剂。

【功效】祛风除湿，清热通络。

【适应症】痛风性关节炎（风湿热痹）。

【来源】《丹溪治法心要》第四卷痛风

痛风方

半夏3g　陈皮1.5g　茯苓1.5g　苍术4.5g　酒芩3g　威灵仙0.9g　白术3g　甘草（炒）0.9g　南星3g　香附3g

【用法】上药研末，头煎加水约400ml，先泡20分钟，武火煮沸后，改小火再煮沸30分钟，取液约200ml；二煎，加水约300ml，武火煮沸后，改小火再煮沸30分钟，取液约200ml；两煎药汁混合后，分成2份。口服（温服），每天2次，每日1剂。

【功效】祛风除湿，清热通络止痛。

【适应症】痛风性关节炎（风湿热痹）。

【来源】《金匮钩玄》第二卷痛风

白虎桂枝汤合四妙丸

石膏30g　知母15g　桂枝10g　苍术15g　黄柏15g　薏苡仁30g　牛膝30g　木瓜30g　土茯苓30g　全蝎5g　蜈蚣1条

【用法】水煎服，每天2次，每日1剂。14天为1个疗程。

【功效】清热利湿，祛风通络。

【适应症】痛风性关节炎（风湿热症）。

【临证加减】湿热蕴结（下肢小关节卒然红肿热痛拒按，触之局部灼热，得凉则舒，发热口渴，心烦不安，溲黄，舌红苔黄腻，脉滑数）加秦艽 30g，木防己 15g，银花藤 30g；瘀热阻滞（关节红肿刺痛，局部肿胀变形，屈伸不利，肌肤色紫暗，按之稍硬，病灶周围或有块瘰硬结，肌肤干燥，皮色暗黧，舌质紫暗或有瘀斑苔薄黄，脉细涩或沉弦）加桃仁 15g，红花 15g，赤芍 30g；痰浊阻滞（关节肿胀，甚则关节周围漫肿，局部酸麻疼痛，或见块瘰硬结不红，目眩，面浮足肿，胸脘痞闷，舌胖质黯苔白腻，脉缓或弦滑）加胆南星 15g，半夏 15g；肝肾阴虚（病久屡发，关节痛如被杖，局部关节变形，昼轻夜重，肌肤麻木不仁，步履艰难，筋脉拘急，屈伸不利，头晕耳鸣，颧红口干，舌红少苔，脉弦细或细数）加山药 30g，山茱萸 30g，熟地 30g，桑寄生 30g。

【疗效】以本方治疗痛风性关节炎（风湿热症）116 例，治愈 68 例，好转 32 例，无效 16 例，有效率 86.2%。

【来源】陈强. 白虎桂枝汤合四妙丸治疗痛风 116 例观察. 实用中医药杂志，2012，28（11）：908－909.

🪷 大柴胡汤加味

大黄 10g（后下）　柴胡 10g　黄芩 10g　枳实 10g　赤芍 10g　苍术 10g　牛膝 10g　黄柏 10g　山慈菇 20g　姜半夏 6g　甘草 6g　忍冬藤 6g　大枣 3 枚

【用法】水煎服，每天 2 次，每日 1 剂。10 天为 1 个疗程。

【功效】解热祛风，除湿通络，泻腑理气。

【适应症】痛风性关节炎（风湿热证）。症见：关节红肿热痛，足趾关节、单膝、踝、跖趾关节、手指关节痛呈交替性游走痛，身热，口干渴，烦躁，溲赤，有汗不解，舌质红，苔黄厚腻，脉弦数。

【疗效】以本方治疗风湿热型痛风性关节炎 36 例，痊愈 15 例，好转 18 例，无效 3 例，总有效率为 91.7%。

【来源】杨德才，刘红娟. 大柴胡汤治疗痛风性关节炎 36 例. 中国现代应用药学，2002，19（2）：161.

桂枝芍药知母汤加味

桂技 10g　白芍 15g　麻黄 6g　白术 12g　知母 10g　防风 10g　附子 6g　黄柏 10g　川牛膝 15g　防己 15g　薏苡仁 30g　制乳香 10g　制没药 10g　甘草 6g

【用法】水煎服，每天 3 次，每日 1 剂。再将药渣水煎第 3 次取汁外敷局部 30 分钟。

【功效】祛风除湿清热，活血通络止痛。

【适应症】**痛风性关节炎（风湿热型）**。症见：关节肿痛灼热，局部暗红，痛处不定，活动受限，烦躁口干，小便黄，舌红苔白腻兼黄，脉偏数。

【来源】戴天木. 经方辨治痛风的经验. 中国民间疗法，2003，11（8）：7.

三藤二草汤加味

忍冬藤 15g　络石藤 15g　青风藤 15g　败酱草 20g　老鹳草 20g　土茯苓 30g　黄柏 10g　苍术 15g　牛膝 15g

【用法】水煎服，每天 2 次，每日 1 剂。

【功效】祛风除湿清热。

【适应症】**痛风性关节炎（风湿热型）**。

【临证加减】风热偏胜者加连翘 15g、银花 15g；湿热偏胜者加防己 10g、白花蛇 15g；风偏胜者（疼痛游走不定或呈放射状、闪电样）加防风 10g、威灵仙 6g；寒偏胜者（痛有定处，疼痛固定不移），加制川乌 5g、草乌 5g、桂枝 5g；湿偏胜者（酸胀重者，屈伸不利），加薏苡仁 15g、萆薢 15g。

【疗效】以本方治疗风湿热型痛风性关节炎 48 例，痊愈 24 例，好转 22 例，无效 2 例，总有效率为 95.8%。

【来源】张姚萍，周军. 三藤二草汤加味治疗痛风性关节炎. 中医正骨，2002，14（7）：10.

当归拈痛汤

当归 12g　羌活 10g　甘草 5g　防风 10g　防己 15g　黄芩 12g　黄柏 15g　茵陈 20g　苦参 12g　苍术 10g　泽泻 18g　葛根 10g　牛膝 10g

【用法】水煎服，每天 2 次，每日 1 剂。21 天为 1 个疗程。

【功效】清热利湿，和营祛瘀，通络止痛。

【适应症】**痛风性关节炎（风湿热型）**。症见：高尿酸血症、痛风性关节炎，可有关节畸形、痛风结石沉积，并常累及肾脏引起慢性间质性肾炎和肾结石，关节局部红肿灼热疼痛，同时伴口干、口苦、口臭、小便短赤、大便干结或秽臭不爽，舌质红或暗红，苔白厚腻或黄腻，脉弦滑数而有力。

【临证加减】痛甚者，加田三七、乳香、没药；大便干结者，加大黄；反复发作者，加黄芪、白芍。

【疗效】以本方治疗风湿热型痛风性关节炎 23 例，痊愈 10 例，好转 12 例，无效 1 例，总有效率为 95.6%。

【来源】何咸胜. 当归拈痛汤治疗痛风性关节炎 23 例报告. 江西中医药杂志, 1997, 28 (4)：21.

宣痹汤

防风 6g　苍术 6g　桂枝 6g　制川乌 3g　制草乌 3g　络石藤 9g
薏苡仁 30g　当归 9g

【用法】水煎服，每天 2 次，每日 1 剂。30 天为 1 个疗程。

【功效】祛风除湿，活络止痛。

【适应症】**痛风性关节炎（风湿热型）**。症见：关节、筋骨、肌肤等部位疼痛，或肿胀，或麻木，或重着，屈伸不利，病久畸形，肌肉萎缩。

【临证加减】风邪偏胜，痛无定处者，加秦艽、威灵仙、羌活；寒邪偏胜，疼痛剧烈者，加细辛、蜈蚣、干姜、附子；湿邪偏胜，重着酸痛者，加木瓜、防己；热邪偏胜，局部红肿热痛者，去当归、川乌，加石膏、知母、桑枝、忍冬藤；全身关节疼痛者，加羌活 10g；腰背痛者，加桑寄生 30g，炒杜仲 15g；上肢为主者，加桂枝 10g，桑枝 30g；下肢为主者，加木瓜 15g，牛膝 10g；瘀痛者，加乳香 10g，没药 10g，桃仁 6g，红花 6g；血虚者，加黄芪 15g，熟地 30g。

【疗效】以本方治疗风湿热型痛风性关节炎 34 例，痊愈 18 例，好转 14 例，无效 2 例，总有效率为 94.1%。

【来源】王亨民，李娜. 宣痹汤加减治疗痹症 34 例. 福建中医药杂志, 2000, 31 (1)：37.

🪷 通用痛风方

黄柏10g　苍术10g　防己10g　天南星10g　桃仁10g　红花10g　川芎10g　龙胆草5g　桂枝5g　羌活15g　白芷15g　威灵仙15g　神曲20g

【用法】水煎服，每天2次，每日1剂。7天为1个疗程。

【功效】祛风，清热，除湿。

【适应症】痛风性关节炎（风湿热痹型）。症见：全身一个或多个关节肿痛，关节皮肤触烫，甚或焮红，得冷稍舒，舌淡或红，苔淡黄或黄腻，脉弦或濡。

【临证加减】风邪盛者，加防风、乌梢蛇；湿邪盛者，加木瓜、土茯苓；热邪重者，加水牛角片、栀子；瘀血重者，加姜黄、莪术；骨节疼痛重者，加全蝎、蜈蚣。

【疗效】以本方治疗风湿热型痛风性关节炎81例，痊愈53例，好转22例，无效6例，总有效率为92.6%。

【来源】何永生，徐华．上中下通用痛风方治疗风湿热痹81例．河北中医杂志，2001，23（7）：535.

🪷 龙藤痛风方

丹皮、远志苗各10g　山豆根、威灵仙、红藤、忍冬藤各15g　地龙、白三七各6g　桑枝、车前草、金钱草各20g　生石膏50g（后三味药后下）。

【用法】每剂用水2000ml，煎取600ml，每次服100ml，每日服3次。2日1剂。21天为1个疗程。

【功效】清郁热，除风湿，通经络，利小便，消肿止痛。

【适应症】痛风性关节炎（风湿热阻型）。症见：关节红肿，灼热，剧痛，活动受限，舌质红，苔黄厚腻，脉滑。

【疗效】以本方治疗风湿热型痛风性关节炎168例，痊愈66例，好转90例，无效12例，总有效率为92.86%。

【来源】向宏宪．痛风验方治疗痛风性关节炎．湖北中医杂志，2000，22（11）：21.

清热利湿汤

粉草薢 15g 忍冬藤 30g 防己 10g 金钱草 15g 威灵仙 20g 土茯苓 10g 泽泻 10g 黄柏 10g 丹皮 10g 连翘 10g 山慈菇 12g 生甘草 6g

【用法】水煎服，每天 2 次，每日 1 剂。21 天为 1 个疗程。

【功效】清热利湿，散风活络止痛。

【适应症】**痛风性关节炎（风湿热邪，痹阻关节型）**。症见：起病急骤，多于夜间痛醒，受累关节红肿热痛，伴有发热（38℃～40℃），年轻患者多发生游走性关节炎，白细胞总数上升，血沉增快，血尿酸增高，舌苔黄腻，脉弦滑数。

【临证加减】高热不退者，加生石膏、知母；关节肿痛不消者，加桑枝、赤芍。

【来源】夏建龙. 周福贻教授治疗痛风性关节炎的经验. 江苏中医杂志，2000，21（12）：9.

愈痹饮

秦艽 15g 威灵仙 20g 豨莶草 15g 赤芍 20g 防己 15g 秦皮 20g 薏苡仁 30g 车前子 20g 土茯苓 50g

【用法】水煎服，每天 2 次，每日 1 剂。

【功效】清热利湿，祛风通络。

【适应症】**痛风性关节炎（风湿热型）**。

【来源】孙光卿. 愈痹饮治痛风良效. 江西中医药，1996，（6）27：49.

消痛护胃汤

当归 10g 川牛膝 15g 赤芍 10g 丹皮 10g 防风 10g 松节 10g 苍术 10g 草薢 15g 泽泻 15g 忍冬藤 30g 桂枝 5g 枳壳 10g 党参 15g 甘草 5g

【用法】上药冷水浸泡 30～60 分钟后，文火熬煎，每日 1 剂，每剂 2 煎，分 2 次温服，每次取药汁不得少于 200ml，第 3 煎于睡前温洗双足。

【功效】清热利湿，祛风活络。

【适应症】**痛风性关节炎（风湿热型）**。

【临证加减】关节红肿热甚者，加黄柏、知母；痛剧者，加三七、全蝎（研末装胶囊吞服）；急性期过后，关节畸形，痛风结节形成者，加炮山甲、浙贝；间歇期或伴尿路结石者，加薏苡仁、金钱草、鸡内金；伴高血压、冠心病者，加双钩、丹参、郁金；慢性期者，川牛膝改怀牛膝，加熟地。

【疗效】以本方治疗痛风 30 例，结果痊愈 7 例，有效 21 例，无效 2 例，总有效率 80%。

【来源】文恒英.消痛护胃汤治疗痛风 30 例小结.湖南中医杂志 1994，（5）：16－17.

🌸 桂枝四妙汤加味

桂枝 10g　甘草 10g　黄柏 15g　苍术 15g　防己 15g　薏苡仁 30g
忍冬藤 30g　独活 12g　赤芍 12g　秦艽 12g　丹皮 12g

【用法】水煎服，每天 2 次，每日 1 剂。

【功效】清热利湿，祛风通络。

【适应症】**痛风性关节炎（风湿热痹型）**。症见：受累关节呈游走性红肿灼热，痛不可触，得冷则舒，遇热痛剧，多伴发热，恶风，舌红、苔黄厚腻，脉弦数。部分兼见口干渴，心烦，大便秘结。

【临证加减】化火伤津，疼痛剧烈者，加生地、玄参、麦冬以清热解毒，凉血养阴，加海桐皮、地龙、姜黄以通络止痛；如病程长，关节变形者，加威灵仙、丹参、全蝎、白花蛇、蜈蚣等以活血化瘀，搜风通络。

【疗效】以本方治疗痛风 32 例，结果痊愈 25 例，有效 7 例，无效 0 例，总有效率 100%。

【来源】邱桥凤.桂枝四妙汤加味治痛风性关节炎 32 例小结.新中医 1995 增刊，37－38.

🌸 祛风镇痛汤

桃仁 10g　生石膏 30g　知母 10g　川柏 10g　桂枝 6g　蚕砂 12g
全蝎 3g　地龙 12g　地鳖虫 10g　忍冬藤 12g　川牛藤 10g　甘草 10g

【用法】水煎服，每天 2 次，每日 1 剂。

【功效】清热活血，疏风化湿。

【适应症】**痛风性关节炎（风湿热型）。**

【临证加减】因湿者，加薏苡仁 30g；因风者，加桂枝 6g；因寒者，加附子 15g；因损伤者，加乌梢蛇 15g；因感染伤阴者，加天花粉 15g、川斛 12g。

【疗效】以本方治疗痛风 32 例，结果痊愈 12 例，有效 18 例，无效 2 例，总有效率 93.7%。

【来源】姜钧楼．自拟祛风镇痛汤治疗痛风性关节炎 32 例分析．宁波医学 1995，（3）：147.

四妙丸加味

薏苡仁 30g 苍术 15g 土茯苓 15g 牛膝 15g 忍冬藤 20g 黄柏 10g 知母 10g

【用法】水煎服，每天 2 次，每日 1 剂。21 天为 1 个疗程。

【功效】清热祛风，通络除痹。

【适应症】**痛风性关节炎（风湿热型）。**症见：关节疼痛剧烈，红肿明显，扪之发热，痛不可触，屈伸不利，遇冷则舒，遇热则重。舌质红，苔黄腻，脉滑数。

【临证加减】热盛者，加石膏 20g、蚤休 15g；局部肿痛明显者，加水牛角 20g、玄胡索 10g；湿盛者，加猪苓 20g、通草 5g。

【疗效】以本方治疗风湿热型痛风性关节炎 168 例，痊愈 66 例，好转 90 例，无效 12 例，总有效率为 92.86%。

【来源】金信良．四妙丸加味配合中药外敷治疗风湿热型痛风性关节炎 168 例．浙江中医杂志，2012，（47）10：739.

四妙威苓汤

苍术 9～12g 黄柏 9～15g 川牛膝 15～30g 薏苡仁 15～30g 威灵仙 9～15g 丹皮 9～12g 赤芍 9～30g 土茯苓 15～30g 金银花 15～30g 蒲公英 15～30g

【用法】水煎服，每天 2 次，每日 1 剂。

【功效】清热利湿，活血通络。

【适应症】**痛风性关节炎（风湿热邪，经脉痹阻）**。

【临证加减】口渴明显者，加生石膏30～45g，知母9～15g；关节肿痛明显或畸形者，加穿山甲6～9g，王不留行9～15g。疼痛明显者，加络石藤15～30g，忍冬藤15～30g。

【来源】薛一涛，朱振铎．中药为主治疗7例痛风性关节炎．山东中医学院学报1995，（4）19：243－244．

🪷 秦威汤

　　秦艽12g　威灵仙12g　五加皮、防己10g　独活10g　怀牛膝10g　当归12g　车前子（包）15g　黄柏12g　泽兰12g　泽泻12g　忍冬藤20g　生甘草3g

【用法】水煎服，每天2次，每日1剂。

【功效】祛风通络，清热利湿。

【适应症】**痛风性关节炎（风湿热痹）**。症见：足拇趾关节红肿剧痛，坐卧不安，发热，口干口苦，大便干，小便黄赤，舌红，苔黄腻，脉数。

【疗效】以本方治疗痛风32例，结果痊愈8例，有效22例，无效2例，总有效率93.7%。

【来源】陈剑平，蔡振宇．祛风定痛汤治疗痛风性关节炎32例．刘再朋医案三则．江苏中医1994，（9）：14．

🪷 当归拈痛汤

　　羌活9g　独活9g　防风9g　防己9g　粉葛根15g　木瓜12g　忍冬藤30g　油松节9g　全当归12g　赤芍9g　炒苍术9g　绵茵陈15g　虎杖根15g　生甘草5g　猪苓9g

【用法】水煎服，每天2次，每日1剂。

【功效】清热祛风，通络除痹。

【适应症】**痛风性关节炎（风湿热型）**。症见：关节疼痛剧烈，红肿明显，扪之发热，痛不可触，屈伸不利，遇冷则舒，遇热则重。舌质红，苔黄腻，脉滑数。

【临证加减】病患上肢者，加桑枝；病患下肢者，加川牛膝；病程长关节变形者，加海风藤、天仙藤、威灵仙。

【疗效】以本方治疗风湿热型痛风性关节炎 40 例，痊愈 7 例，有效 29 例，无效 4 例，总有效率为 90%。

【来源】夏涵、周蓉．当归拈痛汤加减治疗痛风 40 例疗效小结，中医杂志，1990，60.

🪷 地龙定痛汤

　　金钱草 30g　生薏仁 30g　生石膏 30g　泽泻 10g　车前子 10g　知母 10g　黄柏 10g　防己 10g　地龙 10g　赤芍 10g　生地 10g

【用法】水煎服，每天 2 次，每日 1 剂。

【功效】清热祛风，通络除痹。

【适应症】**痛风性关节炎（风湿热型）**。症见：关节疼痛剧烈，红肿明显，扪之发热，痛不可触，屈伸不利，遇冷则舒，遇热则重。舌质红，苔黄腻，脉滑数。

【临证加减】病患上肢者，加桑枝；病患下肢者，加川牛膝；疼痛剧烈者，加玄胡索、蜈蚣；急性症状消退后，关节僵硬，活动不利者，去石膏、知母，加伸筋草。

【疗效】以本方治疗风湿热型痛风性关节炎 21 例，痊愈 15 例，好转 5 例，无效 1 例。

【来源】刘再朋、吕威．地龙定痛汤治疗痛风 21 例．南京中医学院学报，1990，06（04）：11－12.

🪷 二妙散加味

　　牛膝 15g　黄柏 12g　苍术 10g　厚朴 10g　云苓 30g　焦三仙各 30g

【用法】水煎服，每天 2 次，每日 1 剂。

【功效】清热燥湿，行气通络。

【适应症】**痛风性关节炎（风湿热型）**。症见：关节疼痛剧烈，红肿明显，扪之发热，痛不可触，屈伸不利，遇冷则舒，遇热则重。舌质红，苔黄腻，脉滑数。

【临证加减】疼痛者，加地骨皮 15g、广木香 6g。

【来源】郑怀贤，刘伟俊，王英. 二妙散加味治疗痛风一例［J］. 四川医学，1981，02（02）：97.

五苓散加味

茯苓 20g　猪苓 12g　桂枝 12g　泽泻 12g　白术 12g　绿豆 50g

【用法】水煎服，每天 2 次，每日 1 剂。

【功效】清热通络，祛风除湿。

【适应症】**痛风性关节炎（风湿热型）**。症见：关节疼痛剧烈，红肿明显，扪之发热，痛不可触，屈伸不利，遇冷则舒，遇热则重。舌质红，苔黄腻，脉滑数。

【临证加减】热盛者，加银花、连翘、黄柏，寒盛者，加麻黄、细辛、防风，上肢关节肿痛者，加羌活、白芷、威灵仙。下肢关节痛者，加独活、牛膝、防己。

【疗效】以本方治疗风湿热型痛风性关节炎 10 例，显效 3 例，好转 7 例。

【来源】沈金娣. 五苓散加味治疗痛风. 云南中医杂志，1991，12（02）：9.

宣痹汤合三妙丸

防己 12g　杏仁 6g　滑石 20g　连翘 6g　山栀子 15g　薏苡仁 30g
半夏 6g　蚕砂 6g　赤小豆皮 15g　黄柏 6g　苍术 10g　牛膝 10g

【用法】水煎服，每天 2 次，每日 1 剂。

【功效】清热祛风，通络除痹。

【适应症】**痛风性关节炎（风湿热型）**。症见：关节疼痛剧烈，红肿明显，扪之发热，痛不可触，屈伸不利，遇冷则舒，遇热则重。舌质红，苔黄腻，脉滑数。

【临证加减】热甚关节红肿者，加生石膏、知母、生甘草清热泻火；肿痛不红无热者，去山栀子、连翘，加木瓜、羌活、虎杖根祛风化湿、通络止痛；入夜痛甚，不得卧寐者，加生地、赤芍、丹皮，凉血和营。

【疗效】以本方治疗痛风性关节炎 27 例，治愈 12 例，显效 6 例，有效 9

例，无效 1 例，临床治愈率达 44.4%，总有效率达 98.3%，随访 3 个月均无
复发。

【来源】蔡军. 宣痹汤合三妙丸治疗痛风性关节炎［J］. 中医正骨，1990，02
（04）：28.

🪷 上中下通用痛风汤

黄柏 10g　苍术 10g　龙胆草 10g　防己 10g　桃仁 10g　红花 10g
川芎 20g　南星 10g　羌活 10g　白芷 10g　桂枝 10g　威灵仙 30g　神
曲 10g

【用法】水煎服，每天 2 次，每日 1 剂。

【功效】清热祛风，通络除痹。

【适应症】痛风性关节炎（风湿热型）。症见：关节疼痛剧烈，红肿明
显，扪之发热，痛不可触，屈伸不利，遇冷则舒，遇热则重。舌质红，苔黄
腻，脉滑数。

【疗效】以本方治疗风湿热型痛风性关节炎 168 例，痊愈 66 例，好转 90
例，无效 12 例，总有效率为 92.86%。

【来源】姚祖培，陈建新. 朱良春治疗痛风的经验［J］. 中医杂志，1989，03：
16－17.

🪷 消痛饮

当归 12g　牛膝 15g　防风 12g　防己 15g　泽泻 18g　钩藤 15g
忍冬藤 25g　赤芍 18g　木瓜 25g　老桑枝 30g　甘草 5g

【用法】水煎服，每天 2 次，每日 1 剂。

【功效】清热祛风，通络除痹。

【适应症】痛风性关节炎（风湿热型）。症见：关节呈红、肿、热、痛，
同时有口苦干或口臭，小便常见黄赤，大便或结或不爽，舌质红而暗、苔白
或黄而腻，脉多弦滑、数而有力。

【临证加减】关节红肿甚者，加黄柏、地龙；大便燥结者，加大黄；痛甚
者，加田三七、乳香、没药。

【疗效】以本方治疗风湿热型痛风性关节炎 18 例，治疗结果显效 15 例，

有效 3 例。

【来源】叶伟洪. 消痛饮治疗痛风性关节炎 18 例报告 ［J］. 中医杂志, 1990, 04：
40－41.

🪷 血府逐瘀汤

生地 30g　当归 6g　川芎 6g　桃仁 9g　红花 9g　青蒿 16g　赤芍
16g　莱菔子 16g　地龙 16g　乳香 3g　没药 3g

【用法】水煎服, 每天 2 次, 每日 1 剂。21 天为 1 个疗程。

【功效】活血化瘀, 滋阴清热。

【适应症】**痛风性关节炎（风湿热型）**。症见：右拇趾关节疼痛, 继之局
部红肿, 约 3~4 天后左拇趾关节出现同样症状, 局部症状时轻时重, 反复
发作。

【临证加减】热盛者, 加石膏 20g、蚤休 15g；局部肿痛明显者, 加水牛
角 20g、玄胡索 10g；湿盛者, 加猪苓 20g、通草 5g。

【疗效】以本方治疗风湿热型痛风性关节炎 1 例, 好转 1 例。

【来源】朱元芳. 血府逐瘀汤并丙磺舒治疗痛风高尿酸血症 1 例. 中西医结合杂志,
1987, 06：330.

🪷 桂枝芍药知母汤加味

桂枝 15g　芍药 15g　生甘草 6g　麻黄 6g　白术 12g　知母 10g
防风 10g　附子 30~60g　生姜 5g

【用法】水煎服, 每天 2 次, 每日 1 剂。

【功效】祛风除湿, 温经宣痹, 滋阴清热。

【适应症】**痛风性关节炎（风湿热型）**。症见：筋骨、肌肉、关节等处疼
痛、酸楚、重着麻木和关节肿大、屈伸不利等症。

【临证加减】若关节红、肿、热、痛急性发作者, 加金银花、蒲公英各
30g、雷公藤、薏苡仁、秦艽、威灵仙各 15g；若关节肿痛、麻木不仁者, 加
寻骨风、防己、海风藤、薏苡仁各 15g；若上肢痛重者, 加重桂枝用量、另加
川芎 10g；下肢痛重者, 加独活、牛膝、木瓜各 15g；腰背痛重者, 加狗脊、
杜仲各 15g、鹿胶 30g；关节肿痛者, 加苍术、白芥子各 12g；对顽痹经久不

愈者，加全蝎、蜈蚣、乌梢蛇、穿山甲各 10g 等虫类之品。

【疗效】以本方治疗风湿热型痛风性关节炎 30 例，治愈 15 例，显效 6 例，有效 5 例，有效率 87%，其中 4 例无效而改用其他方法治疗。

【来源】李双贵、刘雅蓉.桂枝芍药知母汤加味治疗风湿性关节炎 30 例疗效观察.时珍国药研究，1991，2（04）：158－159.

🪷 三藤三草汤

海风藤 15g　鸡血藤 20g　络石藤 15g　豨莶草 12g　寻骨风 12g
透骨草 12g

【用法】水煎服，每天 2 次，每日 1 剂。21 天为 1 个疗程。

【功效】清热祛风，通络除痹。

【适应症】痛风性关节炎（风湿热型）。症见：痛苦病容，起卧、行走不便，右下肢仅能抬高 15 度，生活不能自理。查腰骶右髋、踝关节处压痛，右坐骨结节处拒按压，均无红肿，肢痛以受凉及夜间为甚，纳差腹胀，便清，苔白，脉弦紧。

【临证加减】肢痛甚者，加秦艽、羌活、桂枝；下肢痛甚者，加肉桂、独活、木瓜、牛膝；四肢痛甚者，加用天仙藤、丝瓜络。

【疗效】以本方治疗风湿型痛风性关节炎 56 例中，治愈 48 例，其中服 9 剂愈者 9 例，12 剂愈者 17 例，20 剂愈者 22 例（1 例将本方泡酒服）；好转 6 例，均服药 20 剂以上；无效 2 例。总有效率 96.4%。

【来源】刘凤清.三藤三草汤治疗痹症五十六例［J］.湖北中医杂志，1985，03：29.

🪷 泄浊化瘀汤

土茯苓 30g　萆薢 20g　威灵仙 20g　桃仁 10g　红花 10g　泽兰 10g　泽泻 10g　生薏苡仁 30g　全当归 10g　车前子 10g

【用法】水煎服，每天 2 次，每日 1 剂。

【功效】泄浊化瘀。

【适应症】痛风性关节炎（风湿热型）。症见：关节疼痛剧烈，红肿明显，扪之发热，痛不可触，屈伸不利，遇冷则舒，遇热则重。舌质红，苔黄腻，脉滑数。

【来源】蒋熙，朱琬华．泄浊化瘀治疗痛风的经验体会．江苏中医，1990，11（3）：7－8.

加减木防己汤

木防己15g　桂枝10g　薏苡仁30g　杏仁10g　石膏30g　滑石10g　通草10g

【用法】水煎服，每天2次，每日1剂。

【功效】祛风清热除湿。

【适应症】**痛风性关节炎（风湿热型）**。症见：肢节红肿灼热疼痛，遇热痛重，得冷则舒，发热、恶寒、口渴、烦闷，小便短赤，舌红苔黄，脉濡数。

【临证加减】若发热日晡尤甚，汗出，口渴思冷饮，或肢体见红斑结节，苔黄脉数者，可用桂枝白虎汤治疗；若肢节肿痛，发热恶寒，小便赤，苔黄腻，脉浮濡而数者，用当归拈痛汤（当归、羌活、防风、升麻、猪苓、泽泻、茵陈、黄芩、葛根、苍术、白术、苦参、知母、甘草）。下肢关节肿痛者，用四妙散（黄柏、苍术、淮牛膝、苡仁）；风湿热夹痰，瘀阻经络，症见身背肢节肌肉酸胀疼痛，舌黯、苔薄黄，脉浮濡细数者，治以祛风清热、除湿化痰、兼活血化瘀，用焦痛风汤（黄柏、苍术、南星、桂枝、防己、灵仙、胆草、桃仁、红花、羌活、川芎、白芷、神曲）；上肢痛者，加桑枝、姜黄；下肢痛者，加牛膝、木瓜、身痛者，加秦艽；关节刺痛者，加乳香、没药、王不留行；舌黯红者，加赤芍、丹皮、丹参；血虚者，加当归、白芍；阴虚者，加生地、麦冬、石斛；气虚者，加党参、黄芪；筋络痹阻者，加丝瓜络、石楠藤、伸筋草、鸡血藤、忍冬藤等；气滞者，加木香、香附；痰阻者，加半夏、南星；热重者，加石膏、知母；小便黄者，加木通、滑石。

【来源】杨济民．痹证论治［J］．贵阳中医学院学报，1983，03：19－20.

镇痛消风汤

车前子15g　秦艽12g　威灵仙12g　川牛膝12g　忍冬藤12g　地龙12g　黄柏10g　山慈菇10g　甘草6g

【用法】水煎服，每天2次，每日1剂。

【功效】清热祛风，通络除痹。

【适应症】**痛风性关节炎（风湿热型）**。症见：局部红、肿、热、痛。

【临证加减】热盛者，加野菊花15g、黄地丁30g；活血加丹参15g；利尿加滑石15g；红肿较甚者，局部可用紫金锭调醋外用。

【疗效】以本方治疗风湿热型痛风性关节炎18例，红、肿、热、痛症状消除（一般服药3剂即明显减轻）；血尿酸值降至正常范围（356.904umol/L）者16例（其中1周复查降至正常者7例），另外2例继续治疗2周后，血尿酸值亦降至正常，这2例均为治疗前血尿酸值超过892.260umol/L者。

【来源】韦家杰. 镇痛消风汤治疗痛风18例［J］. 安徽中医学院学报, 1989, 8（02）：26.

拈痛消风方

茵陈15g　羌活15g　防风9g　升麻9g　葛根6g　白术6g　苍术10g　当归12g　生甘草8g　苦参8g　黄芩8g　知母10g　猪苓12g　泽泻10g　牛膝15g

【用法】水煎服，每天2次，每日1剂。15天为1个疗程。

【功效】清热利湿，祛风通络。

【适应症】**痛风性关节炎（风湿热型）**。

【疗效】以本方治疗急性痛风性关节炎54例，显效38例，有效14例，无效2例，总有效率96%。

【来源】蔡锦成. 拈痛消风方治疗痛风性关节炎疗效观察. 江西中医药, 2006, 37 (3)：28-29.

愈风汤

苍术12g　黄柏12g　牛膝12g　生薏苡仁30g　僵蚕12g　蚕砂15g　土茯苓30g　蒲公英30g　当归6g

【用法】水煎服，每天2次，每日1剂。7天为1个疗程。

【功效】清热利湿，祛风通络。

【适应症】**痛风性关节炎（风湿热痹）**

【临证加减】热盛加连翘、银花、炒栀子；湿盛加防己、泽泻；瘀血加郁金、穿山甲；气虚加黄芪、白术。

【疗效】以本方治疗痛风性关节炎26例，显效22例，有效3例，无效1例。总有效率96.27%。

【来源】刘尚平.中西药治疗痛风性关节炎76例临床观察.中医正骨，2006，18（4）：37－38.

止痛祛风汤

白芍18g 甘草6g 知母10g 石膏30g 粳米15g 桂枝6g 葛根15g 萆薢15g 忍冬藤15g 土茯苓15g 山慈菇15g

【用法】水煎服，每天2次，每日1剂。2周为1个疗程。

【功效】清热祛风，通络除痹。

【适应症】**痛风性关节炎（风湿热型）**。症见：关节疼痛剧烈，红肿明显，扪之发热，痛不可触，屈伸不利，遇冷则舒，遇热则重。舌质红，苔黄腻，脉滑数。

【疗效】以本方治疗风湿热型痛风性关节炎86例，痊愈9例，显效40例，有效29例，无效8例，总有效率为90.7%。

【来源】庞学丰.自拟止痛祛风汤治疗痛风性关节炎疗效观察.广西中医药，2006，29（6）：7－8.

白虎桂枝汤合宣痹汤加减

生石膏25g 知母15g 黄柏15g 桂枝10g 防己10g 连翘15g 杏仁15g 薏苡仁15g 赤小豆15g 滑石10g 甘草6g

【用法】水煎服，每天2次，每日1剂。

【功效】祛风除湿，清热通络，活血止痛。

【适应症】**痛风性关节炎（风湿热型）**。症见：游走性关节疼痛，可涉及一个或多个关节，活动受限，局部灼热红肿，痛不可触，得冷则舒，烦躁口干，小便黄，舌红苔白腻兼黄，脉偏数。

【临证加减】皮肤有红斑者，加丹皮、赤芍、生地、紫草；热盛伤阴，症见口渴心烦者，加元参、麦冬、生地。

【来源】董雯.辨证分型治疗痛风探要.实用中医内科杂志，2007，21（6）：58.

🪷 自拟痛风方

生石膏（先煎）40g　知母10g　黄柏10g　生地15g　丹皮10g
赤芍10g　白茅根10g　忍冬藤20g　全蝎10g　桑寄生10g　滑石15g
淡竹叶10g　车前草15g　灯心草4g　黄连6g　甘草6g

【用法】每日1剂，水煎，分3次服用。一个月为1疗程，一般进行2个
疗程。

【功效】清热祛湿，通络止痛。

【适应症】痛风性关节炎（风湿热型）。

【疗效】以本方治疗湿热型痛风性关节炎68例，痊愈24例，显效40例，
无效4例，总有效率为94.12%。

【来源】王进军. 张荒生治疗痛风经验. 实用中医内科杂志，2006，20（1）：23.

🪷 解表升麻汤

升麻30g　羌活3g　苍术3g　防风2g　柴胡2g　甘草2g　当归
1.5g　藁本1.5g　陈皮1g　麻黄1g

【用法】上锉一剂，生姜、葱白水煎热服，出微汗。

【功效】解表祛风止痛。

【适应症】急性痛风性关节炎（风湿热痹）。症见：遍身壮热，骨节
疼痛。

【来源】《古今医鉴》卷之十之痹痛

🪷 当归拈痛汤

苍术1.8g　白术1.8g　酒芩1.8g　羌活1.8g　猪苓1.8g　泽泻
1.8g　当归1.8g　茵陈（铃儿，酒炒）1.8g　知母1.8g　人参（不用
亦效）1.2g　苦参（酒炒）1.2g　升麻1.2g　葛根1.2g　防风1.2g
炙甘草1.2g

【用法】水煎服，每天2次，每日1剂。上痛食后服，下痛空心服。

【功效】祛风行湿，清热除痹。

【适应症】痛风性关节炎（风湿热痹）。症见：遍身走注，肩臂背腰腿

膝、周身作痛甚，手足流注疼痛，麻痹不仁，难以屈伸；及风湿诸证，胫足水湿，脓疮溃烂。

【临证加减】痛甚加乳香；上身痛倍升麻；下体痛加牛膝；腿足痛加薏苡仁；臂痛加桂枝。

【来源】《简明医彀》卷五

丹溪治痹走注疼痛方

苍术 6g　黄柏（各酒炒）6g　酒威灵仙 3g　白芥子 3g　羚羊角灰 3g　生姜 1 片

【用法】水煎服，每天 2 次，每日 1 剂。

【功效】祛风行湿，清热除痹。

【适应症】**痛风性关节炎（风湿热痹）。**

【来源】《金匮翼》卷六之痹症统论

缓筋汤

羌活 18g　独活 18g　藁本 3g　麻黄 3g　柴胡 3g　升麻 3g　草豆蔻 3g　生地黄 3g　当归身 3g　黄芩 3g　黄柏 3g　炙甘草 2g　生甘草根 2g　熟地黄 2g　苍术 5g　苏木 1g

【用法】水煎服，每天 2 次，每日 1 剂。

【功效】清热除湿，祛风通络。

【适应症】**痛风性关节炎（风湿热痹）。**

【来源】《证治准绳·类方》第四册痛痹

当归止痛汤

羌活 10g　甘草（炙）6g　黄芩（酒炒）10g　茵陈（酒制）15g　人参 10g　防风 10g　升麻 6g　苦参 10g　葛根 30g　苍术（泔浸）15g　归身（酒洗）10g　知母（去毛）10g　茯苓 15g　泽泻 10g　猪苓 10g　白术 20g

【用法】水煎服，每天 2 次，每日 1 剂。

【功效】祛风除湿，清热通络。

【适应症】**痛风性关节炎（风湿热痹）**。症见：肢节烦痛，肩背沉重，胸膈不利，及遍身疼痛。

【来源】《仁术便览》卷一之痛风

丹溪主上中下通用痛风方

南星（姜制）30g　黄柏（酒炒）30g　苍术（泔浸七日）30g　神曲（炒）15g　川芎15g　桃仁（去皮尖）7.5g　白芷7.5g　龙胆草7.5g　防己7.5g　羌活4.5g　威灵仙（酒拌）4.5g　桂心4.5g　红花（酒洗）2.5g

【用法】水煎服，每天2次，每日1剂。

【功效】祛风除湿，清热化痰。

【适应症】**痛风性关节炎（风湿热痹夹痰）**。

【来源】《医方考》第五卷痛风门

龙胆二妙汤

黄柏10g　苍术10g　南星10g　桂枝10g　防己15g　威灵仙30g　桃仁10g　红花10g　龙胆草10g　羌活6g　白芷10g　川芎10g　神曲10g

【用法】水煎服，每天2次，每日1剂。

【功效】祛风除湿，清热通络。

【适应症】**痛风性关节炎（风湿热痹）**。症见：两下肢膝、踝关节附近结节性红斑，疼痛，发热，浮肿，舌红苔黄白腻，脉弦滑数。

【来源】《千金翼方》

丹溪痛风加减方

苍术15g　黄柏15g　防己15g　威灵仙15g　制南星15g　泽泻15g　车前子15g　川芎10g　桃仁10g　红花10g　羌活10g　桂枝10g　土茯苓10g　萆薢20g

【用法】水煎服，每天2次，每日1剂。30天为1个疗程。

【功效】泄浊利湿化瘀。

【适应症】**痛风性关节炎（风湿热型）**。

【临证加减】若关节红肿灼热，大便秘结，小便短赤，苔黄腻，脉滑数，湿热偏盛者，则去南星、桂枝，土茯苓用至45g，萆薢35g，佐大黄12g（后下），忍冬藤、豨莶草各15g；若骨节痛剧而红肿不甚，遇寒加重，苔白，脉沉弦，寒湿偏盛者，则酌加制附子、制川乌、制草乌、细辛、海风藤等，药量随证加减；若遇年老病程日久，且常反复发作，伴腰膝酸软，夜尿频，大便溏者，可加鸡血藤、桑寄生各30g，杜仲、五加皮、乌梢蛇各15g，全蝎8g；在疼痛缓解期，可合独活寄生汤加减。

【疗效】以本方治疗风湿热型痛风性关节炎55例，痊愈44例，好转9例，无效2例，总有效率为96.4%。

【来源】陈祖红.四妙丸加味配合中药外敷治疗风湿热型痛风性关节炎168例.陕西中医，2004，25（12）：1093.

🌸 得效羚羊角散

羚羊角25g　薄桂25g　附子25g　独活25g　白芍药30g　防风30g　川芎30g

【用法】上锉散。每服9g，水一盏半，生姜三片，同煎至八分。取清汁服，日可一二服。

【功效】祛风除湿，清热通络。

【适应症】**痛风性关节炎（风湿热痹）**。症见：筋痹，肢节束痛。

【来源】《世医得效方》第三卷大方脉杂医科

🌸 术复煎散

苍术（水二碗，煎至二大盏，去渣，入下药）120g　羌活3g　升麻1.5g　柴胡1.5g　藁本1.5g　泽泻1.5g　白术1.5g　黄柏1g　红花1g

【用法】上为粗末，用苍术汤二盏，煎至一盏，去渣，空心温服。微汗为效，忌酒面。

【功效】清热除湿，祛风通络。

【适应症】痛风性关节炎（风湿热痹）。

【来源】《证治准绳·类方》第四册痛痹

痛风散

桂枝10g　秦艽10g　桑枝10g　山栀10g　黄芩10g　五加皮10g　薏苡仁10g　木瓜10g　防己10g　川牛膝10g　赤芍10g　生地10g　知母10g　生石膏10g　钩藤10g　甘草10g

【用法】上述诸药共研为细末，每包5g，每日3次，每次1包，7天为1个疗程。

【功效】祛风除湿清热，消肿止痛。

【适应症】痛风性关节炎（风湿热痹型）。症见：关节局部红肿热痛，得冷则舒，关节活动受限，第一个或多个关节受累，或兼有发热、口渴等，舌红，苔黄，脉滑数。

【疗效】以本方治疗风湿热痹型痛风性关节炎168例，痊愈32例，好转9例，无效4例，总有效率为91.11%。

【来源】李振环，杨春山，黄冉，宋建柱. 痛风散治疗痛风45例疗效观察. 长春中医学院学报，2001，17（2）：31.

痛风宁丸

苍术60g　薏苡仁252g　萆薢126g　黄柏63g　虎杖60g　泽泻60g　土茯苓126g　元胡63g　知母63g　山慈菇84g　秦皮63g　秦艽126g　益母草126g　防己63g　徐长卿126g

【用法】取薏苡仁、萆薢、泽泻、虎杖和黄柏加水煎煮2次，每次1小时，合并煎液滤过，滤液浓缩成干浸膏。与苍术等10味药粉碎，过120目筛，用水泛丸，制成1kg。每日3次，每次6g。

【功效】祛风除湿，清热通络。

【适应症】痛风性关节炎（风湿热痹）。

【疗效】以本方治疗痛风性关节炎68例，治愈8例，好转51例，未愈9例，总有效率86.8%。

【来源】梁素东. 痛风宁丸的制备及临床疗效观察. 食品与药品，2007，9（2）：23-24.

豨薏加减地黄丸

豨莶草 180g　薏苡仁 180g　生地 100g　熟地 100g　丹皮 90g　泽泻 90g　土茯苓 90g　赤芍 90g　牛膝 90g　金银花 90g　知母 90g　黄柏 90g　大黄 70g

【用法】以上药研粉，用蜜制成丸剂，口服，每次 12g，每日 3 次。

【功效】清热通痹，祛风胜湿佐以养阴。

【适应症】**痛风性关节炎（风湿热型）**。症见：关节疼痛剧烈，红肿明显，扪之发热，痛不可触，屈伸不利，遇冷则舒，遇热则重。舌质红，苔黄腻，脉滑数。

【来源】何福祥. 豨薏加减地黄丸治疗痛风验案 2 例. 北京中医药大学学报，2007，14（4）：37.

通经妙灵丸

黄连（酒炒）15g　苍术（米泔浸炒）30g　黄柏（盐酒炒）30g　肉桂（去皮）60g　南芎 1.5g　当归（酒洗）15g　白芍（盐酒炒）20g　汉防己（酒洗）5g　白芷 6.5g　桃仁（去皮尖）5g　威灵仙（酒浸蒸晒九次）15g　羌活（酒洗）5g　龙胆草（酒洗）1.5g　红花（酒洗）5g　防风（酒洗）5g　龟板（酥炙）5g　杜仲（姜汁炒）12g

【用法】上为细末，酒糊为丸，如梧桐子大。每服百丸，空心陈酒下，盐汤亦可。

【功效】祛风行湿，清热活血疏筋。

【适应症】**痛风性关节炎（风湿热痹）**。症见：遍身走痛如刺，左足痛尤甚，左属血，多因酒色所伤，筋脉空虚，被风寒湿热伤于内，热包于寒则痛，伤经络则夜重。兼治上下中疼痛。

【来源】《古今医鉴》卷之十之痹痛

痛宁酒

当归 30g　秦艽 30g　川芎 15g　白芍药 15g　生地黄 15g　苍术

·15g　羌活 15g　黄芩 15g　猪苓 10g　泽泻 10g　防风 10g　茵陈 10g

苦参 10g　虎骨（打细，酒煮）10g

【用法】将药绢袋盛内，封固十四日，取酒饮。渣晒为末，米糊丸桐子大，每服八十丸，空心酒下。忌发风、动火物。

【功效】祛风行湿，清热除痹。

【适应症】**痛风性关节炎（风湿热痹）**。症见：风寒湿火相乘，遍身筋骨走痛，白虎历节诸风痛。

【临证加减】上身痛，加威灵仙、升麻；下体痛，加牛膝、黄柏；臂痛，加桂枝，冬加麻黄；痛甚，乳香研末调加入。

【来源】《简明医觳》卷三

🪷 苍术散

苍术（泔浸）60g　黄柏（酒炒）60g　虎胫骨（酥炙）30g　防风 15g

【用法】末之，每服 6g，白汤调下。

【功效】清热除湿，祛风通络。

【适应症】**痛风性关节炎（风湿热痹）**。症见：脚膝肿痛，行步艰难，腰、膝、臂、髀大骨痛。

【来源】《明医指掌》卷七痹证六

🪷 大续命汤

当归 60g　川芎 30g　桂心 60g　麻黄（去根节）60g　赤芍药 30g

石膏 60g　杏仁 30g

【用法】上十一味，捣筛为散。每服 6g，水一盏，生姜半分，煎至六分，去滓温服不拘时。

【功效】祛风除湿，清热通络。

【适应症】**痛风性关节炎（风湿热痹）**。症见：脚痹挛不遂，风毒攻四肢，壮热如火，头项挛急，气冲胸中。

【来源】《圣济总录》第二十卷热痹

木香散

木香90g　萆薢（锉）30g　车前子15g　牛膝（细锉酒浸焙干）30g　羚羊角（镑）30g　陈橘皮（汤浸去白焙）30g　杏仁（汤退去皮尖炒）30g　独活（去芦头）30g　丹参30g　桂枝（去粗皮）30g　杜仲（去粗皮细锉炒）30g　秦艽（去苗土）30g

【用法】上一十二味，粗捣筛。每服4.5g，以水一盏，入生姜半分拍破，同煎至七分；去滓空心温服，日午近晚各一。

【功效】祛风除湿，清热通络。

【适应症】**痛风性关节炎（风湿热痹）**。症见：脚缓弱，皮肉顽痹，肢节疼痛。

【来源】《圣济总录》第二十卷热痹

羚羊角散

羚羊角10g　薄荷10g　附子10g　独活10g　白芍10g　防风10g　川芎10g　生姜3片

【用法】每服，不计时候，以温酒调下5g，未效时，稍加之。

【功效】祛风除湿，清热通络。

【适应症】**痛风性关节炎（风湿热痹）**。症见：筋痹，肢节束痛。

【来源】《校注医醇剩义》第四卷

上中下痛风丸

南星60g　苍苍30g　白芷15g　桃仁15g　桂枝9g　汉防己15g　龙胆草15g　苍术（米泔浸一宿）60g　黄柏（酒炒）60g　红花（酒洗）4.5g　神曲（炒）15g　羌活9g　威灵仙（去芦）6g

【用法】上为末，面糊丸，食前服一百丸，日三次。

【功效】祛风除湿，清热通痹。

【适应症】**痛风性关节炎（风湿热痹）**。

【来源】《医学纲目》第十二卷肝胆部诸痹

南星芎芷丸

南星（姜制）30g　台芎15g　白芷7.5g　桃仁7.5g　神曲4.5g
桂枝4.5g　汉防己7.5g　龙胆草7.5g　苍术（米泔水浸一宿炒）30g
黄柏（酒炒）15g　红花（酒洗）3g　羌活9g　威灵仙（酒洗去
芦）9g

【用法】上药研末，神曲糊丸如梧桐子大，食前汤下百粒，日二次。

【功效】祛风除湿，清热化痰通络。

【适应症】痛风性关节炎（风湿热痹兼痰）。

【来源】《丹溪治法心要》第四卷痛风

痛风贴

独活10g　苍术10g　黄柏10g　生大黄10g　当归10g　川牛膝
10g　丹皮10g　生薏仁30g　泽泻10g　郁金10g　板蓝根20g　白芥
子10g　忍冬藤30g

【用法】①将上药按比例粉碎成100目细粉，称取细粉100g。②制基质：
将聚乙烯醇04-86制成15%黏稠液体。③制软膏：将药物细粉置于乳钵内，
分别加入聚乙烯醇135ml和氮酮5ml，调成黏度适宜的软膏。④制贴膏：每次
称取3.5g软膏，搓圆，压成厚约0.2cm，直径4cm的扁圆形贴膏。将边长
8cm的正方形无纺胶布覆盖纸撕开，将贴膏置于中间，盖上覆盖纸。每块贴
膏及时封入塑料袋内，放入环氧乙烷消毒。所有患者均给予痛风贴外贴。使
用前擦洗干净患处，取痛风贴贴于患处，2～3天换1贴，2贴为1疗程。

【功效】清热除湿，祛风通络。

【适应症】痛风性关节炎（风湿热痹）。

【疗效】以本贴治疗痛风性关节炎60例，痊愈40例，好转17例，无效3
例，总有效率95.00%。

【来源】魏爱淳．痛风贴治疗痛风性关节炎60例．中医外治杂志，2006，15
（6）：59.

三、寒湿瘀阻型

乌头汤加味

制川乌 10g　白芍 20g　麻黄 10g　黄芪 15g　细辛 3g　白术 15g
白芥子 10g　薏苡仁 30g　川牛膝 10g　炮山甲 10g　当归 10g　三七
10g　甘草 6g

【用法】每日 1 剂，以蜂蜜 3 勺加水先煎川乌 1 小时，然后将它药加入同
煎 30 分钟滤汁后，再加水煎第 2 次，将 2 次汁液混合后分 3 次温服，药渣复
以水煎第 3 次，取汁趁热外敷患处 30 分钟。

【功效】散寒除湿，化痰通络，活血止痛。

【适应症】痛风性关节炎（寒湿型）。症见：关节痛剧，肿大畸形，活动
受限，局部无红热，得温痛减，遇寒痛剧，形寒畏冷，小便清，舌质暗淡，
苔白腻，脉沉弦。

【来源】戴天木．经方辨治痛风的经验．中国民间疗法，2003，11（8）：7.

三通汤

当归 12g　牛膝 15g　防风 12g　防己 15g　泽泻 18g　钩藤 15g
忍冬藤 25g　赤芍 18g　木瓜 25g　桑枝 30g　甘草 5g

【用法】水煎服，每天 2 次，每日 1 剂。7 天为 1 个疗程。

【功效】散寒除湿，通行内外。

【适应症】痛风性关节炎（寒湿郁热型）。症见：关节红、肿、热、痛，
伴口苦干或口臭，小便黄赤或辣臭，大便结或不爽，舌质红而暗，苔白或黄
腻，脉弦滑数而有力。

【临证加减】关节红肿甚者，加黄柏 15g、地龙 12g；大便燥结者，加大
黄（后下）20～30g；痛甚者，加三七 10g、乳香 10g、没药 8g。

【疗效】以本方治疗寒湿郁热型痛风性关节炎 52 例，痊愈 45 例，好转 7
例，无效 0 例，总有效率为 100%。

【来源】叶伟洪．三通法治疗痛风性关节炎的临床观察．中国中西医结合杂志，
1998，18（11）：694－695.

🪷 五积散加减方

苍术 10g　麻黄 10g　厚朴 10g　白芷 10g　川芎 10g　枳壳 10g
桔梗 10g　芍药 10g　肉桂 6g　当归 10g　茯苓 10g　半夏 10g　陈皮
10g　干姜 10g　甘草 6g

【用法】水煎服，每天 2 次，每日 1 剂。21 天为 1 个疗程。

【功效】祛风湿，通络脉，理气血。

【适应症】痛风性关节炎（寒湿郁热型）。症见：关节肿胀疼痛，患部肤
色紫红暗滞，舌淡胖，苔薄白，脉沉缓。

【临证加减】阳火见证者，加紫花地丁、蒲公英、连翘、黄柏；下焦湿热
者，加四妙类；经络痹阻顽症者，加海风藤、络石藤、青风藤、天仙藤、银
花藤、全蝎、蜂房、蜈蚣等；久病虚证，则加黄芪、党参、白术。

【来源】李宁，孙建新. 汪履秋治疗痛风经验撷萃. 安徽中医临床杂志，1998，10
（1）：32－33.

🪷 增味五痹汤

麻黄 16～25g　桂枝 10～18g　红花 10g　白芷 10g　葛根 24g　川
乌 10g（先煎 1 小时祛毒）　羚羊粉 0.6g（冲服）　黄芪 30g　防风
10g　防己 10g　羌活 10g　知母 10g　石膏 30g　丹皮 10g　赤芍 10g
茜草 10g　土鳖虫 10g　乌梢蛇 10g

【用法】水煎服，每天 2 次，每日 1 剂。15 天为 1 个疗程。

【功效】温阳宣痹，清热凉血，活血止痛。

【适应症】痛风性关节炎（寒湿瘀热型）。症见：关节肿胀，疼痛，色
暗红。

【疗效】以本方治疗寒湿瘀热型痛风性关节炎 38 例，痊愈 17 例，好转 18
例，无效 3 例，总有效率为 92.11%。

【来源】樊瑞红. 增味五痹汤治疗痛风性关节炎 38 例. 吉林中医药杂志，1999，
（4）：9.

🪷 鸡鸣散

紫苏 3g　吴茱萸 3g　生姜 5g　桔梗 5g　槟榔 15g　木瓜 9g　陈皮

9g

【用法】水煎服，每天 2 次，每日 1 剂。

【功效】散寒逐湿，祛风通络。

【适应症】**痛风性关节炎（寒湿阻络型）**。

【临证加减】病久气血不足者，加当归 15g、黄芪 10g；湿热明显者，加云苓 20g、黄柏 20g。

【来源】黄婷. 鸡鸣散治疗痛风二则. 湖北中医杂志，1994，（3）16：52.

🪷 五积散

麻黄 6g　桂枝 6g　苍术 10g　川芎 8g　白芷 6g　当归 10g　枳壳 6g　赤芍 10g　白芍 10g　茯苓 12g　制半夏 10g，泽泻 15g　车前子 12g（包煎）　全蝎 3g

【用法】水煎服，每天 2 次，每日 1 剂。

【功效】散寒除湿，化痰祛瘀，通络止痛。

【适应症】**痛风性关节炎（寒湿内侵，痰瘀痹阻）**。症见：患者足趾关节肿痛反复发作 2 年，近日因受凉致关节肿痛又作，在右侧第一跖趾关节处可扪及一枚黄豆大小的结节，舌苔薄腻，脉象弦紧。

【临证加减】痰多肿甚者，可加制南星 10g，大腹皮 10g。

【来源】汪悦. 五积散的临床运用. 南京中医药大学学报，1995，（5）：17－18.

🪷 附子散

附子（生）6g　官桂 3g　人参 3g　白芍药 3g　白术 2.4g　茯苓 2.4g　甘草（炙）2.4g

【用法】上药碾末，每取 2.4g，水二盏、姜三片，食远温服。

【功效】散寒行湿，通络除痹。

【适应症】**痛风（寒湿痹）**。症见：骨节疼痛，皮肤不仁，肌肉重着，四肢纵缓，遍体酸疼。

【来源】《古今医统大全》卷十一之痹证门

🪷 薏苡仁散

当归 30g　芍药（炒）30g　薏苡仁 30g　麻黄 30g　肉桂 30g　甘

草（炙）30g　苍术（米泔浸，炒）120g

【用法】上锉，每服 21g，生姜 3 片，煎服。

【功效】散寒除湿，活血通络。

【适应症】**痛风性关节炎（寒湿痹）。**

【临证加减】自汗减麻黄，热减肉桂。

【来源】《明医指掌》卷七痹证六

巴戟天散

巴戟天（去心）90g　五加皮 60g　萆薢 15g　牛膝（酒浸，切，焙）15g　石斛（去根）15g　甘草（炙）15g

【用法】上九味，咀如麻豆。每服 5g，生姜三片，水一盏半，煎至一盏，去滓，空心温服。

【功效】散寒除湿，通络止痛。

【适应症】**痛风性关节炎（寒湿痹）。**症见：肢冷，脚膝疼痛，行履艰难。

【来源】《圣济总录》第二十卷风冷痹

四、湿热瘀阻型

蠲痹汤合四妙散加味

土茯苓 15g　薏苡仁 30g　苍术 10g　忍冬藤 20g　蚕砂 10g　川牛膝 15g　杜仲 15g　仙灵脾 10g　秦艽 10g　丹参 15g

【用法】水煎服，每天 2 次，每日 1 剂。

【功效】清热祛风，通络除痹。

【适应症】**痛风性关节炎（湿热阻络型）。**

【临证加减】关节肿痛甚者加乳香 10g、没药 10g；瘀血明显加桃仁 10g、红花 10g；湿重者加茯苓 15g、泽泻 12g；热重者加金银花 20g、夏枯草 15g。

【疗效】以本方治疗痛风性关节炎（湿热阻络型）46 例，显效 19 例，有效 25 例，无效 2 例，总有效率 95.7%。

【来源】常进，陈霄璘. 中西医结合治疗痛风性关节炎 46 例疗效观察. 社区医学杂志，2009，7（5）：25.

祛风定痛汤

青风藤 60g　薏苡仁、土茯苓、败酱草、车前子（包煎）、泽泻各30g　山慈菇 10g　延胡索、苍术、赤芍、黄柏、玄参、川牛膝各 15g

【用法】水煎服，每天 2 次，每日 1 剂。

【功效】清热祛风除湿，活血通络定痛。

【适应症】痛风性关节炎（湿热瘀阻型）。

【疗效】以本方治疗痛风性关节炎（湿热瘀阻型）34 例患者中，临床痊愈 16 例，显效 10 例，有效 6 例，无效 2 例，总有效率 94.2%。

【来源】陈慕芝，巴燕，邢铁艳．祛风定痛汤治疗痛风性关节炎 68 例临床观察．新疆中医药，2011，29（2）：19 - 20.

茵陈五苓散合防己茯苓汤

土茯苓 30～60g　茯苓、猪苓、泽泻、茵陈、萆薢、滑石、丹参、茅根各 15～30g　防己 10～15g　牛膝 15～20g　延胡索 12～15g　黄芪20～30g

【用法】水煎服，每天 2 次，每日 1 剂。

【功效】利湿泄浊，清热解毒，消肿散结，通络止痛。

【适应症】痛风性关节炎（湿热瘀阻型）。

【疗效】以本方治疗痛风性关节炎（湿热瘀阻型）20 例患者，12 例近期治愈（60%），临床治愈 6 例（30%），好转 2 例（10%），近期治愈和临床治愈占 90%。

【来源】皮兴文．茵陈五苓散合防己茯苓汤治疗痛风 20 例．中国中医药，2011，9（16）：33.

自拟蚕砂四妙汤加味

蚕砂 10g　黄柏 10g　苍术 10g　薏苡仁 30g　川牛膝 15g　地龙15g　知母 10g　萆薢 15g　威灵仙 15g　泽泻 10g　丝瓜络 15g

【用法】水煎服，每天 2 次，每日 1 剂。疗程 2 周。

【功效】清热除湿，祛风通络，活血化瘀。

【适应症】痛风性关节炎（湿热瘀阻型）。

【临证加减】湿热蕴结，触之局部灼热、疼痛剧烈者，加秦艽、豨莶草，祛风湿、利关节、解毒、通络止痛、退虚热、清湿热；年老体虚者，加黄芪、白术，补气健脾、托毒生肌、燥湿消肿；血瘀内阻、关节拘挛者，加紫丹参、夏天无以祛瘀除湿、通络止痛。

【疗效】以本方治疗痛风性关节炎（湿热瘀阻型）36 例患者，治愈 24 例，好转 12 例。

【来源】杜明. 自拟蚕砂四妙汤治疗痛风 36 例临床观察. 云南中医中药杂志，2011，32（12）：47.

自拟痛风汤

薏苡仁 12g　黄柏 12g　半夏 12g　地龙 2 条　杜仲 20g　牛膝 15g　川芎 10g　鸡血藤 12g　栀子 12g　茯苓 12g　甘草 10g　杏仁 12g　豆蔻仁 12g

【用法】水煎服，每天 2 次，每日 1 剂。疗程为 1 个月。

【功效】清热利湿，祛风通络。

【适应症】痛风性关节炎（湿热瘀阻型）。

【疗效】以本方治疗痛风性关节炎（湿热瘀阻型）30 例患者，治愈 23 例，症状好转 4 例，无效 3 例，总有效率达 90.0%。

【来源】丁梅. 中药配合秋水仙碱治疗痛风性关节炎 30 例. 实用中医内科杂志，2011，25（6）：88.

自拟三消蠲痹汤

荷叶 15g　佩兰 15g　薏苡仁 20g　淮山药 20g　茯苓 15g　苍术 10g　萆薢 15g　丹参 20g　川黄连 6g　白茅根 15g　川芎 12g　地龙 15g　牛膝 10g

【用法】取诸药加水 300ml，文火煎煮 20～30 分钟，取汁 150ml，再加水 200ml，文火煎煮，取汁 150ml，两煎混合，分早、晚 2 次口服，日一剂。

【功效】祛湿泄浊，清热解毒，活血通络。

【适应症】痛风性关节炎（湿热瘀阻型）。

【临证加减】红肿热痛甚者加金银花、黄柏；肿甚加泽泻、车前子；痛甚加延胡索、乳香、没药；气虚加黄芪、白术。

【疗效】以本方治疗痛风性关节炎（湿热瘀阻型）61 例患者，显效 34 例，总有效 24 例，无效 3 例，总有效率 95.08%。

【来源】秦彦，李双蕾．自拟三消蠲痹汤治疗痛风 61 例．现代中医药，2011，31（3）：9.

通络除痹方

秦艽 15g 虎杖 15g 威灵仙 15g 泽泻 15g 黄柏 15g 葛根 15g 苍术 15g 萆薢 20g 牛膝 10g 赤芍 15g 丹参 15g

【用法】水煎服，每天 2 次，每日 1 剂。

【功效】清热除湿，通络活血。

【适应症】**痛风性关节炎（湿热瘀阻型）**。

【疗效】以本方治疗痛风性关节炎 25 例，显效 19 例，有效 3 例，无效 3 例，总有效率为 88.0%。

【来源】刘和波，魏玲丽．通络除痹方治疗痛风性关节炎 48 例．陕西中医，2011，32（12）：1607–1608.

四妙萆薢饮

苍术 10g 黄柏 10g 川牛膝 10g 薏苡仁 15g 萆薢 20g 车前子 15g 泽泻 15g 茯苓 15g 秦艽 10g 山慈菇 15g 玉米须 20g 百合 10g 连翘 10g

【用法】水煎服，每天 2 次，每日 1 剂。1 月为 1 个疗程。

【功效】清热解毒，化浊除湿，通络止痛。

【适应症】**痛风性关节炎（湿热蕴结型）**。

【临证加减】红肿疼痛明显加金银花 10g，虎杖 10g，蜈蚣 3 条；痛风发作缓解期加党参 15g，白术 15g，生地黄 10g，淫羊藿 10g。

【疗效】以本方治疗痛风性关节炎（湿热蕴结型）32 例患者，显效 8 例，好转 21 例，无效 3 例，总有效率 90.6%。

【来源】张程悦．四妙萆薢饮治疗湿热蕴结型痛风 32 例疗效观察．长春中医药大学学报, 2012, 28 (1): 120 – 121.

防风去痹丸

黄芪 30g　红参 15g　白芷 15g　防风 15g　川芎 15g　僵蚕 10g
全蝎 1 条　当归 15g

【用法】水煎服, 每天 2 次, 每日 1 剂, 1 个月为 1 疗程, 一般连服 2 ~ 3
个疗程。

【功效】清热除湿止痛。

【适应症】**痛风性关节炎 (湿热阻络型)。**

【疗效】以本方治疗痛风性关节炎 (湿热阻络型) 60 例, 显效 48 例, 有
效 10 例, 无效 2 例, 总有效率 96.70%。

【来源】照日格图, 王海云. 防风祛痹丸治疗痛风性关节炎 60 例临床体会, 2009,
32 (7): 981 – 982.

自拟祛痛消风汤

白术 30g　首乌 30g　金钱草 15g　益母草 30g　葛根 30g　土茯苓
40g　豨莶草 15g

【用法】水煎服, 每天 2 次, 每日 1 剂。7 天为 1 个疗程。

【功效】清热泄浊, 活血解毒。

【适应症】**痛风性关节炎 (湿热夹瘀证)。**症见: 突发性某关节红肿热
痛, 如刀割难忍, 大多夜间发作, 不能下地, 常伴发热, 舌质偏红, 苔多黄
腻, 脉滑数有力。

【临证加减】急性期加蚕砂 10g、薏苡仁 15g; 迁延活动期加木瓜 15g、威
灵仙 15g; 缓解间歇期加黄芪 20g、桑寄生 15g、狗脊 20g。

【疗效】以本方治疗痛风性关节炎 (湿热夹瘀证) 57 例, 疗效优 39 例,
疗效良 13 例, 好转 2 例, 无效 3 例, 总有效率为 93.94%。

【来源】谢宏哲, 钟合军. 自拟祛痛消风汤治疗痛风性关节炎 57 例疗效观察. 中国
医药导报, 2009, 6 (30): 66 – 67.

宣痹汤化裁

薏苡仁 30g　草薢 15g　防己 15g　赤小豆 15g　连翘 15g　栀子

15g　滑石 15g　苦参 12g　牡丹皮 12g

【用法】水煎服，每天 2 次，每日 1 剂。2 周为 1 个疗程。

【功效】清热除湿，通络活血。

【适应症】**痛风性关节炎（湿热瘀阻型）。**

【疗效】以本方治疗痛风性关节炎（湿热瘀阻型）30 例，临床治愈 2 例，显效 13 例，有效 10 例，无效 5 例，总有效率为 73.3%。

【来源】黄成. 宣痹汤化裁治疗痛风性关节炎 60 例临床观察. 河南中医，2010，30（6）：609－610.

萆薢丸加味

草薢 30g　金钱草 15g　虎杖 15g　玉米须 20g　生薏苡仁 20g　菟丝子 10g　怀牛膝 10g　黄柏 10g　制大黄 10g　桂枝 10g　山慈菇 10g　三七 10g

【用法】水煎服，每日 2 剂，早晚各 1 剂，症状好转后每日 1 剂，维持 2 周后停药。

【功效】化湿泄浊，清热解毒，化瘀通络。

【适应症】**痛风性关节炎（湿热蕴结型）。**

【疗效】以本方治疗湿热蕴结型痛风性关节炎 26 例，痊愈 17 例，好转 6 例，无效 3 例，总有效率为 88.46%。

【来源】梁东勇. 萆薢丸加味治疗痛风性关节炎. 山西中医，2004，20（2）：41.

海桐寻骨汤

海桐皮 18g　寻骨风 25g　黄柏 10g　木瓜 10g　白芍药 15g　车前子 10g　川黄连 6g　薏苡仁 30g　玄参 10g　牡丹皮 10g　通草 6g　生地黄 10g　延胡索 10g　泽泻 10g　土茯苓 15g

【用法】水煎服，每天 2 次，每日 1 剂。14 天为 1 个疗程。

【功效】清热利湿，舒筋活络，散瘀止痛。

【适应症】**痛风性关节炎（湿热下注、经脉瘀阻型）。**症见：关节红肿疼痛及局部压痛，屈伸不利，遇冷则舒，遇热则重。舌质暗红，苔黄腻，脉滑数。

【疗效】以本方治疗湿热下注、经脉瘀阻型痛风性关节炎 129 例，痊愈 82 例，好转 42 例，无效 5 例，总有效率为 96.12%。

【来源】陈廷生. 海桐寻骨汤治疗痛风性关节炎 129 例. 河北中医，2003，25 (7)：540.

❀ 活络效灵丹加味

丹参 30g　当归 10g　生乳香 6g　生没药 6g　土茯苓 15g　萆薢 15g　山慈菇 20g　白茅根 20g　茜草根 15g

【用法】水煎服，每天 2 次，每日 1 剂。7 天为 1 个疗程。

【功效】清热利湿、泄浊解毒。

【适应症】**痛风性关节炎（湿热毒邪痹阻脉络型）**。症见：跗跖关节及踝红、肿热痛，活动受限，身无寒热，形体偏胖，纳食可，大便偏干，舌质黯红，苔黄腻，脉弦滑。

【临证加减】口渴者加生地 15g；便秘者加大黄 10g；尿短者加车前草 15g；尿路结石致腰痛者加金钱草 15g，威灵仙 15g，地龙 10g，青皮 10g。

【来源】喻建平. 活络效灵丹加味治疗痛风性关节炎 15 例. 实用中西医结合临床，2002，2 (2)：31.

❀ 利湿活血通经汤

茯苓 30g　萆薢 30g　川牛膝 10g　苍术 10g　黄柏 10g　威灵仙 10g　地龙 10g　赤芍 10g　生甘草 10g

【用法】水煎服，每天 2 次，每日 1 剂。10 天为 1 个疗程。

【功效】清热利湿，通经活络，活血散瘀，止痛除痹。

【适应症】**痛风性关节炎（湿热痹阻型）**。症见：双足或单足跖、趾关节红、肿、热、痛。严重者累及踝及其他小关节，活动时疼痛加重拒按，急性发作者夜间痛剧，足踝有浮肿，尿黄赤，舌质红苔黄腻，脉滑数。痛风性关节炎（痰瘀互结型）症见：双足或手指关节漫肿，踝关节稍肿，活动时疼痛，第一跖趾关节畸形，重者腰痛，尿频不利，舌质暗或有瘀斑瘀点，苔白腻，脉细涩。痛风性关节炎（脾虚湿阻型）症见：双足或单足蹲趾、跖趾关节漫肿，热痛，压痛，活动疼痛，踝关节时肿时消，反复发作，迁延不愈。重者关节畸形，尿少，气短，乏力，纳差腹胀，舌质淡，苔薄白，脉滑或缓。

【临证加减】湿热痹阻型加忍冬藤 30g，虎杖 15g，汉防己 10g；痰瘀互结型加泽兰、丹参、半夏各 10g，薏苡仁 30g；脾虚湿阻型加生黄芪、薏苡仁各 30g，白术 10g；痛甚者加制乳香、没药各 10g；大便秘结者加生大黄 10g（后下）。

【疗效】以本方治疗湿热痹阻型、痰瘀互结型、脾虚湿阻型痛风性关节炎 62 例，痊愈 41 例，好转 21 例，无效 0 例，总有效率为 100%。

【来源】张维颖．利湿活血通经汤为主治疗痛风性关节炎 62 例．实用中医内科杂志，2004，18（2）：133.

宣痹汤

黄芪 15g 当归 10g 黄柏 10g 苍术 15g 秦艽 15g 延胡索 15g
没药 10g 红花 10g 鸡血藤 15g 神曲 10g

【用法】水煎服，每天 2 次，每日 1 剂。

【功效】益气健脾，清热除湿，化瘀通络。

【适应症】**痛风性关节炎（湿瘀交阻型）**。症见：跖趾关节处红肿，皮肤灼热，触痛明显，舌质红，体胖边有齿痕，苔黄腻，脉弦。

【来源】陈宝刚．齐士，梁守义．齐连仲运用宣痹汤验案举隅．辽宁中医杂志，2004，31（5）：425.

四妙散

黄柏 10g 苍术 10g 牛膝 10g 薏苡仁 30g

【用法】水煎服，每天 2 次，每日 1 剂。

【功效】清利下焦湿热。

【适应症】**痛风性关节炎（下焦湿热型）**。症见：四肢局部小关节红肿热痛为主症，受累部位在跖趾、踝部以及手指等远端小关节。

【临证加减】肿胀明显者加泽泻 10g、防己 10g、车前子 10g；疼痛甚者加延胡索 15g、三七 15g；夹痰湿者加法半夏 10g，瓜蒌子 10g，茯苓 30g；兼气虚血瘀者加黄芪 15g，桃仁 10g，红花 5～10g。

【疗效】以本方治疗下焦湿热型痛风性关节炎 43 例，痊愈 34 例，好转 7

例，无效 2 例，总有效率为 95.3%。

【来源】廖竹芬，罗秋莲．四妙散治疗痛风性关节炎 43 例．新中医，2002，34 (7)：59.

痛风煎

滑石（包煎）30g　威灵仙 30g　薏苡仁 30g　忍冬藤 30g　土茯苓 60g　泽泻 15g　萆薢 15g　苍术 15g　红花 6g　泽兰 20g　白芍 20g　桃仁 10g　甘草 6g

【用法】水煎服，每天 2 次，每日 1 剂。30 天为 1 个疗程。

【功效】清热利湿，活血解毒。

【适应症】**痛风性关节炎（湿热瘀毒型）。**

【临证加减】便秘者加大黄粉，每剂 2g 兑服汤药。

【疗效】以本方治疗湿热瘀毒型痛风性关节炎 30 例，痊愈 21 例，好转 9 例，无效 0 例，总有效率为 100%。

【来源】周海平，沈跃玲．痛风煎治疗痛风性关节炎 30 例临床报道．四川中医，2003，21（10）：53.

痛风蠲痹汤

苍术 15g　黄柏 15g　乌梢蛇 15g　鹿角霜 15g　薏苡仁 20g　萆薢 20g　防己 20g　土茯苓 25g　鸡血藤 25g　忍冬藤 25g　白芥子 10g　牛膝 10g　生甘草 10g

【用法】水煎服，每天 2 次，每日 1 剂。10 天为 1 个疗程。

【功效】清热祛湿，散瘀止痛。

【适应症】**痛风性关节炎（湿热瘀滞型）。**

【临证加减】若关节红肿发热加石膏、知母、金银花、连翘；关节疼痛剧烈加全蝎、地龙；气血两虚加黄芪、当归；久病入络加红花、地鳖虫。

【疗效】以本方治疗湿热瘀滞型痛风性关节炎 62 例，痊愈 42 例，好转 16 例，无效 4 例，总有效率为 93.6%。

【来源】王冬娜，康哲峰．痛风蠲痹汤治疗痛风性关节炎 62 例．河北中医，2002，24（1）：23.

泄浊化瘀汤

　　苍术 12g　黄柏 10g　薏苡仁 30g　川牛膝 10g　防己 15g　萆薢 12g　土茯苓 30g　忍冬藤 30g　泽泻 30g　秦艽 15g　地龙 15g

【用法】水煎服，每天 2 次，每日 1 剂。15～30 天为 1 个疗程。

【功效】泄浊利湿，化瘀通络。

【适应症】痛风性关节炎（湿热瘀浊型）。

【临证加减】红肿痛甚加刘寄奴 30g，延胡索 20g；气滞血瘀加黄芪 30g。

【疗效】以本方治疗湿热瘀浊型痛风性关节炎 26 例，痊愈 20 例，好转 6 例，无效 0 例，总有效率为 100%。

【来源】宁建武，马丽，周萍. 泄浊化瘀汤治疗痛风性关节炎 26 例. 辽宁中医学院学报，2004，6（2）：108.

宣痹汤

　　防己 12g　连翘 12g　薏苡仁 20g　海桐皮 15g　滑石 15g　桑枝 15g　牛膝 15g　山栀子 15g　丹皮 15g　晚蚕砂 10g　当归 10g

【用法】水煎服，每天 2 次，每日 1 剂。7 天为 1 个疗程。

【功效】清热利湿，通络止痛。

【适应症】痛风性关节炎（湿热瘀痹型）。症见：关节疼痛剧烈，红肿明显，扪之发热，痛不可触。

【临证加减】湿浊重，苔厚腻者，加苍术 10g、茯苓 15g；血瘀明显，局部皮肤紫暗而红，舌或见瘀斑者，加丹参 20g、土鳖虫 10g、红花 8g；痛者，加全蝎 10g、蜈蚣 3 条、延胡索 15g。

【疗效】以本方治疗湿热瘀痹型痛风性关节炎 32 例，痊愈 5 例，好转 26 例，无效 1 例，总有效率为 96.87%。

【来源】钟山. 宣痹汤治疗痛风性关节炎 32 例. 实用中医药杂志，2003，19（11）：580.

利湿通络汤

　　土茯苓 60g　黄柏 12g　牛膝 15g　苍术 15g　薏苡仁 30g　丹皮

10g　丹参 30g　青风藤 30g

【用法】水煎服，每天 2 次，每日 1 剂。15 天为 1 个疗程。

【功效】利湿通络。

【适应症】**痛风性关节炎（湿阻络痹型）**。症见：突然发生的午夜足痛，如刀割状，关节及周围软组织出现明显红肿热痛，同时伴有血尿酸升高的临床证候群。

【临证加减】急性期加银花藤 30g，间歇期加威灵仙 15g。

【疗效】以本方治疗湿阻络痹型痛风性关节炎 24 例，痊愈 6 例，好转 16 例，无效 2 例，总有效率为 91.67%。

【来源】孙加洪，沙比尔，木黑提. 自拟利湿通络汤治疗痛风性关节炎 24 例. 国医论坛，2003，18（4）：22.

❀ 痛风汤

　　黄柏 15g　草薢 15g　木瓜 15g　薏苡仁 15g　苍术 10g　地龙 10g
忍冬藤 20g　土茯苓 20g

【用法】水煎服，每天 2 次，每日 1 剂。7 天为 1 个疗程。

【功效】清热除湿，通络止痛。

【适应症】**痛风性关节炎（湿热瘀阻型）**。症见：关节红、肿、剧痛，行走不便，伴口干喜饮，心烦不安，溲黄便结，舌质红苔黄腻，脉弦滑。

【临证加减】局部肿胀明显者，加滑石、防己、车前子；局部红肿较甚者，加知母、石膏、半枝莲；关节疼痛明显者，加三七、玄胡、细辛等；关节畸形者，加炙山甲、全蝎；病在上肢，加桑枝；病在下肢，加牛膝。

【疗效】以本方治疗风湿热型痛风性关节炎 36 例，痊愈 9 例，好转 24 例，无效 3 例，总有效率为 91.9%。

【来源】兰玛. 痛风汤内服配合芦荟外敷治疗痛风性关节炎 36 例. 四川中医杂志，2001，19（9）：22.

❀ 宣痹汤加减

　　木防己 15g　杏仁 15g　赤小豆 15g　木通 15g　络石藤 15g　海桐皮 15g　栀子 10g　连翘 10g　半夏 10g　蚕砂 10g　地龙 10g　薏苡仁

30g 葛根 30g

【用法】水煎服，每天 2 次，每日 1 剂。20 天为 1 个疗程。

【功效】清热利湿，通络止痛。

【适应症】**痛风性关节炎（湿热邪阻型）**。症见：单个或多个关节红肿热痛，屈伸不利，遇冷则舒，遇热则重，甚则关节肿大、僵硬、畸形。

【临证加减】病在上肢关节者，加桑枝 30g；病在下肢关节者，加川牛膝 15g；疼痛剧烈者，加姜黄 10g、玄胡索 10g；舌淡苔白无热象者，去栀子、连翘，加制川乌 10g、制草乌 10g。

【疗效】以本方治疗湿热邪阻型痛风性关节炎 65 例，痊愈 45 例，好转 17 例，无效 3 例，总有效率为 95.38%。

【来源】刘华.宣痹汤加减治疗痛风性关节炎疗效观察（附 65 例报告）.中国煤炭工业医学杂志，2000，3（4）：420.

加味鸡鸣散

木瓜 15g 槟榔 10g 吴茱萸 6g 陈皮 10g 黄柏 10g 淮牛膝 10g 薏苡仁 30g 桑枝 15g 草薢 15g 山慈菇 10g 海桐皮 15g 地龙 10g 黄芪 20g

【用法】水煎服，每天 2 次，每日 1 剂。21 天为 1 个疗程。

【功效】清热利湿，祛风通络止痛。

【适应症】**痛风性关节炎（湿热痹阻型）**。症见：关节疼痛剧烈，红肿明显，痛处局部灼热，活动不利，小便短少，舌质红，苔腻微黄，脉弦滑。

【临证加减】关节红肿灼热者，加水牛角、忍冬藤；痛剧者，加乳香、全蝎、延胡索；气虚者，加党参；关节肿胀者，加炮山甲、苍术；瘀血者，加丹参、川芎、桃仁。

【疗效】以本方治疗湿热痹阻型痛风性关节炎 36 例，痊愈 11 例，好转 22 例，无效 3 例，总有效率为 91.7%。

【来源】王柏青.加味鸡鸣散治疗痛风性关节炎 36 例临床观察.湖南中医药导报，2001，7（12）：593-594.

加味宣痹汤

防己 15g 杏仁 15g 滑石 30g 薏苡仁 30g 赤小豆 30g 连翘

15g　山栀子15g　法半夏15g　晚蚕砂15g　姜黄15g　海桐皮15g
黄柏10g　川牛膝15g　全蝎10g　生甘草6g

【用法】水煎服，每天2次，每日1剂。30天为1个疗程。

【功效】清利湿热，活血通络。

【适应症】**痛风性关节炎（湿热阻络型）**。症见：关节红肿热痛，入夜尤甚，不能下床活动，口干口苦，烦热阵作，舌质红，苔黄腻，脉弦滑。

【临证加减】发热者，加羚羊角粉3g；肝肾亏损者，加生地15g、杜仲15g、桑寄生15g；肿甚者，加茯苓皮30g、泽泻15g；关节畸形僵硬者，加土鳖虫10g、穿山甲15g、制南星10g。

【疗效】以本方治疗湿热阻络型痛风性关节炎28例，痊愈15例，好转11例，无效2例，总有效率为92.9%。

【来源】吕明惠，李瑜.654-2合加味宣痹汤加减治疗痛风性关节炎28例.安徽中医临床杂志，1998，10（6）：372.

🪷 黄苦汤

苦参20g　生大黄15g　山栀子15g　乌梅20g　知母15g　丹参15g　赤白芍各15g　姜黄15g　白芷15g　猪苓15g　泽泻15g　木通10g　水蛭10~15g　薏苡仁20g

【用法】取生大黄分成三份分置于碗内，诸药煎成后，冲生大黄，漏汁每碗150~200ml，每次服一碗，每日三次，服药后，每日大便3次内者继服，超过3次者去大黄，连服1周。

【功效】泻火解毒，利湿通络。

【适应症】**痛风性关节炎（湿热毒瘀型）**。症见：夜间突然发作，关节疼痛剧烈，局部红肿明显，表皮干燥发亮，稍活动或轻触患处关节即可引起剧痛，甚则关节变形，皮肤破溃后流出牙膏样物。

【临证加减】上肢为主者，加羌活15g；下肢明显者，加牛膝10~20g；红热明显者，加黄连6~12g；疼痛剧烈者，加延胡索12g；痰多者，加莱菔子15g；体虚者，加生地15g、沙参15g。

【疗效】以本方治疗湿热毒瘀型痛风性关节炎38例，痊愈11例，好转26例，无效1例，总有效率为97.4%。

【来源】姚珍松，周希萍.安义贤教授中药治疗痛风性关节炎拾萃.贵阳中医学院学报，1998，20（1）：9－10.

清热蠲痹汤

金银花30g　黄芩10g　黄柏15g　木瓜20g　防己20g　草薢20g
土茯苓20g　薏苡仁20g　车前草15g　没药15g　天南星15g　鸡血藤
25g　乌梢蛇15g　鹿角霜20g

【用法】头煎加水约500ml，先泡20分钟，武火煮沸后，改小火再煮沸
30分钟，取液约200ml；二煎，加水约400ml，武火煮沸后，改小火再煮沸30
分钟，取液约200ml；两煎药汁混合后，分成2份。早晚空腹温服，每天2
次，每日1剂。21天为1个疗程。

【功效】清热祛湿，散瘀止痛。

【适应症】痛风性关节炎（湿热瘀阻关节型）。症见：关节红肿疼痛，关
节畸形，屈伸不利。

【临证加减】关节红肿发热者，加石膏、知母、猪苓；关节疼痛剧烈者，
加全蝎、地龙；气血虚者，加黄芪、当归；关节疼痛缓解者，加党参、杜仲、
续断。

【疗效】以本方治疗湿热瘀阻关节型痛风性关节炎60例，痊愈43例，好
转14例，无效3例，总有效率为95%。

【来源】洪桂敏，魏红.洪郁文治疗痛风性关节炎60例.辽宁中医杂志，2000，27
（3）：124.

加味当归四逆汤

当归10g　白芍10g　生地10g　玄参15g　黄柏8g　木瓜10g　苡
米10g　桂枝5g　细辛2g　木通10g　苍术10g　摇竹消15g　甘草4g

【用法】水煎服，每天2次，每日1剂。2周为1个疗程。

【功效】清热除湿止痛，舒筋活络。

【适应症】痛风性关节炎（湿热毒邪痹阻经络型）。症见：关节红肿热
痛，扪之发热，痛不可触，屈伸不利，遇冷则舒，遇热则重，大便略干，苔
薄，脉弦滑。

【临证加减】急性期红肿痛甚者，加知母20g、石膏10g、桑枝30g；慢性

期者，加黄芪 15g、枣皮 10g、枸杞 10g。

【疗效】以本方治疗湿热毒邪痹阻经络型痛风性关节炎 168 例，痊愈 12 例，好转 21 例，无效 3 例，总有效率为 91%。

【来源】刘和平. 加味当归四逆汤治疗痛风性关节炎 36 例. 湖南中医杂志，1999，15（3）：47－48.

苍术南星汤

苍术 15g　南星 10g　川芎 10g　白芷 10g　当归 10g　酒黄芩 10g

【用法】水煎服，每天 2 次，每日 1 剂。

【功效】清热除湿，通络止痛。

【适应症】痛风性关节炎（湿热痹）。

【临证加减】在上肢者，加羌活；血虚者，多用川芎，当归，佐以桃仁、红花。

【来源】吴亦樵. 朱丹溪痛风学说初探. 实用中医药杂志，1995，（1）：56.

灵仙除痛饮

麻黄 3g　赤芍 3g　防风 1.5g　荆芥 1.5g　羌活 1.5g　独活 1.5g
白芷 1.5g　苍术 1.5g　威灵仙 1.5g　片黄芩 1.5g　枳实 1.5g　桔梗 1.5g　葛根 1.5g　川芎 1.5g　归尾 1.5g　升麻 1.5g　甘草 1.5g

【用法】头煎加水约 500ml，先泡 20 分钟，武火煮沸后，改小火再煮沸 30 分钟，取液约 200ml；二煎，加水约 400ml，武火煮沸后，改小火再煮沸 30 分钟，取液约 200ml；两煎药汁混合后，分成 2 份温服，每天 2 次，每日 1 剂。

【功效】祛风除湿，清热止痛。

【适应症】痛风性关节炎（湿热流注于肢节，兼受风寒而发）

【临证加减】有瘀血，宜加桃仁、红花、川芎、当归及大黄微利之；脉涩数者，在下焦，加酒炒黄柏；妇人加红花；肿多加槟榔、大腹皮、泽泻，更加没药。

【来源】《古今医鉴》卷之十之痹痛

四妙散加味

苍术 10g 黄柏 10g 薏苡仁 20g 怀牛膝 12g 生山栀 10g 泽泻 10g

【用法】水煎服，每天 2 次，每日 1 剂。

【功效】清热除湿。

【适应症】**痛风性关节炎（湿热痹）**。

【临证加减】兼有脾虚者，加黄芪 15g、茯苓 12g、白术 10g；兼有肝肾不足者加山萸肉 10g、川断 15g、桑寄生 15g；肿痛甚者加制乳没各 10g、醋玄胡 15g；兼有血瘀者，加丹参 15g、赤芍 15g。

【疗效】以本方治疗痛风 39 例，结果痊愈 25 例，有效 12 例，无效 2 例，总有效率 94.9%。

【来源】潘卫平. 中药内外合治痛风性关节炎 39 例. 南京中医学院学报，1994，(2)：42.

清热除湿通痹汤

黄柏 10g 防己 10g 薏苡仁 30g 银花藤 30g 桑枝 10g 牛膝 10g 川草薢 15g 蚕砂 10g 归尾 10g 土茯苓 30g

【用法】水煎服，每天 2 次，每日 1 剂。

【功效】清热除湿，活血通络。

【适应症】**痛风性关节炎（湿热痹）**。症见：受损关节红肿热痛，伴发热，纳差，乏力，舌质暗红。

【临证加减】关节痛甚者加田七、没药；高血脂者加寄生、山楂、茵陈；关节肿甚者加白芥子、地龙。

【疗效】以本方治疗痛风 37 例，结果痊愈 19 例，有效 15 例，无效 3 例，总有效率 91.8%。

【来源】唐志英. 中药治疗痛风性关节炎 37 例临床观察. 实用中医药杂志，1995，(4)：9-10.

泄浊除痹汤

川草薢 10g 汉防己 10g 车前草 10g 苏梗 10g 黄柏 10g 赤芍

10g　知母 10g　生薏苡仁 30g　忍冬藤 30g　臭梧桐 30g　木通 6g

【用法】水煎服，每天 2 次，每日 1 剂。

【功效】清热利湿，通络止痛。

【适应症】痛风性关节炎（湿热痹）。

【临证加减】疼痛剧烈加制川乌、草乌、乳香、没药；夹瘀、肌肤甲错加泽兰、丹皮、牛膝；伴腹胀满，舌苔白腻加厚朴、苍术；红热较甚加土茯苓、蒲公英。

【疗效】本组 31 例，用药最多者 41 剂，最少者 9 剂，平均 15 剂，结果肿胀疼痛消失，功能恢复，血尿酸降至 297μmol/L 以下，且半年以上未见复发者 28 例，为治愈，治愈率 93.2%。1 例服药 10 余剂，效果不著，另投他医；2 例患者见多处皮下痛风结石。其中 1 例患者因病程较长，关节已严重变形，疼痛减轻后建议行手术矫形治疗；所有病例均未见皮肤破溃及流出牙膏样物质。

【来源】蔚金建. 泄浊除痹汤治疗痛风性关节炎 31 例小结. 甘肃中医，2005，18（7）：27－28.

🪷 延胡定痛汤

延胡索 10g　金钱草 30g　车前子 10g　泽泻 10g　防己 10g　黄柏 10g　草薢 10g　生薏苡仁 30g　虎杖 10g　金银花藤 10g　山慈菇 10g　赤芍 10g

【用法】水煎服，每天 2 次，每日 1 剂。

【功效】清热利湿，通络止痛。

【适应症】痛风性关节炎（湿热痹）。

【临证加减】伴发热者加生石膏 30g；上肢关节痛加桑枝 10g；下肢关节痛加牛膝 10g；关节屈伸不利加伸筋草 10g，病程较长加海藻 10g。

【疗效】本组病例疗程最短 5 天，最长 20 天，平均疗程 2 周。50 例中痊愈 45 例（占 90%），好转 5 例（占 10%），有效率为 100%。

【来源】符东方. 延胡定痛汤治疗痛风性关节炎 50 例. 河南中医，2005，25（12）：47－48.

黄连解毒汤合升降散

黄芩 6g　黄连 6g　黄柏 12g　栀子 6g　忍冬藤 30g　大黄 6g　僵蚕 15g　蝉衣 15g　姜黄 15g　车前子 15g　砂仁 6g　元胡 6g　甘草 3g

【用法】每日一剂，水煎，分 2 次服，15 天为 1 个疗程，一般治疗 1～2 个疗程。

【功效】清热除痹、通络止痛。

【适应症】**痛风性关节炎（湿热痹阻型）**。症见：关节疼痛剧烈，红肿明显，扪之发热，痛不可触，屈伸不利，遇冷则舒，遇热则重。舌质红，苔黄腻，脉滑数。

【临证加减】肿痛明显者加芒硝 20g 外敷。

【疗效】以本方治疗湿热痹阻型痛风性关节炎 21 例，显效 12 例，好转 8 例，无效 1 例，总有效率 95.2%。

【来源】张希洲. 黄连解毒汤合升降散治疗痛风性关节炎 21 例. 时珍国医国药，2006，17（10）：2045.

痛风汤加味

土茯苓 30g　川草薢 30g　威灵仙 15g　桃仁 10g　红花 10g　泽兰 10g　泽泻 10g　薏苡仁 30g　车前子 15g　苍术 10g　山慈菇 10g

【用法】每天 1 剂，水煎服。急性发作时加用消炎止痛类药，如扶他林 25mg，每天 3 次，或炎痛喜康 20mg，每天 2 次，症状缓解即可予停药，一般不超过 3 天。

【功效】清热除湿，化瘀通络。

【适应症】**痛风性关节炎（湿热夹瘀痹阻型）**。症见：关节红肿热痛，活动受限，急性发病，昼轻夜重，患处如刀割样疼痛，伴发热，口苦口渴，小便短赤；或大便溏泄不爽，舌质红，苔黄腻，脉弦滑。

【疗效】以本方治疗湿热夹瘀痹阻型痛风性关节炎 31 例，治愈 19 例，显效 7 例，有效 3 例，无效 2 例，总有效率 93.55%。

【来源】胡德. 痛风汤加味治疗痛风性关节炎的临床观察. 中医正骨，2006，18（7）：17－18.

🪷 加减消毒散

赤芍 10g　丹皮 10g　银花 10g　连翘 10g　防风 10g　薏苡仁 30g
忍冬藤 30g　赤小豆 30g　滑石（包）30g　蒲公英 30g　车前子（包）
30g　桑枝 20g　甘草 6g

【用法】水煎服，每天 2 次，每日 1 剂。

【功效】清热利湿，凉血通络。

【适应症】**痛风性关节炎（湿热型）**。症见：关节肿痛，周围肤色发红发
亮，得冷则舒，甚则连及足跟痛，时周身酸痛，皮下或有痛风石，身热心烦，
舌质红而偏暗，苔薄，脉沉细数。

【临证加减】后续服二妙丸，每次 6g，日服二次。

【疗效】以本方治疗风湿热型痛风性关节炎 168 例，痊愈 66 例，好转 90
例，无效 12 例，总有效率为 92.86%。

【来源】金信良. 四妙丸加味配合中药外敷治疗风湿热型痛风性关节炎 168 例. 浙江
中医杂志，2012，(10)：35 – 36.

🪷 金石汤

金钱草 30g　生石膏（先煎）30g　汉防己 12g　泽泻 10g　车前
子（包煎）10g　知母 10g　黄柏 10g　赤芍 10g　生地 10g　地龙 10g

【用法】水煎服，每天 2 次，每日 1 剂。

【功效】清热利湿，活血通络止痛。

【适应症】**痛风性关节炎（湿热夹瘀型）**。症见：夜间左踝关节突然红
肿，痛如骨裂，活动受限，足底惧怕着地，舌质红，苔黄腻，脉细弦。

【来源】朱晨. 刘再朋医案三则. 江苏中医，1994，(5)：22.

🪷 金龙汤

苍术 15g　黄柏 15g　防己 15g　金钱草 60g　地龙 10g　薏苡仁
20g　丹参 12g　槟榔片 12g　乳香 8g　没药 8g

【用法】水煎服，每天 2 次，每日 1 剂。

【功效】清热利湿，化瘀解毒。

【适应症】痛风性关节炎（湿热夹瘀型）。

【来源】段和平，赵毓荣．湿热瘀毒论治痛风性关节炎体会．湖北中医杂志1996，（1）：40.

清热利湿消骨汤

青蒿31g　元参31g　夏枯草31g　防己15g　车前草15g　黄连6g 黄柏12g　丹皮12g　枳实12g　旱莲草12g　泽泻12g　木通9g

【用法】水煎服，每天2次，每日1剂。

【功效】清热利湿通淋，活血散结，兼以养津解毒。

【适应症】痛风性关节炎（湿热型）。症见：第一跖趾关节及其他累及关节均红肿疼痛，夜间发病，初病多有发热，兼见纳差，小便短赤发热胀或点滴不畅，大便溏，舌质红绛，苔黄腻或白腻，脉弦长而滑数有力。

【来源】陈国定．辨证论治痛风性关节炎42例．湖北中医杂志1996，（1）：40.

除痛风汤

土茯苓60g　银花30g　萆薢20g　车前子20g　黄柏20g　薏苡仁20g　防己20g　生甘草10g　陈皮10g　川贝母10g　牛膝10g

【用法】用土制砂罐加水1000ml，文火煎至1小时，取汁300ml，二煎加水500ml，文火煎至半小时，取汁200ml。两煎混合，分温三服，1日3次。

【功效】清热解毒，化痰利湿。

【适应症】痛风性关节炎（湿热痹）。症见：患者双足关节红、肿、热、痛，以足跟为甚，不能着地，舌质红，舌苔黄腻，脉滑数。

【来源】黎成贵．痛风性关节炎治验一则．湖北中医杂志，1996，（6）：49.

桂枝白虎汤合宣痹汤

生石膏30g　银花30g　薏苡仁30g　桂枝10g　滑石10g　蚕砂10g　牛膝10g　苍术10g　知母15g　栀子15g　防己15g　海桐皮15g 地龙15g　甘草5g

【用法】水煎服，每天2次，每日1剂。

【功效】清热化湿，活血通络。

【适应症】**痛风性关节炎（湿热阻络型）**。症见：突发关节剧痛，局部红肿灼热，手不可触，不能活动，伴有发热头痛，口苦干而欲饮，皮黄赤，苔黄腻，舌质红，脉滑数。

【临证加减】病发于上肢加桑枝、威灵仙；病发于下肢加牛膝；若热毒化火，深入筋骨营血，加水牛角、鳖甲清热凉血。

【来源】叶九斤. 痛风性关节炎证治体会. 安徽中医临床杂志 1996，8（2）：72－73.

🪷 土苓牛藤饮

土茯苓 50g　忍冬藤 50g　牛膝 30g　赤芍 30g　丹参 30g　红花30g　萆薢 30g　蒲公英 30g　地龙 20g　黄柏 20g　苍术 20g

【用法】水煎服，每天 2 次，每日 1 剂。

【功效】清热利湿，活血化瘀通痹。

【适应症】**痛风性关节炎（湿热流注，关节痹阻）**。症见：双足或单足大踇趾关节肿胀，红热疼痛，急性发作多在夜间痛剧，严重累及其他小关节，活动时疼痛，拒按，足踝有浮肿，口干，尿黄赤，舌稍红、苔稍黄腻，脉滑数。

【疗效】以本方加减治疗痛风 23 例，结果痊愈 17 例，有效 6 例，无效 0例，总有效率 100%。

【来源】王景春，王志平，崔国伟. 痛风性关节炎 23 例分型辨治体会. 新中医1995，（6）：21－22.

🪷 三妙散加味

苍术 10g　黄柏 10g　地龙 10g　牛膝 12g　土茯苓 50g　川萆薢30g　蚕砂 30g　赤芍 20g　泽兰 15g　银花 15g　蒲公英 25g　红花 6g

【用法】水煎服，每天 2 次，每日 1 剂。

【功效】清热利湿，活血通络。

【适应症】**痛风性关节炎（湿热流注关节，气血郁滞，经络痹阻）**。症见：关节疼痛急性发作，并在 1 天内达高潮，疼痛多在夜间或凌晨发作，发病以远端关节为主，尤以第 1 跖趾关节为常见，其次常累及指趾关节及其他小关节，受累关节红、肿、热、痛，屈伸受限，痛剧时其痛如掣，犹如刀割，苔腻或黄腻，脉弦滑。

【临证加减】若关节红肿明显，伴有发热者，加大生地、知母、虎杖以清热通络；疼痛甚者，加延胡索、全蝎以通痹止痛；血瘀明显者，加桃仁、丹皮以活血散瘀；腕指关节疼痛者，加桑枝以通利关节。局部关节红、肿、热、痛明显者，亦可选双柏散（侧柏叶、黄柏、大黄、泽兰、薄荷）外敷，取其消炎散瘀止痛之效。

【来源】陈马环. 痛风性关节炎中医治疗的体会. 新中医，1993，(4)：39-40.

定痛方

黄柏15g　栀子15g　车前草15g　汉防己15g　木瓜15g　秦艽15g　昆布15g　海藻15g　槟榔15g　木通6g　山慈菇6g　僵蚕10g　全蝎3g　黄芪20g　绿茶适量

【用法】水煎服，每天2次，每日1剂。

【功效】清热利尿，散结止痛。

【适应症】痛风性关节炎（湿热阻络）。

【疗效】以本方治疗痛风35例，结果痊愈28例，有效7例，无效0例，总有效率100%。

【来源】陈建锋. 中医药治疗痛风性关节炎35例. 湖北中医杂志，1996，18（2）：10-11.

蠲痹逐瘀汤

黄柏20g　苍术20g　薏米20g　泽泻10g　牛膝10g　萆薢15g　木瓜15g　蜈蚣1条（研末冲服）

【用法】水煎服，每天2次，每日1剂。

【功效】清湿热，利关节，逐瘀健骨。

【适应症】痛风性关节炎（湿热痹）。

【临证加减】兼肝肾阴虚者，加生地20g、丹参5g；痰浊阻滞者，加白术15g、云苓15g；痛甚者，加元胡10g；红肿甚者，加地龙20g。

【疗效】以本方治疗痛风性关节炎14例，结果痊愈5例，有效5例，无效 0 例，总有效率 100%。

【来源】王立明，李忠伟. 中西医结合治疗痛风性关节炎 14 例. 中医药信息，1995，(1)：44.

🌸 痛风圣汤

苍术 12g　白术 12g　茯苓皮 12g　猪苓 12g　泽兰 10g　泽泻 10g　蒲公英 15g　地丁 15g　金银花 15g　连翘 15g　牛膝 15g　当归 10g　赤芍 20g　川芎 10g　木通 10g　甘草 6g

【用法】头煎加水 1000ml，取汁 700ml；二煎加水 500ml，取汁 300ml，两煎取汁混合后分二次饭后服，每日一剂，3 剂为一疗程。

【功效】化湿利水，清热解毒，活血止痛。

【适应症】痛风性关节炎（湿热夹瘀型）。

【疗效】以本方治疗痛风 100 例，结果痊愈 71 例，有效 22 例，无效 7 例，总有效率 93%。

【来源】张亦工，丁广明. 自拟痛风圣汤治疗痛风性关节炎 100 例临床总结. 甘肃中医，1995，(8)：42.

🌸 痛风定痛汤

金钱草 30g　车前子 10g　泽泻 10g　防己 10g　黄柏 10g　赤芍 12g　生地 10g　地龙 10g

【用法】水煎服，每天 2 次，每日 1 剂。

【功效】祛湿清热，通络止痛。

【适应症】痛风性关节炎（湿热夹瘀型）。

【临证加减】关节皮肤红肿灼热甚者，加水牛角；关节疼痛剧烈者，加制川草乌、蜈蚣；慢性期局部肿胀不消者，加苍术、白术、苡仁、茯苓；慢性期耳廓及病变关节处见痛风石沉积者，加山慈菇、海藻。

【疗效】以本方治疗痛风性关节炎 42 例，结果痊愈 35 例，有效 6 例，无效 1 例，总有效率 97.6%。

【来源】杨能华，刘再朋. 痛风定痛汤治疗痛风性关节炎 42 例. 湖南中医杂志 1996，(4)：35.

血府逐瘀汤

桃仁 10g 红花 10g 黄柏 10g 制大黄 10g 赤芍 15g 威灵仙 15g 滑石 15g 川牛膝 30g 土茯苓 30g 忍冬藤 30g 穿山甲 5g 甘草 5g

【用法】水煎服,每天 2 次,每日 1 剂。

【功效】清热利湿,活血通络。

【适应症】**痛风性关节炎(湿热下注,瘀血阻络)**。症见:患处关节肿胀,或红,或紫,痛不可触,舌紫黯,苔黄厚,脉弦细数。

【来源】许杰忠.血府逐瘀汤新用.新中医,1993,(8):46.

当归拈痛汤

当归 15g 茵陈 20g 川芎 15g 羌活 12g 独活 12g 防风 12g 防己 12g 苍术 9g 猪苓 15g 葛根 15g 虎杖 20g 油松节 9g 生甘草 9g

【用法】水煎服,每天 2 次,每日 1 剂。

【功效】祛风活血,通络止痛,清利湿热。

【适应症】**痛风性关节炎(湿热下注,瘀血凝滞,络道阻塞)**。症见:患者因饮食肉类甚多,伴疲劳,夜间突发右脚跖趾关节红、肿、热、痛,不得着地,口苦口腻,畏寒身热,小便黄赤,舌苔黄腻,舌质红,脉弦数。

【来源】王德良,邹忠熹.当归拈痛汤临床应用举隅.上海中医药杂志,1993,(12):31.

清热宣痹汤

蒲公英 30g 地丁 30g 槟榔 15g 忍冬藤 30g 泽兰 15g 防己 12g 牛膝 12g 海桐皮 15g 黄柏 10g 苍术 10g 细辛 4g 威灵仙 10g 当归 10g 甘草 10g

【用法】水煎服,每天 2 次,每日 1 剂。

【功效】清热除湿,活血化瘀。

【适应症】**痛风性关节炎(湿热夹瘀型)**。

【临证加减】若发热，局部红肿较甚者，加生石膏；病程较长，关节变形者，加伸筋草、老鹳草；便溏者，去槟榔加茯苓、薏苡仁；病发上肢较重者，加桑枝；寒邪外犯，症见寒热错杂者，加桂枝；疼痛过于剧烈，难以忍受者，加制川乌；对痛风性关节炎慢性期，红肿不甚，热势较轻，湿邪偏盛者，减蒲公英、地丁，加木瓜、海风藤、鸡血藤。

【来源】张波. 郭中元治疗痛风性关节炎的经验. 河北中医，1993，(6)：5-6.

蓝根消痛饮

板蓝根30g　当归12g　怀牛膝15g　防风12g　防己15g　泽泻18g　忍冬藤25g　钩藤15g　赤芍15g　秦艽20g　木瓜15g　桑枝15g

【用法】水煎服，每天2次，每日1剂。

【功效】解毒通络止痛，活血利湿消肿。

【适应症】痛风性关节炎（湿热内蕴型）。

【临证加减】关节红肿甚者，加黄柏、地龙；大便燥结者，加大黄；痛甚者，加田七、没药、乳香。

【疗效】以本方治疗痛风15例，结果痊愈11例，有效4例，无效0例，总有效率100%。

【来源】王新建. 蓝根消痛饮治疗痛风性关节炎疗效观察. 中国中西医结合杂志，1994增刊：164-165.

痛风煎

防己15g　苍术10g　薏苡仁30g　知母10g　石膏15g　连翘10g　蒲公英15g　草薢10g　金钱草10g　秦艽10g　川芎10g　生甘草6g

【用法】水煎服，每天2次，每日1剂。

【功效】清利湿热，通络消肿止痛。

【适应症】痛风性关节炎（湿热蕴结型）。症见：关节红肿灼热，活动受限，小便黄赤混浊，有尿痛感，舌质红，苔黄腻，脉滑数。

【临证加减】红肿热痛甚者，加炒黄芩8g、制乳香10g、制没药10g；关节肿甚僵硬甚者，加土鳖虫10g、蜈蚣1条；上肢关节痛甚者，加桑枝15g、羌活10g；关节痛甚者，加川牛膝15g。

【疗效】以本方加减治疗痛风 28 例，结果痊愈 16 例，有效 12 例，无效 0 例，总有效率 100%。

【来源】方苣芷. 痛风煎治疗痛风性关节炎 28 例. 山东中医杂志，1995，（1）：9 – 10.

🪷 雷慈黄汤

雷公藤 10g　光慈菇 10g　生大黄 10 ~ 20g　车前草 20g　防己 10g　牛膝 10g

【用法】一般每日 1 剂，水煎 2 次，混合，分早晚 2 次饭后服。病重者可每日 2 剂，每隔 6 小时分 4 次服。外治将上方药渣用布包，趁热敷于患处，至凉为止。

【功效】清化湿热，活血通络，消肿镇痛。

【适应症】**痛风性关节炎（湿热夹瘀型）。**

【临证加减】关节肿胀甚者，加土茯苓 30 ~ 50g、川草薢 20 ~ 30g。

【疗效】以本方治疗痛风 38 例，结果痊愈 36 例，有效 2 例，无效 0 例，总有效率 100%。

【来源】王炜，秦黎虹. 雷慈黄汤治疗痛风性关节炎 38 例报告. 中国中西医结合外科杂志，1995，（4）：222 – 223.

🪷 加味萆薢化毒汤

萆薢 30g　苡仁 20g　秦艽 10g　当归尾 10g　丹皮 10g　牛膝 10g　防己 10g　木瓜 10g

【用法】水煎服，每天 2 次，每日 1 剂。

【功效】清热利湿，祛痹通络。

【适应症】**痛风性关节炎（湿热内蕴型）。** 症见：受累关节突然剧痛，多在夜间发作，局部明显红肿热痛，关节活动受限，多伴有发热，烦闷，纳呆，口干苦，小溲黄赤，舌红苔黄腻，脉滑数。

【临证加减】急性期，加地龙 15g、忍冬藤 30g、泽兰 10g、泽泻 10g；缓解期，加仙灵脾 10g、菟丝子 10g、茯苓 12g、猪苓 12g；关节僵硬畸形者，加炮山甲 15g；病在上肢者，去牛膝，加桑枝 20g。

【疗效】以本方治疗痛风47例，结果痊愈23例，有效22例，无效2例，总有效率95.74%。

【来源】周斌.加味萆薢化毒汤治疗痛风性关节47例.陕西中医，1996，(5)：198.

桃红四物汤合四妙散

忍冬藤30g　独活15g　当归10g　川芎10g　赤芍10g　桃仁10g　秦艽10g　红花10g　生地12g　黄柏12g　苍术12g　苡仁12g　牛膝12g　甘草6g

【用法】水煎服，每天2次，每日1剂。21天为1个疗程。

【功效】活血化瘀，清利湿热。

【适应症】**痛风性关节炎（湿热瘀阻型）**。症见：关节肿胀热痛，色暗红。

【疗效】以本方治疗湿热瘀阻型痛风性关节炎60例，痊愈39例，好转17例，无效4例，总有效率为93.33%。

【来源】李淑英，吴彩娥.中西医结合治疗痛风性关节炎60例.陕西中医杂志，2000，21（11）：495.

寻痛追风散

川续断15g　怀牛膝10g　蜂房10g　生黄芪20g　全当归15g　防风10g　宣木瓜10g　盐黄柏10g　生地10g　生薏苡仁20g　苍术10g

【用法】水煎服，每天2次，每日1剂。21天为1个疗程。

【功效】清热利湿，祛风活血通络，利尿通淋。

【适应症】**痛风性关节炎（湿热瘀阻型）**。症见：关节红肿，局部压痛，活动受限，日渐加重，夜间痛甚，不能安寐，皮温增高，舌质暗，苔黄腻，脉弦数。

【临证加减】热重者，加栀子、连翘；瘀重者，去薏米、苍术，加泽兰、红花；痛甚者，加元胡。

【疗效】以本方治疗湿热瘀阻型痛风性关节炎24例，痊愈16例，好转4例，无效4例，总有效率为83.33%。

【来源】朱敬秀，徐玉敏，张忠国．寻痛追风散治疗痛风性关节炎 24 例．中国民间疗法杂志，2000，8（2）：28 - 29.

运脾利尿凉血方

土茯苓 20g 川草薢 20g 焦山楂 20g 猪苓 15g 瞿麦 15g 扁蓄 15g 车前子 15g 玄参 15g 黄柏 15g 生薏苡仁 30g 青风藤 30g 白术 10g 丹皮 10g

【用法】水煎服，每天 2 次，每日 1 剂。21 天为 1 个疗程。

【功效】健脾化湿，利尿泄浊，清热凉血。

【适应症】**痛风性关节炎（湿热浊瘀型）**。症见：关节肿胀疼痛，如刀割样，局部不能触动，口渴，面色灰白，舌淡，苔黄腻，脉数。

【临证加减】急性期者，加生石膏 10g、苍术 10g、知母 10g；慢性期者，加当归 10g、泽泻 10g、皂角刺 10g；有尿路结石者，去玄参，加石韦 20g、金钱草 20g。

【疗效】以本方治疗湿热瘀阻型痛风性关节炎 55 例，痊愈 49 例，好转 4 例，无效 2 例，总有效率为 96.4%。

【来源】陈进义．运脾利尿凉血方治疗痛风性关节炎 55 例．浙江中医杂志，2001，36（6）：251.

金钱薏龙汤

金钱草 30g 生薏苡仁 30g 车前子 10g 黄柏 10g 泽泻 10g 丹皮 10g 赤芍 10g 地龙 10g 牛膝 10g 生甘草 5g

【用法】水煎服，每天 2 次，每日 1 剂。21 天为 1 个疗程。

【功效】清热利湿，通络止痛。

【适应症】**痛风性关节炎（湿热下注型）**。症见：关节红肿热痛，舌质红，苔黄腻，脉弦数。

【临证加减】局部红赤灼热伴全身发热者，加生石膏、知母；肿甚者，加草薢、防己；痛甚者，加桃仁、川芎；关节活动欠利者，加伸筋草。

【疗效】以本方治疗湿热下注型痛风性关节炎 32 例，痊愈 29 例，好转 3 例，无效 0 例，总有效率为 100%。

【来源】徐玉建. 中西医结合治疗痛风性关节炎 32 例. 江苏中医杂志, 2000, 21 (12): 30.

清热宣痹汤

知母 12g 白花蛇舌草 30g 虎杖 16g 苍术 15g 络石藤 12g 土茯苓 25g 木瓜 15g 防己 12g

【用法】水煎服, 每天 2 次, 每日 1 剂。7 天为 1 个疗程。

【功效】清热利湿, 散瘀通络。

【适应症】痛风性关节炎（湿热内壅, 瘀阻经络型）。症见: 关节红肿热痛, 功能障碍, 多发于踝、跖趾或指关节, 伴口干苦, 尿黄, 舌质红, 舌苔黄腻或白腻, 脉滑数。

【临证加减】关节疼痛甚者, 加延胡索、地龙、全蝎; 热盛者, 加石膏、忍冬藤; 湿盛者, 加萆薢、薏苡仁; 痹在上肢者, 加羌活、桑枝; 痹在下肢者, 加牛膝; 兼有瘀血者, 加赤芍、牡丹皮、红花。

【疗效】以本方治疗湿热内壅, 瘀阻经络型痛风性关节炎 32 例, 痊愈 11 例, 好转 17 例, 无效 4 例, 总有效率为 87%。

【来源】赵永萍. 清热宣痹汤治疗痛风性关节炎 32 例. 天津中医杂志, 2001, 18 (5): 45-46.

清热祛湿蠲痹饮

土茯苓 30g 赤小豆 15g 萆薢 12g 苍术 15g 黄柏 15g 川牛膝 6g 滑石 15g 赤芍 15g 忍冬藤 20g 红藤 20g 椿皮 12g 茯苓 20g 虎杖 30g 山慈菇 20g 姜半夏 10g 陈皮 10g 生甘草 10g

【用法】水煎服, 每天 2 次, 每日 1 剂。7 天为 1 个疗程。

【功效】清利湿热, 通络定痛。

【适应症】痛风性关节炎（湿热内盛, 循经下注型）。症见: 关节红肿热痛, 功能受限逐日加剧。

【疗效】以本方治疗湿热内盛, 循经下注型痛风性关节炎 32 例, 痊愈 27 例, 好转 4 例, 无效 1 例, 总有效率为 96.9%。

【来源】刘忠进, 王桂珍, 黄淑荣. 清热祛湿蠲痹饮治疗痛风性关节炎. 山东中医杂志，1999，18（4）：162.

痛风活血汤

　　　　独活 12g　防己 15g　黄柏 15g　苍术 12g　忍冬藤 20g　川芎 12g
桃仁 10g　赤芍 10g　牛膝 10g　当归 12g　车前子 12g

【用法】水煎服，每天 2 次，每日 1 剂。7 天为 1 个疗程。

【功效】清利湿热，通络止痛。

【适应症】**痛风性关节炎（湿热壅滞，经脉瘀阻型）**。症见：单个或多个关节剧烈疼痛，局部灼热红肿，起病急，多在夜间发作，受累关节以第 1 跖趾关节多见，多伴发热、头痛、口渴，舌红苔黄腻，脉滑数。

【临证加减】关节红肿明显伴全身发热者，加半枝莲、木通、石膏、知母；痛甚者，加三七、玄胡、细辛；关节活动不利者，加伸筋草。

【疗效】以本方治疗湿热壅滞，经脉瘀阻型痛风性关节炎 36 例，痊愈 12 例，好转 23 例，无效 1 例，总有效率为 97.2%。

【来源】刘燕．痛风活血汤治疗痛风性关节炎 36 例．时珍国医国药杂志，2001，12（8）：715－716.

痛风克汤

　　　　防己 15g　薏苡仁 20g　车前子 10g　萆薢 10g　秦艽 10g　栀仁
10g　川牛膝 10g　山慈菇 10g　威灵仙 10g　地龙 10g　乌梢蛇 10g

【用法】日 1 剂，首煎加水 400ml，煎取 150ml，二煎加水 300ml，取汁 150ml，两煎混合，分两次口服。7 天为 1 个疗程。

【功效】清热除湿，通行经络。

【适应症】**痛风性关节炎（湿热阻络型）**。症见：关节红肿热痛反复发作，甚至结石、僵硬、畸形。

【疗效】以本方治疗湿热阻络型痛风性关节炎 44 例，痊愈 14 例，好转 27 例，无效 3 例，总有效率为 93.18%。

【来源】毛以林，旷惠桃，黄安华．痛风克汤治疗痛风性关节炎 44 例临床观察．湖南中医杂志，1999，15（4）：16.

消肿化瘀散

生川乌头 15g　生草乌头 15g　马钱子 5g　重楼 10g　秦艽 10g
黄柏 10g　红花 20g　大黄 20g　桃仁 12g　延胡索 20g　贯众 40g　川
牛膝 20g

【用法】上药碾细为末加开水拌匀，贴患处，用绷带固定 2 日一换，5 次
为 1 个疗程。

【功效】清热泄浊，祛瘀通络。

【适应症】痛风性关节炎（湿热瘀阻）。

【疗效】以本方治疗痛风性关节炎（湿热瘀阻）30 例，临床治愈 4 例，
显效 13 例，有效 11 例，无效 2 例，总有效率为 93.33%。

【来源】曾光志. 凉血祛瘀利湿清热药物外敷治疗痛风. 中国民间疗法，2012，20
（11）：21.

当归拈痛散

当归 6g　防风 6g　黄芪 6g　甘草 3g　黄柏 5g　玄参 5g　人参 5g
茯苓 5g　白术 5g　苍术 5g　干葛 4g　升麻 4g　知母 4g　茵陈 4g　羌
活 4g

【用法】上药共碾细末（过 100 目筛）。临证时每次服 5g，每天服药 2
次，用开水冲服，重症患者可服 3 次，连续服用一周为一疗程。

【功效】清热除湿止痛。

【适应症】痛风性关节炎（湿热阻络型）。症见：突然发生跖趾、踝、
膝、腕等处单关节红肿热痛，活动受限可伴有烦躁、发热、舌质红、苔黄腻、
脉滑数。

【疗效】以本方治疗痛风性关节炎（湿热阻络型）86 例，显效 65 例，有
效 17 例，无效 4 例，总有效率 95.34%。

【来源】李金龙. 当归拈痛散治疗痛风性关节炎 86 例. 中国民族民间医药，2009，
（5）：105.

悉通颗粒

土茯苓 30g　川芎 10g　黄芩 10g　车前子 10g　山慈菇 30g　羌

活 20g

【用法】做成颗粒，每次 10g，每天 3 次。2 周为一个疗程。

【功效】清热解毒，活血祛瘀。

【适应症】**痛风性关节炎（湿热型）**。症见：关节红肿热痛，伴有发热、汗出、口渴喜饮、小便黄、舌质红、苔黄、脉滑数。

【疗效】以本方治疗湿热型痛风性关节炎 60 例，治愈 12 例，显效 24 例，有效 17 例，无效 7 例。总有效率 88.3%。

【来源】钱卫东. 悉通颗粒治疗痛风性关节炎湿热证 60 例. 陕西中医，2007，28（12）：1579 – 1580.

换腿丸

炒薏苡仁 45g　石楠叶 45g　石斛（去苗，酒浸）45g　草薢 45g　川牛膝（去苗，酒浸）45g　天南星 45g　天麻 45g

【用法】上药为末，酒煮面糊丸，如梧桐子大。每服五十丸，温酒、盐汤任服。

【功效】清热除湿。

【适应症】**痛风性关节炎（湿热痹）**。症见：挛痹缓弱，上攻胸胁肩背，下注脚膝，行步艰辛，足心如火，上气喘急，食不思食。

【来源】《太平惠民和剂局方》卷一

二妙散

苍术（米泔浸）15g　黄柏（乳汁浸透）15g

【用法】上为末，每服 9g，用酒调下，热服。

【功效】清热除湿。

【适应症】**痛风性关节炎（湿热痹）**。症见：外淫侵入日久，及年近衰者，不善养而得。

【临证加减】痛甚，加生姜汁。

【来源】《寿世保元》卷五痛风篇

加味二妙丸

苍术（米泔浸）60g　黄柏（酒浸晒干）30g　川牛膝（去芦）

15g　当归尾（酒洗）15g　防己15g　川草薢15g　龟板（酥炙，龟板难得，败者，市货者多不效，不若以熟地黄代之，庶几可也）15g

【用法】上为末，酒煮面糊为丸，如梧子大。每服百丸，空心盐汤下。

【功效】清热行湿，活血舒筋。

【适应症】**痛风性关节炎（湿热痹）**。症见：两足湿痹疼痛，或如火燎，从足趾热起，至腰胯，或麻痹痿软，皆是湿热为病，此药神效。

【来源】《古今医鉴》卷之十之痹痛

五、正虚邪实型

❀ 附红汤

熟附子10g（先煎）　桂枝15g　红花9g　当归12g　防风9g　延胡索15g

【用法】水煎服，每日1剂，3次服。21天为1个疗程。

【功效】温阳通络。

【适应症】**痛风性关节炎（阳虚寒凝型）**。症见：踝关节疼痛，无红肿，恶寒，天气变冷及夜间疼痛加重，二便调，舌质淡红，苔薄白腻，脉沉滑。

【临证加减】湿热者加金银花、连翘、黄柏；肝肾亏虚者加独活、寄生、杜仲；痰湿者加滑石、薏苡仁、白芥子。

【疗效】以本方治疗阳虚寒凝型痛风性关节炎56例，痊愈40例，好转12例，无效4例，总有效率为93%。

【来源】赵为兵. 自拟附红汤治疗痛风性关节炎56例. 云南中医学院学报，2003，26（2）：55.

❀ 痛风方

白芷12g　羌活12g　威灵仙12g　龙胆草10g　防己10g　桃仁10g　红花10g　川芎10g　神曲15g　黄柏15g　苍术15g　制南星15g

【用法】水煎服，每天2次，每日1剂。21天为1个疗程。

【功效】祛风散寒止痛，活血化瘀通络。

【适应症】**痛风性关节炎（正虚邪盛，痰瘀互结，筋脉失养型）**。症见：关节红肿热痛，舌质红，苔淡黄，脉细涩。

【临证加减】风邪重者，加防风、独活；湿邪重者，加薏苡仁、茯苓；寒邪重者，加附子，去龙胆草；热邪重者，加知母、忍冬藤；痰浊重者，加橘红、白芥子；瘀血重者，加延胡索、五灵脂；气虚者，加黄芪、白术；血虚者，加当归、鸡血藤；肝肾两虚者，加川断、寄生、枸杞；关节畸型者，加全蝎、蜈蚣、地龙。

【来源】闫德萍，杜娟. 运用痛风方治疗类风湿性关节炎体会. 陕西中医函授杂志，2000，(4)：19－20.

健脾除湿汤

苍术 15g　白术 30g　薏苡仁 30g　茯苓 20g　陈皮 10g　汉防己 10g　五加皮 20g　防风 10g　羌活 10g　独活 10g　大枣 5 枚　生姜 3 片　甘草 10g

【用法】水煎服，每天 2 次，每日 1 剂。7 天为 1 个疗程。

【功效】健脾除湿，祛风止痛。

【适应症】**痛风性关节炎（脾虚，风湿浊毒型）**。症见：关节红肿热痛，舌质淡，苔白腻，脉濡滑数。

【临证加减】红肿明显，疼痛剧烈者，去羌活、防风、生姜，加栀子、黄柏、车前子。

【疗效】以本方治疗脾虚，风湿浊毒型痛风性关节炎 35 例，痊愈 24 例，好转 9 例，无效 2 例，总有效率为 94.3%。

【来源】王泉生. 健脾除湿汤治疗痛风性关节炎 35 例. 福建中医药杂志，2001，32(1)：26.

大枣麻黄汤

大枣 15 枚　附子 15g　甘草 10g　黄芪 60g　麻黄 30g　生姜五片

【用法】水煎服，每天 2 次，每日 1 剂。

【功效】祛风散寒，益气通络。

【适应症】**痛风性关节炎（气虚风寒痹阻）**。

【来源】《金匮翼》第一卷中风统论历节痛风篇

防己黄芪汤加味

防己 15g　泽兰 15g　白术 15g　炙甘草 10g　土茯苓 50g　黄芪 20g　赤芍 20g　萆薢 30g　蚕砂 30g　全蝎 6g

【用法】水煎服，每天 2 次，每日 1 剂。

【功效】益气健脾，泄浊化瘀。

【适应症】**痛风性关节炎（脾虚气滞，湿浊阻络）**。症见：关节炎症反复发作，或痛风石沉积、关节畸形、甚者出现慢性间质性肾炎和尿酸结石形成，痛风石结节可溃破而形成不易愈合的瘘管，常有白色尿酸盐结晶排出，舌淡、苔薄白，脉滑或缓。

【来源】陈马环. 痛风性关节炎中医治疗的体会. 新中医 1993，(4)：39－40.

阳和汤加减

鹿角胶 10g　炮姜 6g　麻黄 6g　甘草 3g　白芥子 10g　肉桂 5g　牛膝 10g　灵仙 25g　蜈蚣 3 条　元胡 12g

【用法】水煎服，每天 2 次，每日 1 剂。

【功效】温阳补虚，散寒通滞。

【适应症】**痛风性关节炎（肝肾虚亏，寒痰凝滞，络脉不通）**。症见：两膝关节及右第一跖趾关节肿痛，局部外观不红，但漫肿、触痛，又不热，舌淡苔白，脉沉弦、滑。

【来源】黄鸿铭. 阳和汤加减治痹证举隅. 江西中医药 1995 增刊，67.

附子汤

生附子 12g　白芍药 6g　肉桂 6g　白茯苓 6g　人参 6g　白术 3.6g　甘草 3g

【用法】上锉，作二帖，姜三片，枣二枚，水煎服。

【功效】健脾益肾，祛湿通络。

【适应症】**痛风性关节炎（脾肾气虚，湿痹）**。症见：骨节疼痛，皮肤不仁，肌肉重着及四肢缓纵不仁者。

【来源】《明医指掌》卷七痹证六

祛风活血化瘀通络汤加减

鸡血藤 30g　黄芪 30g　制川乌 6g　草乌 6g　当归 15g　丹参 15g　牛膝 15g　杜仲 15g　续断 15g　羌活 15g　独活 15g　白芷 9g　桂枝 9g　麻黄 9g　细辛 3g

【用法】水煎服，每日一剂，分 3 次温服，药渣趁热装入塑料袋外套布袋，敷于疼痛部位或药渣煎汤熏洗，并循经按摩，每 10 天为 1 个疗程，治疗 3 个疗程未见效者为无效。活动受限，行动不便者，可将上方药混合研粉，加压掺入海绵（厚约 1cm）内，外用布包装制成药褥铺在床上，卧床休息治疗，通过药物透达肌肤而获疗效。

【功效】活血化瘀，通络止痛，祛风散寒除湿，补益肝肾。

【适应症】痛风性关节炎（肝肾不足，寒湿瘀热型）。症见：肢体关节疼痛，酸楚麻木，肿胀重着以及活动障碍。

【临证加减】寒湿重者，加附片 6g；热重者，加知母 12g、生地 15g；湿热重者，去当归，加生地、知母、地龙各 15g、黄柏 12g、防己 9g。

【疗效】以本方治疗寒湿瘀热型痛风性关节炎 188 例，痊愈 48 例，好转 114 例，无效 26 例，总有效率为 86.17%。

【来源】杨国栋，蒲朝晖．祛风活血化瘀通络法治疗风寒湿痹病 188 例分析．甘肃中医杂志，2001，14（5）：32－33.

参威汤

党参 30g　山药 30g　薏苡仁 30g　忍冬藤 30g　地龙 20g　茯苓 20g　滑石 20g　威灵仙 20g　苍术 15g　黄柏 15g　泽泻 15g　甘草 6g

【用法】水煎服，每天 2 次，每日 1 剂。15 天为 1 个疗程。

【功效】健脾利湿，通络止痛。

【适应症】痛风性关节炎（脾虚湿盛，湿热内蕴，痹阻经络型）。症见：关节红肿疼痛，触之灼热，夜不能寐，口干，乏力，纳差，小便黄，舌红，苔黄腻，脉滑数。

【临证加减】红肿较重者，加金银花 30g、生石膏 60g；痛甚者，加延胡索 20g、制川乌（先煎）15g；夹瘀者，加赤芍 15g、丹参 30g、三棱 10g；尿路结石者，加金钱草、海金砂各 30g，石韦 15g。

【疗效】以本方治疗脾虚湿盛，湿热内蕴，痹阻经络型痛风性关节炎 108 例，痊愈 82 例，好转 23 例，无效 3 例，总有效率为 90.8%。

【来源】何毅．中药内外合治痛风性关节炎 108 例．新中医杂志，2000，32 （1）：739．

蠲痹汤

当归 4.5g　芍药 4.5g　黄芪 4.5g　羌活 4.5g　甘草 4.5g　片姜黄 4.5g

【用法】水煎服，每天 2 次，每日 1 剂。姜、枣煎服。

【功效】益气活血，祛风通络。

【适应症】**痛风性关节炎（气血亏虚，风湿痹）**。症见：身体烦疼，项背拘急，或重或痛，举体艰难，手足冷痹，腰腿沉重无力者。

【来源】《明医指掌》卷七痹证六

温经养营汤

生地（切片红花炒）9g　熟地（切片砂仁炒）9g　白芍（酒炒）4.5g　当归 6g　枸杞 9g　鹿筋（切片）15g　木瓜（酒炒）3g　川断 6g　独活（酒炒）3g　桂枝 1.5g　秦艽 3g　甜瓜子（炒研）9g　木香 1.5g　桑枝 30g　红枣 10 枚　姜 3 片

【用法】水煎服，每天 2 次，每日 1 剂。

【功效】补肾养血，温经通络。

【适应症】**痛风性关节炎（肾虚血亏，营卫受寒而痹阻）**。

【来源】《校注医醇剩义》第四卷

三痹汤

人参 10g　黄芪 10g　当归 10g　川芎 10g　白芍药 10g　生地黄 10g　杜仲（姜汁炒）10g　川续断 10g　防风 10g　桂心 10g　细辛 10g　白茯苓 10g　秦艽 10g　川牛膝 10g　川独活 10g　甘草 10g　生姜 3 片　枣 1 枚

【用法】水煎服，每天 2 次，每日 1 剂。

【功效】益气养血，祛风除湿散寒。

【适应症】**痛风性关节炎（气血亏虚，风寒湿痹）**。

【来源】《医门法律》第三卷中风门

🪷 归降汤

当归须 15g　降香末 9g　小茴香 12g　木香 12g　柏子仁 12g　野郁金 15g

【用法】水煎服，每天 2 次，每日 1 剂。

【功效】养血理气，祛风除湿。

【适应症】**痛风性关节炎（血虚气滞风湿痹）**。症见：遍身走痛，日甚夜轻。

【来源】《医学妙谛》卷中杂症痛风章

🪷 加减逍遥散

当归 10g　白芍 10g　熟地 10g　川芎 10g　柴胡 10g　防风 10g　薄荷 10g　连翘 10g　山栀 10g　麦冬 10g　甘菊 10g　丹皮 10g

【用法】水煎服，每天 2 次，每日 1 剂。

【功效】疏肝和血，祛风清热。

【适应症】**痛风性关节炎（肝郁血虚，风热痹）**。症见：遍身疼痛，昼减夜甚，痛彻筋骨，有若虎咬之状。

【来源】《医学传灯》卷上痛风

🪷 寿世痛风方

人参 15g　白术（去芦）15g　白茯苓 15g　当归 15g　川芎 15g　天麻 15g　陈皮 15g　甘草 15g　赤芍 15g　防风 15g　生地黄 15g　羌活 15g　独活 15g　南星 15g　黄芩 15g

【用法】水煎服，每天 2 次，每日 1 剂。

【功效】益气养血，祛风除湿。

【适应症】**痛风性关节炎（气血亏虚，风湿痹阻）**。症见：遍身骨节疼痛，或流注作痛，不可忍者。

【来源】《寿世保元》卷五痛风篇

桂枝五物汤

　　黄芪45g　桂枝45g　芍药45g　生姜90g　大枣12枚

【用法】上五味，以水1200ml，煮取400ml，分三次温服，日一剂。一方有人参。

【功效】益气养血，祛风除湿。

【适应症】**痛风性关节炎（气血亏虚，风湿痹）**。症见：上肢麻木疼痛。

【来源】《医门法律》第三卷中风门

清燥汤

　　黄芪15g　五味子（杵炒）5g　黄连2g　神曲（炒）2g　猪苓2g　柴胡2g　甘草（炙）2g　苍术4.5g　麦门冬4.5g　陈皮4.5g　白术4.5g　生地黄4.5g　泽泻4.5g　白茯苓3g　人参3g　当归3g　升麻3g　酒柏1g

【用法】水煎服，每天2次，每日1剂。

【功效】益气养血，清热除湿。

【适应症】**痛风性关节炎（气血亏虚，湿热痹）**。症见：遍身酸软，小便赤少，大便不调等。

【临证加减】兼痰佐以二陈汤；肝火者，加味逍遥散。

【来源】《女科撮要》卷上历节痛风篇

羌活续断汤

　　羌活10g　防风10g　细辛10g　白芷10g　杜仲20g　牛膝15g　秦艽10g　续断15g　熟地10g　当归10g　人参10g　芍药15g　茯苓15g　桂心10g　川芎15g　生姜3片

【用法】水煎服，每天2次，每日1剂。

【功效】益气养血，祛风除湿。

【适应症】**痛风性关节炎（气血亏虚，风湿顽痹）**。

【临证加减】久冷身体疼痛加附子；热加炒黄柏。

【来源】《仁术便览》卷一之痛风

黄芪防青汤

黄芪 30g 防风 12g 防己 12g 青蒿 12g 乌梢蛇 20g 土茯苓 20g 秦艽 12g 川、草乌各 12g 蜈蚣 2 条 海风藤 12g 当归 12g 伸筋草 12g

【用法】水煎服,每天 2 次,每日 1 剂。7 天为 1 个疗程。

【功效】益气养筋,祛风通络,散寒除湿。

【适应症】痛风性关节炎(气血不足,寒湿痹阻型)。症见:关节患处有明显肿大疼痛,或有灼热感,关节僵硬、晨僵、功能性障碍,重者关节患处有变形,病程长,随气候的变化,疼痛反复发作或加重,关节处畏寒,得热痛减,舌苔薄黄或薄白,脉细缓或细数。

【临证加减】腰部痛甚者,加川断 20g、杜仲 20g;寒重者,加细辛 3g;热重者,加二花藤 20g、青蒿加至 30g;病发上肢者,加桑枝 30g;病发下肢者,可加用川牛膝 15g,地龙 15g。

【疗效】以本方治疗气血不足,寒湿痹阻型痛风性关节炎 187 例,痊愈 153 例,好转 23 例,无效 11 例,总有效率为 94.12%。

【来源】巩桂双,陈有福.黄芪防青汤合并经络导平治疗顽痹 187 例疗效观察.中国民政医学杂志,2001,13(3):159-160.

升阳益胃汤

黄芪 15g 潞党参 15g 焦白术 12g 杭白芍 12g 柴胡 12g 茯苓 12g 泽泻 12g 法半夏 6g 羌活 6g 独活 6g 黄连(吴茱萸煎汤浸炒) 6g 片姜黄 9g 防风 9g 炙甘草 4.5g

【用法】水煎服,每天 2 次,每日 1 剂。

【功效】健脾益胃,升阳泻火,渗湿和络。

【适应症】痛风性关节炎(脾胃虚弱,湿热阻滞经络)。

【来源】李有文,张国轩.升阳益胃汤临床验案三则.安徽中医临床杂志 1996,(4):175.

清络祛风汤合五虫祛风散

清络祛风汤：生地 12 ~ 25g　知母 10 ~ 20g　丹皮 10 ~ 15g　金银花 15 ~ 30g　连翘 12 ~ 20g　山慈菇 12 ~ 18g　苍术 15 ~ 20g　虎杖 15 ~ 20g　土茯苓 15 ~ 30g　薏苡仁 30 ~ 50g　独活 15 ~ 20g　炒白芥子 10 ~ 15g　车前子 10 ~ 20g　甘草梢 6g　鲜鸭蛋 3 个（带皮煎）

五虫祛风散：羚羊角粉 6g　玳瑁 12g　血竭 12g　全蝎 12g　炒僵蚕 12g　炒地龙 12g　蜈蚣 10 条　守宫 7 条　熟大黄 10g

【用法】清络祛风汤：以绿豆汤加童尿适量煎药，每日 1 剂，水煎 3 次，取汁 400 ~ 500ml，分 3 次（先食鸭蛋）空腹服，连服 2 剂休息 1 日，共服 6 剂。

【功效】滋阴清热，解毒化瘀，除湿利尿，涤痰祛风通络。

【适应症】**痛风性关节炎（阴虚湿热、痰瘀阻络）**。症见：关节红肿热痛、活动受限、发病较急或伴发热、口渴、汗多、心烦不安、小便黄、舌苔黄、脉滑数等。

五虫祛风散：上药共研细粉，装空心胶囊。分成 10 份，每日 1 份，每份分 3 次于饭后 1 ~ 2 小时服。

上述治疗为 1 个疗程，连续治疗 3 个疗程。服药期间停用其他药物，饮食宜清、素、淡、平，以少食多餐为主，多饮滋阴清热化湿类药茶，或饮冷开水每日 3000 ~ 4000ml；忌食荤、腥、辣等富含嘌呤之发物类。

【疗效】以本方治疗阴虚湿热、痰瘀阻痹型痛风性关节炎 97 例，全部病例均经治疗 3 个疗程，并获 3 个月随访，无失访记录，于停药 3 个月后评定疗效：显效 61 例（62.9%），好转 27 例（27.8%），无效 9 例（9.3%），总有效率为 90.7%。本组无效的 9 例患者中，有 3 例治疗过程中症状和体征明显好转，但因无法控制饮食而症状反复，但 3 个疗程后继续服用清络祛风汤合五虫祛风散仍有效。

【来源】张爱国. 清络祛风汤合五虫祛风散治疗痛风性关节炎 97 例临床观察. 广州中医药大学学报，2007，24（1）：22 – 24.

大秦艽汤加减

秦艽 12g　白芷 12g　羌活 12g　独活 12g　防风 12g　川芎 12g

生地黄 15g　杭白芍 15g　当归 15g　茯苓 15g　炒白术 15g　黄芪 30g
桑寄生 30g

【用法】水煎服，每天 2 次，每日 1 剂。

【功效】养血活血，健脾益气，祛风通络。

【适应症】**痛风性关节炎（气血不足夹风型）。**

【临证加减】热胜者，加银花、连翘、黄芩；寒胜者，加桂枝、干姜、附片；湿胜者，加防己、薏苡仁、半夏。

【疗效】本方治疗痛风性关节炎 8 例，痊愈 8 例。

【来源】黄翠玉、严生民．中西医结合治疗痛风性关节炎 15 例［J］．中西医结合临床杂志，1991，01（03）：41.

🪷 清热利湿汤

黄芪 15g　黄柏 15g　当归 15g　苡仁 30g　牛膝 15g　苍术 10g
威灵仙 20g　赤芍 15g　丹皮 15g　蚕砂 10g　车前草 20g　络石藤 20g
防己 10g　忍冬藤 20g　公英 20g　云苓皮 30g　生石膏 20g

【用法】水煎服，每天 2 次，每日 1 剂。

【功效】健脾利湿，清热通络散瘀。

【适应症】**痛风性关节炎（脾虚湿热型）**。症见：受累关节红肿热痛，肢体屈伸不利，舌有紫色，舌体略胖大，苔黄厚或黄腻，脉弦滑数。

【临证加减】疼痛重加没药；有浮肿加泽泻、猪苓；有血尿加小蓟、白茅根；发热加蚤休、连翘；瘀血重加丹参、川芎、路路通、大黄。

【疗效】以本方治疗脾虚湿热型痛风性关节炎 5 例，痊愈 3 例，好转 2 例，无效 0 例，总有效率为 100%。

【来源】文彦．清热利湿汤治疗痛风性关节炎疼痛．中国临床康复，2003，7（8）：1357.

🪷 桂枝活络汤

桂枝 20g　赤芍 20g　丹参 30g　白芍 30g　当归 15g　炒穿山甲
15g　乳香 15g　没药 15g　蜈蚣 3 条　秦艽 10g　甘草 5g

【用法】水煎服，每天 2 次，每日 1 剂。21 天为 1 个疗程。

【功效】调和营卫，温经通络，活血祛瘀止痛。

【适应症】痛风性关节炎（正气不足，气血痹阻型）。

【临证加减】湿热阻络者，去当归、白芍、炒穿山甲，加石膏、知母、双花、黄柏、防己、牛膝、苍术、薏苡仁、地龙；寒湿阻络者，加制附子、制川乌、细辛、麻黄；寒热错杂者，加制川乌、制附子、滑石、石膏；口干者，加生地；口苦者，加黄柏；瘀血阻络者，加元胡、红花、制水蛭；肝肾两虚者，加熟地、杜仲、续断、补骨脂；痰湿阻络者，去白芍，加白芥子、薏苡仁、半夏、茯苓；关节肿胀，有积液者，加白芥子、麻黄；气虚者，加黄芪、红参；血虚者，加鸡血藤、当归、首乌；上肢痛者，加羌活、威灵仙、桑枝；下肢痛者，加牛膝、独活；肩关节痛者，加防风、姜黄；腰痛者，加杜仲、枸杞子；足跟痛者，加白芍、苁蓉、补骨脂；四肢痛者，加羌活、防风、独活、姜黄；肢体麻木者，加天麻、黄芪、胆星、鸡血藤；关节僵直畸形者，加鹿角胶，骨碎补，全蝎；皮下红斑者，加生地、丹皮。

【来源】赵庚志.桂枝活络汤加减结合外治治疗痹症效果观察.齐齐哈尔医学院学报，2001，22（9）：996.

🪷 活络止痛汤

丹参 30g　乳香 15g　没药 15g　当归 15g　川芎 10g　熟地 10g
白芍 20g　地龙 20g　全蝎 10g

【用法】水煎服，每天 2 次，每日 1 剂。30 天为 1 个疗程。

【功效】消风散寒除湿，补虚除痹止痛。

【适应症】痛风性关节炎（精血亏虚，血脉经络痹阻型）。症见：关节疼痛、肿胀、压痛、功能障碍。

【临证加减】风盛者，加羌活、防风、独活；寒盛者，加川乌、草乌、干姜、桂枝；湿盛者，加薏苡仁、苍术；上肢痛甚者，加桑枝、片姜黄；下肢痛甚者，加牛膝、杜仲；兼气虚者，加黄芪、党参；血虚者，加重熟地、白芍用量；兼热者，将熟地改生地，加黄柏。

【来源】黄芝蓉，刘尚贵.活络止痛汤解除风寒湿痹疼痛临床观察.中国中医药信息杂志，2000，7（7）：49 – 50.

养阴通痹汤

玄参 20g　生地黄 15g　玉竹 20g　麦冬 15g　当归 20g　赤芍 15g
川芎 10g　丹参 15g　没药 10g　羌活 10g　桑枝 15g　威灵仙 10g　滑
石 20g

【用法】水煎服，每天 2 次，每日 1 剂。21 天为 1 个疗程。

【功效】养阴生津，活血通络。

【适应症】**痛风性关节炎（津液耗损，血凝络痹型）**。症见：突发关节红
肿灼痛，痛不可忍，状如针刺，昼重夜轻，活动痛增为主症。部分患者兼有
恶寒发热，头痛身痛，脉弦数等症状。

【临证加减】气虚乏力者，加黄芪、茯苓；烦闷不安者，加牡丹皮、栀
子；痛不可忍者，加蜈蚣、延胡索。

【来源】卜德勇. 痛风性关节炎的治疗经验. 云南中医学院学报，2000，23（2）：
41－42.

温阳通络汤

附子 30g（先煎）　干姜 15g　桂枝 15g　细辛 3g　当归 20g　赤
芍 15g　川芎 10g　丹参 15g　没药 10g　桑枝 15g　滑石 20g

【用法】水煎服，每天 2 次，每日 1 剂。21 天为 1 个疗程。

【功效】温阳祛寒，活血通络。

【适应症】**痛风性关节炎（阳虚寒凝，血瘀络滞型）**。症见：突发关节肿
痛，痛不可忍，昼轻夜重，得热则舒，遇寒痛增，或慢性反复发作为主症。
多数患者还伴有形寒肢冷，四肢厥逆，肌肤紫暗，苔白滑，脉沉迟而涩等症
状。X 线检查关节结构及骨质未见异常，血中尿酸检查发现浓度增高，反复
发作者可见跖趾关节、手指及耳廓等部位出现痛风石及泌尿系出现结石症等。

【临证加减】痛甚者，加延胡索、怀牛膝、蜈蚣；肿胀明显者，加防己、
萆薢、薏苡仁；形寒肢冷者，加吴茱萸、肉桂、巴戟天；有痛风石者，加重
楼、穿山甲、白芥子；兼泌尿系结石者，加海金砂、金钱草、鸡内金等。

【来源】卜德勇. 痛风性关节炎的治疗经验. 云南中医学院学报，2000，23（2）：
41－42.

扶正蠲痹饮

党参20g 黄芪20g 白术15g 茯苓30g 当归20g 赤芍15g 川芎10g 丹参15g 没药10g 羌活10g 桑枝15g 威灵仙10g 滑石20g

【用法】 水煎服，每天2次，每日1剂。21天为1个疗程。

【功效】 益气养血，活血通络。

【适应症】 **痛风性关节炎（津液耗损，血凝络阻型）**。症见：慢性反复发生关节肿痛，痛而难忍，自觉关节空虚，状如寒风吹袭为主症。多数患者兼有头晕目眩，神疲倦怠，四肢乏力，气短纳少，舌淡苔薄，脉细弱等症状。反复发作者，跖趾、手指及耳廓部可见痛风石。X线检查关节结构及骨质无异常改变，少数患者可见骨质疏松，血中尿酸检查浓度增高。

【临证加减】 局部灼热者，加知母、夏枯草、黄芩；骨质疏松者，加巴戟天、杜仲、菟丝子；关节空虚，状如寒风吹袭者，加枸杞子、骨碎补、蜂房、细辛；痛甚者，加延胡索、蜈蚣、香附；有痛风石者，加重楼、穿山甲、白芥子等。

【来源】 卜德勇. 痛风性关节炎的治疗经验. 云南中医学院学报，2000，23（2）：41-42.

温肾健脾汤

熟地15g 杜仲10g 补骨脂30g 桑寄生15g 牛膝10g 桂枝10g 白术10g 党参10g 当归10g 威灵仙20g 伸筋草15g 土茯苓10g 炙甘草6g

【用法】 水煎服，每天2次，每日1剂。21天为1个疗程。

【功效】 温补脾肾，养血和营。

【适应症】 **痛风性关节炎（脾肾两虚，营血不足型）**。症见：关节肿大、肥厚、畸形、僵硬，活动不利，或局部溃烂（有白赘状物从伤口排出，如豆腐渣样），舌苔薄白，脉沉细。

【临证加减】 肢冷畏寒者，加制附子、肉桂；湿甚纳呆者，加苍术、砂仁。

【来源】 夏建龙. 周福贻教授治疗痛风性关节炎的经验. 江苏中医杂志，2000，21

（12）：9.

加减防己黄芪汤

黄芪 50g　当归 50g　防己 30g　威灵仙 30g　萆薢 30g　泽兰 30g
土茯苓 30g　牛膝 30g　红花 20g　丹参 20g　白术 20g　薏苡仁 20g

【用法】水煎服，每天 2 次，每日 1 剂。

【功效】补脾益气，化痰除湿。

【适应症】**痛风性关节炎（脾虚血瘀，痰湿阻络）**。症见：双足或单足跖趾关节漫肿，热痛、压痛，活动疼痛，踝关节时肿时消，反复发作，重者关节畸形，尿少、气短无力，胃纳不佳，舌淡、苔白薄，脉滑或缓。

【疗效】以本方加减治疗痛风性关节炎 23 例，结果痊愈 17 例，有效 6 例，无效 0 例，总有效率 100%。

【来源】王景春，王志平，崔国伟. 痛风性关节炎 23 例分型辨治体会. 新中医 1995，（6）：21 – 22.

独活寄生汤

独活 15g　牛膝 15g　茯苓 15g　熟地 15g　寄生 15g　桂枝 9g　川芎 9g　秦艽 9g　防风 10g　党参 10g　杜仲 10g　当归 10g　白芍 12g
细辛 6g　炙甘草 6g

【用法】水煎服，每天 2 次，每日 1 剂。

【功效】祛风散寒，清热利湿止痛，补气活血通络。

【适应症】**痛风性关节炎（气血亏虚，风湿痹阻）**。症见：关节疼痛剧烈，红肿明显，扪之发热，痛不可触，屈伸不利，遇冷则舒，遇热则重。舌质红，苔黄腻，脉滑数。

【临证加减】偏于风寒者，去秦艽、牛膝，加附子、肉桂；偏于风热者，去细辛、熟地、党参，加生石膏、黄柏、银花；偏风湿者，去熟地，加苡仁、苍术；若气虚甚者，加黄芪；血虚甚者，加鸡血藤。

【来源】贺惠礼. 独活寄生汤治疗痹症 32 例 [J]. 四川中医，1987，02：43.

柔润熄风方

玉竹 15g　蒺藜 15g　黑芝麻 30g　僵蚕 10g　生芪 30g　当归须

10g 菊花 10g 阿胶 10g 炙甘草 10g

【用法】水煎服，每天 2 次，每日 1 剂。

【功效】滋养肝肾，舒筋通络。

【适应症】**痛风性关节炎（痛风日久，气阴两虚夹风）**。症见：形瘦神疲、头晕乏力、纳呆口干、肌萎筋缩、关节强直、屈伸不利、疼痛彻骨、入夜尤甚、舌红无苔或少苔无津、脉沉细弱或细数而涩者。

【临证加减】伴发热、咽痛者，加银花、板蓝根、山豆根等清热利咽；兼见肺胃阴虚者，加北沙参、麦冬、石斛等养阴生津；脉络瘀滞较甚者，加土鳖虫、地龙、红花等活血逐瘀；关节、脊柱变形明显者，可加鹿角胶、肉从蓉、巴戟天补肾阳、强筋骨；上肢痛加桑枝，下肢痛加淮牛膝，腰脊痛加桑寄生。

【来源】黄朋．略述柔润熄风法治疗痹证〔J〕．四川中医，1987，11：32–33.

🌸 扶正通痹汤

当归 20g 黄芪 20g 牛膝 15g 桑寄生 15g 炙甘草 10g 薏苡仁 10g 黄柏 10g 制乳香 10g 制川乌 10g 制草乌 10g

【用法】每日 1 剂，水煎 2 次，早晚分服。15 天为 1 疗程，2 个疗程统计疗效。

【功效】扶正除湿，活血通络，散寒止痛。

【适应症】**痛风性关节炎（气血不足，寒湿瘀阻）**。症见：关节、筋骨、肌肉等部位的疼痛、酸楚、麻木、肿胀、重着、灼热、屈伸不利，甚者关节肿大、畸形、肌肉萎缩等。

【临证加减】行痹加威灵仙、海风藤、川芎等以助活血祛风；痛痹加麻黄、细辛、干姜等以助温经散寒；着痹加茯苓、苍术、防己等以助燥湿渗湿；热痹加黄芩、知母、泽泻等以助清热利湿；尪痹加续断、杜仲、补骨脂、土鳖虫、白芥子、全蝎等补肝肾，强筋骨，化痰祛瘀，搜风通络之品。

【疗效】以本方治疗包括痛风性关节炎等各类痹症 156 例，治愈 108 例，占 69.2%；显效 38 例，占 24.3%；好转 6 例，占 3.8%；无效 4 例，占 2.5%；总有效率为 97.4%。

【来源】曹郑云．扶正通痹汤治疗痹证 156 例疗效观察．吉林中医药，2005，25（10）：25–26.

参五秦艽汤

当归 9g　赤芍（酒炒）2.1g　苍术（童便浸）3g　生地黄（酒浸）3g　草薢 3g　黑狗脊（去毛根）6g　川芎 2.1g　羌活 4.5g　秦艽（去芦）4.5g　川独活 3g　五加皮 6g　黄连（姜汁炒）3g　黄柏（酒炒）3g　红花（酒洗）2.4g　黄芩（酒炒）4.5g　黄芪（酒炒）6g　人参 6g　牛膝（去芦酒浸）4.5g　杜仲（每一两用茴香一钱，盐一钱水二钟拌炒）6g　生甘草 0.6g　上锉。桃枝七根（每长一寸半）灯心七根

【用法】水煎。临服入童便、好酒各一盏。空心温服，渣再煎服。忌酒面鲤鱼湿热羊鹅。

【功效】益气养血，散寒通络。

【适应症】痛风性关节炎（**血虚气弱，寒滞经络**）。症见：腰背手足肢节疼痛，午后夜甚者。

【临证加减】如天将作雨，阴晦时日，而预先觉痛甚者，加防风、天麻、升麻；午后夜甚者，血弱阴虚，加升麻、牡丹皮；早上、午前甚者，气滞阳弱，加连翘、沉香、竹沥、乳汁；痛甚者，倍羌活、红花、酒炒黄芩。

【来源】《寿世保元》卷五痛风篇

龙火汤

苁蓉 9g　肉桂 1.5g　党参 12g　茯苓 6g　白术 3g　当归（酒炒）6g　白芍（酒炒）3g　木香 1.5g　川断 6g　独活（酒炒）3g　鹿角霜 12g　蚕砂 9g　红枣 10 枚　生姜 3 片

【用法】上锉，头煎加水约 500ml，先泡 20 分钟，武火煮沸后，小火再煮沸 30 分钟，取液约 200ml；二煎，加水约 400ml，武火煮沸后，改小火再煮沸 30 分钟，取液约 200ml；两煎药汁混合后，分成 2 份。口服（温服），每天 2 次，每日 1 剂。

【功效】调养气血，温经通络。

【适应症】痛风性关节炎（**气血亏虚，营卫受寒而痹阻**）。

【来源】《校注医醇剩义》第四卷

❀ 祛风逐痛汤

车前子 30～60g　独活 10g　威灵仙 30g　防己 10g　赤小豆 20g
木瓜 15g　五加皮 10g　桑寄生 10g　茯苓 20g　泽泻 12g　木通 10g
生甘草 5g

【用法】头煎加水约 500ml，先泡 20 分钟，武火煮沸后，改小火再煮沸
30 分钟，取液约 200ml；二煎，加水约 400ml，武火煮沸后，改小火再煮沸 30
分钟，取液约 200ml；两煎药汁混合后，分 3 次空腹服。

【功效】祛风湿，益肝肾，强筋骨，止痛。

【适应症】痛风性关节炎（肝肾亏虚，实邪阻络型）。症见：关节、筋
骨、肌肉疼痛、肿胀、红热、麻木、重着、屈伸不利，久则关节肿大、畸形、
僵硬、关节周围瘀斑、结节，并发有关脏腑病证。

【临证加减】热痹型者，加滑石 15g、黄柏 10g；寒痹型者，加细辛 3g、
桂枝 10g；痰瘀痹阻型者，加制南星 9g、白芥子 5g；虚证型者，加何首乌
15g、当归 10g。

【疗效】以本方治疗肝肾亏虚，实邪阻络型痛风性关节炎 30 例，痊愈 24
例，好转 5 例，无效 1 例，总有效率为 96%。

【来源】袁升平，李文昌．祛风逐痛汤治疗痛风性关节炎 30 例疗效观察．遵义医学
院学报，2001，24（2）：182－183.

❀ 独活寄生汤

独活 9g　细辛 3g　桑寄生 9g　牛膝 9g　杜仲 9g　秦艽 9g　茯苓
9g　桂枝 6g　防风 6g　川芎 9g　人参 9g　甘草 3g　当归 12g　白芍 9g
生地 20g

【用法】水煎服，每天 2 次，每日 1 剂。10 天为 1 个疗程。

【功效】补肾强骨，祛风除湿，清热化痰，通络除痹。

【适应症】痛风性关节炎（肾气不足，痰湿内阻型）。症见：关节剧痛，
局部略红肿，晨起时关节僵硬，兼腰酸乏力，夜尿多，畏寒怕风，纳食一般，
舌体胖大，有齿痕，苔黄腻，脉细滑。

【临证加减】湿热蕴结者，加银花 15g，土茯苓 30g，山慈菇 10g；瘀热阻
滞者，加赤芍 9g，三棱 9g；痰浊阻滞者，加白术 9g，半夏 9g，茯苓 15g。

【疗效】以本方治疗肾气不足，痰湿内阻型痛风性关节炎30例，痊愈19例，好转9例，无效2例，总有效率为93.33%。

【来源】李长生. 独活寄生汤加减治疗痛风性关节炎30例. 福建中医药杂志, 2000, 31 (1)：37 – 38.

🪷 金匮肾气丸加味

地黄10g 山药15g 山黄肉15g 泽泻15g 丹皮10g 土茯苓30g 桂枝10g 附片10g 金钱草30g 草薢20g 桃仁10g 红花10g

【用法】水煎服，每天2次，每日1剂。

【功效】调补肾气，降泄浊毒。

【适应症】痛风性关节炎（肾虚夹浊瘀型）。

【临证加减】风邪偏盛者，加羌活、独活、防风、秦艽等；寒邪偏盛者，加麻黄、川草乌、细辛等；湿邪偏盛者，加苍术、防己、蚕砂等；热邪偏盛者，加寒水石、石膏、知母、黄柏等；痰瘀痹阻者或痛风石引起的骨骼畸形及骨质毁损者，加胆星、白芥子、炮山甲、地鳖虫、乌梢蛇、蜈蚣等。

【疗效】以本方治疗痛风15例，结果痊愈4例，有效9例，无效2例，总有效率86.6%。

【来源】吴放. 金匮肾气丸加减治疗痛风性痹证15例. 新中医, 1993, (7)：11.

🪷 补肾活血祛湿方

鹿角霜（先煎）30g 豨莶草30g 地骨皮30g 宽筋藤30g 鸡血藤30g 白茅根30g 怀牛膝18g 续断12g 杜仲12g 黄芪15g 生薏苡仁15g 砂仁（后下）6g

【用法】鹿角霜先煎30分钟，头煎加水约500ml，先泡20分钟，武火煮沸后，改小火再煮沸30分钟（砂仁最后5分钟放入），取液约200ml；二煎，加水约400ml，武火煮沸后，改小火再煮沸30分钟，取液约200ml；两煎药汁混合后，分成2份。口服（温服），每天2次，每日1剂。15天为1个疗程。

【功效】补肾活血，清热利湿。

【适应症】痛风性关节炎（肾虚夹湿热型）。

【临证加减】腰膝酸软者，加桑寄生30g、肉苁蓉30g；兼有风寒湿邪者，加独活 12g、防风 12g、木瓜 12g；湿热明显，关节红肿热痛，口干口苦者，加黄柏 12g；关节疼痛较甚者，加救必应 15g、黑老虎 30g；伴有肾结石者，加郁金 12g、枳壳 12g、金钱草 30g。

【疗效】以本方治疗肾虚夹湿热型痛风性关节炎 35 例，痊愈 9 例，好转 22 例，无效 4 例，总有效率为 88.57%。

【来源】马剑颖. 补肾活血清热利湿法治疗痛风性关节炎 35 例. 湖北中医杂志，2002，24（5）：40.

🪷 钟乳酒

　　钟乳石 120g　丹参 90g　石斛 75g　杜仲 75g　天冬 75g　牛膝 60g 防风 60g　黄芪 60g　川芎 60g　当归 60g　附子 45g　桂心 45g　秦艽 45g　干姜 45g　山萸肉 200g　薏苡仁 200g

【用法】上十六味，咀，以清酒三斗渍之三日，初服三合，日再，后稍加之，以知为度。

【功效】健脾益肾，祛风除湿，散寒通络。

【适应症】痛风性关节炎（风寒湿痹，脾肾气虚）。症见：风虚劳损，脚疼冷痹，羸瘦挛弱不能行。

【来源】《备急千金要方》卷七风毒香港脚方之酒醴第四

🪷 二仙汤加味泡制药酒

　　仙灵脾 30g　仙茅 12g　巴戟天 30g　当归 30g　知母 30g　黄柏 20g　鸡血藤 50g　狗脊 30g　鹿角胶 50g　细辛 6g

【用法】①冷浸法：白酒 53° 以上 1500g，将药和酒密闭在药瓶内浸泡 45~60 天即成，滤去药渣，成品澄明度色泽透亮，呈淡粉红色，无沉淀；②温浸法：但需把首味药仙茅换成等量的鸡血藤，只宜冷浸药材，浸泡期间，加热 1~5 次，但须成品的色泽符合质量标准，通常是加热 2~3 次，加热方法以水热温度 30~40℃为宜。口服每次 25~30ml，日 2 次，空腹饮服。若有酸痛时，宜用老生姜磨碎，加药酒少许，用碗或杯装盛，加水蒸热，频揉患处。

【功效】温经散寒，祛湿通络，滋补肝肾。

【适应症】**痛风性关节类（肝肾不足，寒湿痹阻型）。**

【疗效】以本方治疗痛风性关节炎（肝肾不足，寒湿痹阻型）30 例，临床治愈4 例，显效12 例，有效 11 例，无效3 例，总有效率为 90.0%。

【来源】廖大发. 二仙汤加味泡制药酒治疗风湿痹证临床疗效. 社区中医药，2012，14（18）：242.

附子酒

生附子（不去皮）15g　皂角刺 15g　黑豆 100g

【用法】上三味细锉，分为二处，用好酒二瓶，入上件药。慢火，候干至半瓶，却合作一处，蜜缚泥头，经二宿。每服一盏，温服，无时候。未效再服。

【功效】养血散寒，祛风通络。

【适应症】**痛风性关节炎（血虚寒痹）。**症见：关节冷痛，血虚生风，身痒。

【来源】《妇人大全良方》第四卷妇人血风瘾疹瘙痒方论第三

巨胜浸酒

黑胡麻（炒）250g　薏苡仁（炒）125g　生干地黄 60g

【用法】上三味，锉令匀细，生绢囊贮，以酒二斗浸，春夏三五日，秋冬六七日。每服 100ml，空心临卧温服。

【功效】补肾除湿通络。

【适应症】**痛风性关节炎（肾虚湿痹）。**症见：脚膝无力，筋挛急痛。

【来源】《圣济总录》第一十九卷诸痹门

浸酒神方

鳖甲（醋炙）30g　净菊花 30g　防风 30g　杜仲 30g　丹皮 30g
石菖蒲（去芦根）30g　牛蒡 30g　人参 30g　枸杞 30g　白术 15g　山黄肉 15g　白茯苓 15g　桔梗 15g　黄芪 15g　僵蚕 15g　远志（去心，甘草汁煮）15g　牛膝 15g　苍耳 15g　熟地 15g　白芍 15g　草薢 15g
石蟹 15g　天花粉 15g　荆芥 15g　白附 15g　天麻 15g　南星 15g　独

活 15g　陈皮 15g　苍术（米泔浸）15g

【用法】用无灰酒 2000ml 浸之，春夏 14 天，秋冬 21 天，固毋泄气，每日空心三次，各饮一杯，药渣焙干研细，好酒和丸，如梧桐子大。每服七十丸，空心好酒下。

【功效】益气养血，祛风除湿通络。

【适应症】**痛风性关节炎（气血亏虚，风湿痹阻）。**

【来源】《经验丹方汇编》

🪷 痛风茶

当归 10g　苍术 15g　川牛膝 15g　秦艽 10g　泽泻 10g　粉草薢 20g　黄柏 10g　桂枝 10g　土茯苓 30g　党参 15g　白术 10g　升麻 10g　葛根 30g　甘草 10g

【用法】药材净选加工→按质地分类、特殊加工制备组成粒→烘干→过筛→分装→质检→包装得成品。每包含生药 10g。每日 3 包，分次开水泡茶服用，5 天为 1 疗程，治疗 1~4 个疗程。

【功效】益气养血，祛风除湿。

【适应症】**痛风性关节炎（气血亏虚，风湿内蕴）。**

【疗效】以本方治疗痛风性关节炎 62 例，痊愈 27 例，好转 33 例，无效 3 例，总有效率为 95%。

【来源】魏爱淳. 痛风茶治疗痛风性关节炎 62 例. 吉林中医药，2007，27（2）：22、61.

🪷 牛蒡子散

牛蒡子 90g　新豆豉（炒）90g　羌活 90g　生地黄 75g　黄芪 45g

【用法】上为细末，汤调二钱，空心食前，日三服。

【功效】益气养血，祛风清热。

【适应症】**痛风性关节炎（气血不足，风热痹）。**

【来源】《证治准绳·类方》第四册痛痹

🪷 人参柏龟丸

人参 15g　白术 30g　熟地黄 30g　山药 15g　海浮石 15g　川黄柏

（炒黑色）30g 锁阳 7.5g 南星 15g 败龟板（酒炙）30g 干姜（烧灰，取其不走）7.5g。

【用法】上药为末，米粥糊丸如梧桐子大，食前汤下百粒，日二次。

【功效】益气养血，清热除湿化痰通络。

【适应症】**痛风性关节炎（气血两虚，湿热痹兼痰）。**

【来源】《丹溪治法心要》第四卷痛风

大防风散

熟地 60g 白术 60g 羌活（去芦）30g 人参（去芦）30g 川芎 45g 甘草（炙）30g 附子（炮，去皮尖）45g 防风（去芦）60g 牛膝（酒浸）30g 黄芪（去芦）60g 杜仲（炒，去丝）60g 白芍 60g 当归（酒洗）60g

【用法】上药研末，每服 12g，水一盏半、姜七片、枣一枚，煎服，日二次。

【功效】益气养血，祛风通络。

【适应症】**痛风性关节炎（气血亏虚，风痹）。**

【来源】《仁术便览》卷一之痛风

内补石斛秦艽散

石斛 15g 附子 15g 天雄 15g 桂心 15g 独活 15g 天冬 15g 秦艽 20g 乌头 20g 人参 20g 干姜 20g 当归 20g 防风 20g 杜仲 20g 山萸肉 12g 莽草 12g 桔梗 12g 细辛 12g 麻黄 12g 前胡 12g 五味子 12g 川椒 7.5g 白芷 7.5g 白术 7.5g

【用法】上二十三味治下筛，酒服方寸匕，日再服，不知稍增至二匕，虚人附子天雄乌头三药皆炮制，实人亦可生用。

【功效】健脾益肾，祛风除湿，散寒通络。

【适应症】**痛风性关节炎（脾肾气虚，风寒湿痹）。** 症见：风虚脚弱，手足拘挛，疼痹不能行。脚趺肿上膝，小腹坚如绳约，气息常如忧患，不能食饮。

【来源】《备急千金要方》卷七风毒香港脚方之诸散第三

换骨丹

虎骨（酥炙）30g　防风30g　牛膝30g　当归30g　羌活30g　独活30g　败龟板30g　秦艽30g　草薢30g　晚蚕砂30g　松节30g　枸杞45g　茄根（洗净）60g

【用法】酒糊丸服，或酒浸、或为末服亦可。

【功效】益肾壮骨，祛风除湿。

【适应症】痛风性关节炎（肾虚风湿痹），兼治鹤膝风。

【来源】《景岳全书》

活血丹

熟地黄90g　当归30g　白术30g　白芍30g　续断30g　人参30g

【用法】上为细末，酒糊丸，如桐子大。每服五十丸，空心温酒送下，日二次。

【功效】益气养血除湿。

【适应症】痛风性关节炎（气血亏虚，湿痹）。症见：遍身骨节疼痛。

【来源】《医学纲目》第十二卷肝胆部诸痹

三痹汤

川续断30g　杜仲（锉，姜汁炒去丝）30g　防风（去芦）30g　桂心30g　华阴细辛30g　人参（去芦）30g　白茯苓（去皮）30g　当归（去芦）30g　白芍药30g　甘草（炙）30g　秦艽（去芦）15g　生地黄15g　川芎15g　川独活（去芦）15g　黄芪（去芦）30g　川牛膝（酒浸）30g

【用法】上药咀，或为末，每服24g，水二盏，生姜五片，枣一枚，煎至一盏，去滓热服，无时候，但腹稍空服。

【功效】健脾益肾，祛风除湿通络。

【适应症】痛风性关节炎（脾肾气虚，风湿痹）。症见：血气凝滞，手足拘挛，风痹、气痹等疾。

【疗效】有人病左臂不随，后已痊平而手指不便无力，试诸药不效，服此药一料而愈。

【来源】《女科证治准绳》

寿世益气丸

黄芪（蜜炒）30g 人参6g 苍术（米泔制）4.5g 当归身（酒洗）4.5g 秦艽3g 牛膝（去芦酒洗）30g 独活30g 杜仲（酒炒）45g 熟地黄30g 桑寄生45g 官桂6g 木瓜15g 小茴香（盐酒炒）15g

【用法】上为细末，酒打面糊为丸，如梧子大，每服百丸，空心酒下。如病去，勿再服。

【功效】益气养血，祛风除湿。

【适应症】**痛风性关节炎（气血亏虚，风湿痹阻）。**

【临证加减】风湿相搏，周身尽痛，以益气汤加羌活、防风、藁本、苍术。

【来源】《寿世保元》卷五痛风篇

丹鸡祛痹方

丹参30g 鸡血藤30g 当归20g 熟地15g 红花10g 土鳖虫6g 甘草8g

【用法】水煎服，每天2次，每日1剂。

【功效】活血化瘀，通络止痛。

【适应症】**痛风性关节炎（瘀血阻络）。**

【临证加减】①寒痹：酌情加麻黄、桂枝、细辛、羌活、独活、川芎；②行痹：酌情加防风、羌活、葛根、秦艽、桑枝；③着痹：酌情加薏苡仁、苍术、白术、防风、木瓜、桂枝、独活；④热痹：酌情加石膏、知母、甘草、金银花、连翘、防己；⑤上述如痛甚者酌情加川乌（制）先煎、草乌（制）先煎；⑥瘀血明显者酌情加三七、乳香、没药；⑦脊柱僵直变形者：酌情加狗脊、杜仲、鹿角胶、羌活、僵蚕；⑧上肢关节疼痛麻木重者：酌情加桂枝、丝瓜络、地龙、姜黄、羌活、威灵仙、海风藤；⑨下肢麻木活动不利：酌情加牛膝、木瓜、秦艽、独活；⑩低热或患处发热者：酌情加黄柏、地骨皮、秦艽、忍冬藤。此外，久病或剧痛者可适当配用虫类药物，如白花蛇、乌梢蛇、穿山甲、蜈蚣、地龙等增强搜风通络止痛之效。

【疗效】以本方治疗包括痛风性关节炎等各种痹症 62 例，治愈 25 例，好转 32 例，未愈 5 例，有效率 91.9%。

【来源】周廷智. 活血化瘀法治疗痹症 62 例. 陕西中医，2011，32（10）：1345－1346.

🪷 虎骨木通汤

虎骨 10g　木通 10g

【用法】水煎服，每天 2 次，每日 1 剂。

【功效】祛风除湿，强筋健骨。

【适应症】痛风性关节炎（风湿痹）。

【来源】《医学实在易》第五卷表证诸方

🪷 消痛汤 I 号方

土茯苓 30g　薏苡仁 20g　忍冬藤 20g　车前草 15g　萆薢 15g　蒲公英 15g　地龙 15g　赤小豆 12g　赤芍 12g　川牛膝 12g

【用法】水煎服，每天 2 次，每日 1 剂。

【功效】泄浊化瘀，通络止痛。

【适应症】痛风性关节炎（湿毒瘀滞型）。症见：下肢小关节卒然红肿热痛，筋脉拘急，拒按，触之局部灼热，日轻夜重，发热口渴，心烦喜冷饮，舌淡红，苔黄，脉数。

【疗效】以本方治疗湿毒瘀滞型、痰湿阻滞型痛风性关节炎 67 例，痊愈 53 例（其中湿毒瘀滞型 34 例，痰湿阻滞型 19 例），好转 12 例，无效 2 例，总有效率为 97.01%。

【来源】丘青中. 辨证治疗痛风性关节炎 67 例临床观察. 现代中西医结合杂志，2002，11（12）：1124.

🪷 消痛汤 II 号方

黄芪 30g　土茯苓 30g　防风 20g　薏苡仁 20g　白术 15g　车前草

15g 砂仁 15g 陈皮 12g 川牛膝 12g 甘草 10g

【用法】水煎服，每天 2 次，每日 1 剂。

【功效】健脾化痰，利水泻湿。

【适应症】**痛风性关节炎（痰湿阻滞型）**。症见：关节肿胀，甚则关节周围漫肿，屈伸不利，局部疼痛，精神萎靡，胸脘痞闷，舌胖质黯，苔白腻，脉缓。

【疗效】以本方治疗湿毒瘀滞型、痰湿阻滞型痛风性关节炎 67 例，痊愈 53 例（其中湿毒瘀滞型 34 例，痰湿阻滞型 19 例），好转 12 例，无效 2 例，总有效率为 97.01%。

【来源】丘青中．辨证治疗痛风性关节炎 67 例临床观察．现代中西医结合杂志，2002，11（12）：1124.

开痹化湿汤

乌梢蛇 10g 寒水石 10g 知母 10g 地鳖虫 10g 红花 10g 桂枝 18g 制川乌 15g 赤芍 15g 茯苓 15g 威灵仙 15g 生薏仁 30g

【用法】水煎服，每天 2 次，每日 1 剂。14 天为 1 个疗程。

【功效】温阳开痹，清热化湿，活血止痛。

【适应症】**痛风性关节炎（内外相夹型）**。症见：跖趾关节灼热，肿胀压痛，舌质红，苔黄腻，脉弦滑。

【疗效】以本方治疗内外相夹型痛风性关节炎 32 例，痊愈 19 例，好转 10 例，无效 3 例，总有效率为 90.6%。

【来源】楼向红．开痹化湿汤治疗痛风性关节炎 32 例．浙江中医杂志，2002，37（7）：299.

羌活秦艽方

羌活 6g 秦艽（去芦）3g 当归（去芦）3g 附子（炮，去皮脐）3g 防风（去芦）3g 骨碎补 3g 木香 3g 桃仁（去皮尖，麸炒）3g 牛膝（去芦，酒浸）3g 川芎 3g 桂心 3g 甘草（炙）1.5g

【用法】上作一服，用水二盏，生姜五片，煎至一盏，不拘时服。

【功效】祛风散寒通络。

【适应症】**痛风性关节炎（风寒痹）**。症见：风毒攻注，骨节疼痛，发作不定。

【来源】《奇效良方》卷三十八五之痹门

二陈三妙汤

半夏6g　茯苓6g　川芎6g　陈皮6g　甘草3g　苍术（炒浸）6g　南星6g　牛膝6g　黄柏（酒浸，晒干炒）6g

【用法】上药研末，头煎加水约400ml，先泡20分钟，武火煮沸后，改小火再煮沸30分钟，取液约200ml；二煎，加水约300ml，武火煮沸后，改小火再煮沸30分钟，取液约200ml；两煎药汁混合后，分成2份。口服（温服），每天2次，每日1剂。

【功效】清热除湿，化痰通络。

【适应症】**痛风性关节炎（湿热痹夹痰）**。

【来源】《金匮钩玄》第三卷妇人科

二陈通痹汤

半夏20g　茯苓30g　陈皮10g　白芥子15g　苍术15g　厚朴12g　秦艽10g　当归20g　赤芍15g　川芎10g　丹参15g　没药10g　羌活10g　细辛3g　滑石20g

【用法】水煎服，每天2次，每日1剂。21天为1个疗程。

【功效】祛痰除湿，活血通络。

【适应症】**痛风性关节炎（痰湿郁结，血脉痹涩型）**。症见：突发关节灼热肿痛，痛不可近，状如紧束为主症。部分患者兼有肢体重着，倦怠嗜卧，纳呆腹胀，苔滑腻，脉濡滑，或浮滑而数等症状。

【临证加减】肿甚重着者，加防己、萆薢、木通；灼热者，加黄柏、栀子；痛不可近者，加苏木、桑枝、蜈蚣；纳呆腹胀者，加白豆蔻、木香；有痹痛史者，加千年健、石枫丹、伸筋草等。

【来源】卜德勇．痛风性关节炎的治疗经验．云南中医学院学报，2000，23（2）：41－42.

🏵 风证通治方

南星 12g　防风 6g　全蝎 1.5g　附子（去皮脐　生用）9g　独活
9g　甘草 9g　生姜 7 片

【用法】加水约 500ml，生附子先煎 60 分钟，再下其他药。每剂煎两次，
每次取液约 200ml，两煎药汁混合后，分成 2 份。口服（温服），每天 2 次，
每日 1 剂。

【功效】祛风散寒，化痰通络。

【适应症】**痛风性关节炎（风寒痹夹痰）**。症见：痰涎壅盛，历节痛风，
筋脉拘急。

【来源】《奇效良方》卷一之风门（附论）风证通治方

🏵 消痛饮

独活 12g　防己 15g　泽泻 15g　木瓜 20g　黄柏 12g　苍术 15g
天竺黄 12g　僵蚕 12g　忍冬藤 25g　赤芍 18g　牛膝 15g　地龙 12g

【用法】水煎服，每天 2 次，每日 1 剂。10 天为 1 个疗程。

【功效】清热化湿，逐瘀涤痰，通络止痛。

【适应症】**痛风性关节炎（湿浊下注，滞留关节型）**。症见：关节红肿灼
热，不能行走，触之疼痛难忍，伴口渴，烦闷，舌红，苔黄腻，脉滑数。

【临证加减】关节红肿明显者，加半枝莲、赤茯苓、木通；疼痛甚者，加
三七、玄胡、细辛；大便燥结者，加生大黄；关节肿大畸形者，加炙山甲、
全虫、制南星。

【疗效】以本方治疗湿浊下注，滞留关节型痛风性关节炎 26 例，痊愈 22
例，好转 3 例，无效 1 例，总有效率为 96.2%。

【来源】王国仁，胡岩．消痛饮治疗痛风性关节炎 26 例．浙江中医杂志，1999，17
（5）：29 - 30.

🏵 泻火通痹汤

生石膏 30g（先煎）　黄连 6g　水牛角 30g（先煎）　生地 15g
车前仁 12g　赤芍 12g　丹参 15g　忍冬藤 15g　木瓜 10g　独活 6g　甘

草 5g

【用法】水煎服，每天 2 次，每日 1 剂。21 天为 1 个疗程。

【功效】清热凉血，通络除痹。

【适应症】**痛风性关节炎（火热型）**。症见：关节红肿热痛，发热夜间加剧，心烦难寐，口干而少饮，大便秘结，舌深红，苔少而黄，脉细数。

【临证加减】便秘者，加大黄 10g、枳实 10g；痛在上肢关节者，去独活，加羌活 6g、桑枝 10g；关节重着麻木者，加生薏苡仁 15g、丝瓜络 10g。

【疗效】以本方治疗火热型痛风性关节炎 50 例，痊愈 11 例，好转 36 例，无效 3 例，总有效率为 94%。

【来源】彭建明．泻火通痹汤治疗原发性痛风关节炎 50 例．湖南中医杂志，1997，13（5）：21.

🪷 左金丸加味

黄连 5g　吴茱萸 3g　蒲公英 30g　浙贝母 15g　连翘 20g　葛根 20g　石斛 20g　紫花地丁 20g　炒莱菔子 10g　大黄 10g　黄芩 10g

【用法】水煎服，每天 2 次，每日 1 剂。21 天为 1 个疗程。

【功效】泄肝解毒，化痰散结。

【适应症】**痛风性关节炎（肝郁痰热瘀阻型）**。症见：形体肥胖，面部浮肿，呼吸不畅，动则气急，关节红肿热痛，大便干结，心烦易怒，舌苔黄厚腻，脉滑数。

【来源】蒋惠芳．左金丸新用．新中医杂志，2001，33（10）：67 - 68.

🪷 抗骨质增生汤

土黄芪 10g　炒玄胡 10g　土茯苓 10g　炒黄芩 10g　川牛膝 10g　炒川柏 10g　全当归 10g　银花 10g　竹三七 10g　秦艽 10g　生薏苡仁 30g　地骨皮 10g　赤芍 10g　建曲炭 10g

【用法】水煎服，每天 2 次，每日 1 剂。

【功效】清热活血，通络止痛。

【适应症】**痛风性关节炎（瘀热互结型）**。症见：突发跖趾或关节极度疼痛，日轻夜重，局部红肿，伴发热，关节活动障碍，舌质尖红，苔薄白略腻，脉弦常数。

【疗效】以本方治疗痛风 21 例，结果痊愈 17 例，有效 3 例，无效 1 例，总有效率 95.22%。

【来源】魏红沁，石关桐，徐荣禧. 抗骨质增生汤治疗痛风性关节炎 21 例. 中国中医骨伤科杂志，1996，(5)：41－42.

四妙勇安汤合四妙散加味

金银花 30g　当归 10g　玄参 10g　苍术 15g　黄柏 15g　薏苡仁 20g　牛膝 15g　金钱草 30g　没药 10g　乳香 10g　甘草 6g

【用法】水煎服，每天 2 次，每日 1 剂。对于起病急，病情重者每日二剂，分四次服，二周为一疗程。

【功效】清热利湿，化瘀解毒。

【适应症】痛风性关节炎（瘀热互结型）。症见：关节红肿热痛，活动受限，舌暗红、苔黄腻。

【临证加减】发热者，加生石膏 30g；头痛者，加白芷 10g；便秘者，加生大黄 10g（后下）；关节肿痛明显者，加土茯苓 30g；三个疗程之后效果不显者，加蜈蚣 2 条，穿三甲 10g，并发肾结石加重金钱草剂量至 50g。

另外对局部关节红肿热痛尤甚者，加商陆 20g，甘遂 20g，泽兰 30g，熬水适温外洗，药渣外敷受罹关节，每日一次，加温后反复使用，7 天为一疗程。

【疗效】以本方治疗痛风 16 例，结果痊愈 9 例，有效 6 例，无效 1 例，总有效率 93.7%。

【来源】周锦友. 四妙勇安汤合四妙散加味治疗痛风性关节炎 16 例. 湖南中医学院学报，1996，(1)：18－19.

红花五虫饮

山甲珠 20g　地鳖虫 20g　乌梢蛇 20g　红花 20g　丹参 20g　蜈蚣 3 条　防己 30g　威灵仙 30g　牛膝 30g　草薢 30g　地龙 30g　陈皮 10g　法半夏 10g

【用法】水煎服，每天 2 次，每日 1 剂。

【功效】化痰祛瘀，搜风通络。

【适应症】**痛风性关节炎（痰瘀阻滞，经络不通）**。症见：痛风日久，双足或手指关节漫肿，踝关节稍肿，活动时疼痛，走路时稍肿胀，第 1 跖趾关节畸形，重者腰疼，尿频不利。舌淡黯、苔白腻，脉细涩。

【疗效】以本方加减治疗痛风 23 例，结果痊愈 17 例，有效 6 例，无效 0 例，总有效率 100%。

【来源】王景春，王志平，崔国伟．痛风性关节炎 23 例分型辨治体会．新中医，1995，(6)：21－22.

🌸 清热化瘀蠲痹汤

生石膏 30g　薏苡仁 30g　桂枝 10g　山栀 10g　蚕砂 10g　当归 10g　苍术 10g　穿山甲 10g　制乳香 10g　牛膝 10g　知母 15g　防己 15g　海桐皮 15g　赤芍 15g　地龙 15g

【用法】水煎服，每天 2 次，每日 1 剂。

【功效】清热化湿，化瘀通络。

【适应症】**痛风性关节炎（瘀热互结型）**。症见：第一跖趾关节肿胀疼痛变形，入夜尤甚，色紫暗，手不可近，不得下床活动，发热，纳呆，口苦腻，溲灼热，苔黄腻，舌质暗红，脉滑数。

【来源】叶九斤．痛风性关节炎证治体会．安徽中医临床杂志，1996，8（2）：72－73.

🌸 加减独活寄生汤

独活 9g　川芎 9g　桑寄生 15g　黄芪 15g　地龙 15g　乌梢蛇 15g　牛膝 10g　生地 10g　杜仲 10g　当归 10g　白芍 10g　茯苓 10g　穿山甲 10g　白芥子 10g　狗脊 10g　党参 20g　甘草 5g

【用法】水煎服，每天 2 次，每日 1 剂。

【功效】补益气血，调补肝肾。

【适应症】**痛风性关节炎（气血双亏型）**。症见：双跖趾关节肿胀，僵硬、疼痛、变形，颜色紫暗，活动受艰，腰背酸痛，夜尿频，头昏耳鸣，身软气短，形瘦，面色无华，苔薄，舌淡，脉沉细弱。

【来源】叶九斤．痛风性关节炎证治体会．安徽中医临床杂志，1996，8（2）：72-73.

温胆僵蚕饮

半夏15g　陈皮6g　竹黄15g　枳实15g　防己15g　川贝母9g　僵蚕9g　当归10g　红花6g　赤芍12g　田七片6g　薏苡仁30g　冬瓜仁30g　桃仁15g

【用法】水煎服，每天2次，每日1剂。

【功效】涤痰化浊，行气活血，逐瘀。

【适应症】**痛风性关节炎（痰浊下注，郁而化热，气滞血瘀）**。症见：发病急骤、多于夜间发病，疼痛剧烈，受累关节红肿热痛，部分患者恶寒发热，头痛、头晕，患处恶热拒按，小便黄赤、大便干结或便硬，口渴索饮，舌边红，苔黄干或黄腻，脉象浮滑弦数。

【临证加减】大便干结明显或便秘者，加入大黄6g。

【来源】张炳球．中西医结合治疗痛风性关节炎32例．中国骨伤，1996，（2）：58.

四苓化瘀汤

猪苓15g　泽泻15g　茯苓15g　白术15g　通草10g　当归3g　田七6g　天竺黄10g　薏仁30g　金钱草15g

【用法】水煎服，每天2次，每日1剂。

【功效】利水渗湿，化痰行瘀。

【适应症】**痛风性关节炎（水瘀互结）**。

【来源】张炳球．中西医结合治疗痛风性关节炎32例．中国骨伤，1996，（2）：58.

清热凉血消骨汤

地骨皮6g　丹皮13g　紫草13g　桃仁13g　夏枯草31g　鳖甲31g　熟地31g　金银花31g　地榆16g　蒲公英16g　红花10g　制乳香10g　制没药10g　白茅根30g

【用法】水煎服，每天2次，每日1剂。

【功效】清热凉血利尿，活血散结，兼以滋阴解毒。

【适应症】**痛风性关节炎（血热型）**。症见：第一跖趾关节及其他累及关节均红肿疼痛，有灼热感，起病急骤，多有夜半突感关节疼痛，常伴高热、口渴、心烦、大便干结、小便黄赤，舌质红，苔黄，脉弦涩，数而有力或细数有力。

【来源】陈国定. 辨证论治痛风性关节炎 42 例. 湖北中医杂志，1996，(1)：40.

疏肝解郁消骨汤

柴胡9g　红花9g　龙胆草9g　黄芩9g　黄柏9g　枳壳12g　青木香12g　制香附12g　郁金12g　玄胡12g　丹皮12g　木通12g　木瓜12g　丹参30g　夏枯草30g　玄参30g　黄芪30g　萆薢30g

【用法】水煎服，每天 2 次，每日 1 剂。

【功效】清疏肝胆郁火，活血散结，健脾利尿消肿。

【适应症】**痛风性关节炎（肝胆抑郁化火乘脾型）**。症见：第一跖趾关节及其他累及关节均红肿疼痛，右胁下隐痛，自觉口干口苦舌燥，不思饮食，有的患者兼见下肢浮肿，舌质红，苔白腻而厚，脉弦涩甚而数。

【来源】陈国定. 辨证论治痛风性关节炎 42 例. 湖北中医杂志，1996，(1)：40.

五藤饮

忍冬藤15g　络石藤15g　青风藤15g　海风藤15g　鸡血藤15g　制川乌3g

【用法】水煎服，每天 2 次，每日 1 剂。病重者，日 2 剂，早晚各服1 剂。

【功效】清热通络活血、宣痹止痛。

【适应症】**痛风性关节炎（热瘀互结）**。症见：两踝、两腕关节红肿热痛，活动受限，伴有心悸、耳鸣。舌红少苔，脉细数。

【临证加减】热甚者，加石膏；肢体麻木不仁者，加鲜桑枝；风毒盛者，加乌梢蛇；气虚者，加黄芪。

【疗效】以本方治疗包括痛风性关节炎等各类痹症 135 例，治愈 39 例，好转 88 例，无效 8 例，总有效率94.1%。

【来源】张从善，王一贤. 五藤饮治疗痹症135 例. 四川中医，1987，2：43.

龙蛇四藤汤

地龙 15g　乌蛇 10g　青风藤 20～30g　海风藤 20～30g　忍冬藤 30g　鸡血藤 30g

【用法】水煎服，每天 2 次，每日 1 剂。

【功效】清热祛风，散寒除湿，通络除痹。

【适应症】**痛风性关节炎（风湿痹阻或夹寒热）**。症见：面色暗滞，轻度浮肿，呈痛苦病容，衰弱体态，皮肤干燥，颌下淋巴结肿大，有压痛，四肢关节肿胀，双手指关节呈梭形改变，活动受限，四肢肌肉萎缩，腕、踝关节处可触及黄豆大的皮下结节数个，质硬。

【临证加减】风气胜者，加羌活，防风；寒气胜者，加制附片、制川乌；湿气胜者，加苍术、薏苡仁；有热象者，加生石膏，知母；气血不活者，加丹参、当归、乳香、没药；上肢病甚者，加桂枝、姜黄；下肢甚者，加独活、木瓜；关节肿胀、屈伸不利者，加伸筋草、透骨草；肿痛基本可愈，为巩固疗效者，加生黄芪、防风、白术。

【来源】张民红. 龙蛇四藤汤治疗痹症［J］. 山西中医，1985，2：61－62.

秦威痛风汤

秦皮 20g　威灵仙 15g　金钱草 10g　泽泻 10g　淫羊藿 15g　防己 20g

【用法】水煎服，每天 2 次，每日 1 剂。7 天为 1 个疗程。

【功效】祛风湿，利关节，强筋骨，止痹痛。

【适应症】**痛风性关节炎（风湿瘀痹型）**。

【疗效】以本方治疗风湿瘀痹型痛风性关节炎 60 例，痊愈 40 例，好转 14 例，无效 6 例，总有效率为 90%。

【来源】张传鹏. 自拟秦威痛风汤治疗痛风性关节炎 60 例. 实用医药杂志，2004，21（5）：458.

赶痛汤

乳香 10g　没药 10g　地龙（酒炒）10g　香附（童便浸）10g

桃仁 10g　红花 10g　甘草节 10g　牛膝（酒浸）10g　当归 10g　羌活 10g　五灵脂（酒淘去土）10g

【用法】水煎服，每天 2 次，每日 1 剂。

【功效】活血理气。

【适应症】**痛风性关节炎（血脉凝滞）**。症见：筋络拘挛，肢节疼痛，行步艰难。

【来源】《寿世保元》卷五痛风篇

疏筋活血汤

川芎 1.8g　当归（酒洗）3.6g　白芍（酒洗）6.5g　生地黄（酒洗）3.6g　羌活 1.8g　白茯苓（去皮）2.1g　苍术（米泔浸炒）3g　桃仁（炒）3g　牛膝（酒炒）6g　汉防己 1.8g　陈皮（去苗）3g　白芷 1.8g　龙胆草（酒洗）2.4g　威灵仙（酒洗）3g　防风 1.8g　甘草（炙）1.2g

【用法】水煎服，每天 2 次，每日 1 剂。

【功效】祛风行湿，疏筋活血。

【适应症】**痛风性关节炎（风湿痹）**。症见：遍身走痛如刺，左足痛尤甚，左属血，多因酒色所伤，筋脉空虚，被风寒湿热感于内，热包于寒则痛，伤经络则夜重。

【临证加减】有痰加南星、半夏各 3g，用姜汁、白矾、皂角煎汤，浸一日；如上体及臂疼，加薄桂 1g；如下体并足疼，受风寒湿热所感，加木瓜、木通盐炒，黄柏、薏苡仁炒各 3g；如气虚，加人参、白术、龟板各 2g。

【来源】《古今医鉴》卷之十之痹痛

除湿蠲痛汤

羌活 4.5g　茯苓 4.5g　泽泻 4.5g　白术 4.5g　陈皮 3g　甘草 1.2g　苍术（米泔浸炒）6g

【用法】水煎服，每天 2 次，每日 1 剂。

【功效】祛风行湿，通络除痹。

【适应症】**痛风性关节炎（风湿痹）**。

【临证加减】痛在上者，加桂枝、威灵仙、桔梗；痛在下者，加防己、木通、黄柏、牛膝。

【来源】《景岳全书》

痛风方

陈皮 9g　半夏 9g　茯苓 9g　甘草 9g　黄芩（酒炒）9g　羌活 9g　苍术 9g　白芷 9g　川芎 9g　当归 9g　香附 9g

【用法】上水二盏，姜三片，煎服。

【功效】祛风除湿，化痰通络。

【适应症】**痛风性关节炎（风湿痹夹痰瘀）**。症见：四肢百节走痛是也。有痰，有风热，有风湿，有血虚。

【临证加减】在臂痛加薄桂、威灵仙；在腿加牛膝、防己；肥人因痰者加南星；瘦人血虚者加黄柏、生地、芍药；湿者加白术；肢节痛脉涩数者，是瘀血，加桃仁、红花、当归、川芎、大黄，微利之。

【来源】《仁术便览》卷一之痛风

消风饮

陈皮 3g　白术（去芦）3g　当归（酒洗）3g　白茯苓（去皮）3g　防己 1g　独活 1g　木瓜 3g　秦艽 1g　防风 1.5g

【用法】上锉一剂，生姜煎，不拘时服。

【功效】祛风除湿通络。

【适应症】**痛风性关节炎（风湿痹）**。症见：手足不能屈伸，周身疼痛。

【临证加减】气虚，加人参 2.4g。

【来源】《寿世保元》卷五痛风篇

红花白芷防风饮

红花 15g　白芷 15g　防风 15g　威灵仙 9g

【用法】上药研末，头煎加黄酒 100ml，水约 200ml，先泡 20 分钟，武火煮沸后，改小火再煮沸 30 分钟，取液约 200ml；二煎，加水约 300ml，武火煮沸后，改小火再煮沸 30 分钟，取液约 200ml；两煎药汁混合后，分成 2 份。

口服（温服），每天 2 次，每日 1 剂。

【功效】祛风除湿，通络止痛。

【适应症】**痛风性关节炎（风湿痹）。**

【来源】《医学指归》第五卷表证诸方痹症篇

🪷 苍术麻黄汤

苍术 1.5g　麻黄（去根节）3g　防风 1.5g　荆芥穗 1.5g　羌活 1.5g　独活 1.5g　白芷 1.5g　当归须 0.9g　赤芍药 3g　威灵仙 1.5g　片黄芩 1.5g　枳实 1.5g　桔梗 1.5g　葛根 1.5g　川白芍 1.5g　甘草 0.9g　升麻 0.9g

【用法】上药研末，头煎加水约 400ml，先泡 20 分钟，武火煮沸后，改小火再煮沸 30 分钟，取液约 200ml；二煎，加水约 300ml，武火煮沸后，改小火再煮沸 30 分钟，取液约 200ml；两煎药汁混合后，分成 2 份。口服（温服），每天 2 次，每日 1 剂。

【功效】祛风除湿，清热散寒通络止痛。

【适应症】**痛风性关节炎（风湿痹或兼寒热）。**

【临证加减】病在下，加酒炒黄柏；妇人加酒红花；肿多加槟榔、大腹皮、泽泻，食前服；更加没药 3g 尤妙，定痛故也。

【来源】《丹溪治法心要》第四卷痛风

🪷 苍南汤

苍术 15g　南星 15g　川芎 15g　当归 10g　白芷 10g　酒芩 15g

【用法】水煎服，每天 2 次，每日 1 剂。

【功效】祛风除湿，化痰通络。

【适应症】**痛风性关节炎（风湿痹兼痰）。**

【临证加减】在上者，加羌活、威灵仙、桂枝；在下者，加牛膝、防己、木通、黄柏；血虚者，多用川芎、当归，佐以桃仁、红花；风湿，加苍、白术之类，佐以竹沥、姜汁；风热，加羌活、防风之类，佐以行气药。

【来源】《丹溪治法心要》第四卷痛风

薏苡仁汤

薏苡仁 12g 当归 6g 白芍 4.5g 肉桂 1.5g 麻黄 1.5g 甘草 1.5g 苍术 3g 大枣 2 枚 生姜 3 片

【用法】水煎服，每天 2 次，每日 1 剂。

【功效】祛风除湿，散寒通络。

【适应症】**痛风性关节炎（风湿痹）**。症见：痹在手足，麻木不能屈伸。

【来源】《校注医醇剩义》第四卷

湿痹通络汤

当归 10g 知母 10g 茯苓 20g 泽泻 15g 猪苓 10g 白术 30g 苦参 10g 人参 10g 葛根 30g 升麻 10g 茵陈 15g 黄芩 10g 羌活 10g 甘草 10g 防风 10g 苍术 15g

【用法】水煎服，每天 2 次，每日 1 剂。

【功效】祛风除湿，通络止痛。

【适应症】**痛风性关节炎（风湿痹）**。

【来源】《医方集宜》第一卷痛风门

苍术羌麻汤

苍术 30g 羌活 15g 升麻 15g 泽泻 15g 柴胡 15g 藁本 15g 白术 15g 黄柏 15g 红花 15g

【用法】先将苍术用水煎滤去渣方入各药再煎一二沸服。

【功效】祛风除湿，通络止痛。

【适应症】**痛风性关节炎（风湿痹）**。

【来源】《医方集宜》第一卷痛风门

秦羌威灵汤

秦艽 10g 羌活 10g 陈皮 10g 威灵仙 20g 黄芩（酒炒）10g 当归 10g 茯苓 15g 半夏 10g 防风 10g 防己 10g 牛膝 10g 木瓜

15g 薄桂 10g 生姜 3 片

【用法】水煎服，每天 2 次，每日 1 剂。

【功效】祛风除湿，通络止痛。

【适应症】**痛风性关节炎（风湿痹）**。症见：痛风肢节疼痛作肿发热。

【来源】《医方集宜》第一卷痛风门

家秘羌活汤

羌活 12g 防风 12g 秦艽 12g 柴胡 12g 葛根 12g 独活 12g
川芎 12g 苏梗 12g 木通 12g 钩藤 12g

【用法】水煎服，每天 2 次，每日 1 剂。

【功效】祛风除湿，通络止痛。

【适应症】**痛风性关节炎（风湿痹）**。

【来源】《症因脉治》

枝藤汤

桑枝 30g 忍冬藤 30g 牛膝 15g

【用法】水煎服，每天 2 次，每日 1 剂。30 天为 1 个疗程。

【功效】清解郁热，消瘀除湿，涤痰通络。

【适应症】**痛风性关节炎（湿热痰瘀阻络型）**。症见：关节红肿热痛，甚则痛风石形成。

【临证加减】湿热痹阻者，加薏苡仁、滑石各 20g，黄柏、苍术、青蒿各 15g；血热瘀阻者，加生地、赤芍各 20g，丹皮、栀子各 15g；热瘀阻络者，加生地、丹皮、白芍各 20g，乳香、没药、红花各 6g；痰瘀阻络者，加全蝎 6g、地龙 15g、僵蚕 15g；肝肾阴虚者，加生地、枸杞子各 20g，地骨皮、知母、黄柏各 15g。

【疗效】以本方治疗湿热痰瘀阻络型痛风性关节炎 116 例，痊愈 23 例，好转 81 例，无效 12 例，总有效率为 89.3%。

【来源】薛祖武，姜敏，王慕庄，等. 中西医结合治疗痛风性关节炎 116 例临床观察. 中国中西医结合杂志，1997，17（9）：557.

🪷 通气防风汤

羌活3g　独活3g　藁本1.5g　防风1.5g　甘草1.5g　川芎9g　蔓荆子9g

【用法】水煎服，每天2次，每日1剂。

【功效】祛风除湿通络。

【适应症】**痛风性关节炎（风湿痹）**。症见：肩背痛不可回顾，脊痛项强，腰似折，项似拔。

【临证加减】肩背痛，加苍术4.5g，羌活3g，茯苓3g，泽泻3g，白术3g，陈皮3g，甘草1g，桂枝3g，威灵仙3g，桔梗3g，生姜3片。

【来源】《仁术便览》卷一之痛风

🪷 消风散

陈皮3g　当归3g　茯苓3g　白术3g　玄胡2.4g　半夏2.4g　牛膝2.4g　甘草1g　枳壳1.5g　防风1.5g　防己1.8g　羌活1.8g　独活1.8g　木瓜1.2g　秦艽1.5g　川芎3g　生姜3片

【用法】水煎服，每天2次，每日1剂。

【功效】祛风除湿通络。

【适应症】**痛风性关节炎（风湿痹）**。症见：手足不能屈伸，周身疼痛。

【来源】《仁术便览》卷一之痛风

🪷 治风方

秦艽10g　羌活10g　防风10g　酒芩10g　陈皮10g　茯苓15g　当归10g　威灵仙30g　甘草10g　半夏10g　薄桂10g　苍术10g　木瓜15g

【用法】水煎服，每天2次，每日1剂。

【功效】祛风除湿通络。

【适应症】**痛风性关节炎（风湿痹）**。

【来源】《医方集宜》第一卷中风

归母四苓汤

当归 10g　知母 10g　茯苓 20g　泽泻 10g　猪苓 10g　白术 15g
苦参 10g　人参 10g　葛根 30g　升麻 10g　茵陈 20g　黄芩 10g　羌活
10g　甘草 6g　防风 10g　苍术 15g

【用法】水煎服，每天 2 次，每日 1 剂。

【功效】散寒除湿，通络止痛。

【适应症】**痛风性关节炎（风湿痹）。**

【来源】《医方集宜》第一卷痛风门

羌活防风汤

羌活 10g　独活 10g　藁本 10g　防风 15g　蔓荆子 10g　川芎 15g
甘草 10g

【用法】水煎服，每天 2 次，每日 1 剂。

【功效】祛风除湿，活血通络。

【适应症】**痛风性关节炎（风湿痹）。**

【临证加减】湿重加苍术

【来源】《医方集宜》第一卷痛风门

苍术羌麻汤

苍术 60g　羌活 10g　升麻 10g　泽泻 10g　柴胡 10g　藁本 10g
白术 10g　黄柏 10g　红花 10g

【用法】先将苍术加水约 1000ml，泡 20 分钟，武火煮沸后，小火再煮沸
30 分钟，去渣方入各药再煎，取液约 400ml，分成 2 份。口服（温服），每天
2 次，每日 1 剂。

【功效】祛风除湿，活血通络。

【适应症】**痛风性关节炎（风湿痹）。**

【来源】《医方集宜》第一卷痛风门

羌独藁本汤

羌活 10g　独活 10g　藁本 10g　防风 10g　甘草 10g　川芎 18g

蔓荆子6g

【用法】水煎服，每天2次，每日1剂。

【功效】祛风除湿，活血通络。

【适应症】**痛风性关节炎（风湿痹）**。

【来源】《医方集宜》第一卷痛风门

秦艽威灵汤

秦艽10g 羌活10g 陈皮10g 威灵仙30g 黄芩（酒炒）10g 当归10g 茯苓15g 半夏10g 防风10g 防己10g 牛膝15g 木瓜20g 薄桂10g 生姜3片

【用法】水煎服，每天2次，每日1剂。

【功效】祛风除湿，通络止痛。

【适应症】**痛风性关节炎（风湿痹）**。症见：肢节疼痛作肿，发热。

【来源】《医方考》第一卷痛风门

虎通汤

虎骨15g 木通15g 红花15g 白芷15g 防风15g 威灵仙9g

【用法】上药酒煎服取汗。配合使用醋磨硫黄敷之，或用葱白杵烂炒热烫之。

【功效】祛风除湿，通络止痛。

【适应症】**痛风性关节炎（风湿痹）**。症见：肢体麻木疼痛。

【来源】《种福堂公选良方》第二卷公选良方内外科

二陈汤

陈皮10g 半夏20g 茯苓30g 甘草10g

【用法】水煎服，每天2次，每日1剂。

【功效】化痰除湿。

【适应症】**痛风性关节炎（痰湿痹）**。

【来源】《医方集宜》第一卷痛风门

🪷 赶痛汤

乳香 10g　没药 10g　地龙（酒炒）10g　香附（童便浸）10g　桃仁 10g　红花 10g　甘草节 10g　牛膝（酒浸）10g　当归 10g　羌活 10g　五灵脂（酒淘去土）10g

【用法】水煎服，每天 2 次，每日 1 剂。

【功效】祛湿化痰，养血活血。

【适应症】痛风性关节炎（瘀血湿痰痹阻肢节）。

【来源】《医方考》第五卷痛风门

🪷 大醒风汤

南星 24g　防风 12g　独活 6g　附子 6g　甘草 6g　全蝎 6g　生姜 20 片

【用法】水煎服，每天 2 次，每日 1 剂。

【功效】祛风化痰通络。

【适应症】痛风性关节炎（风痰痹阻）。

【来源】《祖剂》第二卷星香汤

🪷 痛风利节汤

黄芪 30g　桂枝 15g　川芎 15g　当归 15g　赤白芍各 20g　木防己 15g　寻骨风 20g　伸筋草 20g　透骨草 20g　千年健 20g　骨碎补 15g　女贞子 15g

【用法】水煎服，每天 2 次，每日 1 剂。30 天为 1 个疗程。

【功效】补肝肾，强筋骨，通络舒筋。

【适应症】痛风性关节炎（寒湿阻络型、湿热阻络型）。

【临证加减】寒湿阻络型选加制川乌、制草乌、细辛等；寒重血凝者选加鸡血藤、皂角刺、莪术、乳香、没药、桃仁、红花等；风湿重选加薏苡仁、猪苓、茯苓、木瓜等；湿热阻络型选加薏苡仁、黄柏、苍术、秦艽等；病情迁延日久者，加蜈蚣、地龙、穿山甲、乌梢蛇等；以下肢症状为主者，加牛膝；以腰痛为主者，加续断、狗脊、淫羊藿等。

【来源】刘卫华，王玉丽，许素琴．痛风利节汤治疗类风湿关节炎65例疗效观察．中医正骨，2003，15（10）：17.

养阴清热汤

黄柏10g　苍术10g　木瓜10g　茯苓10g　泽泻10g　生地10g　丹皮10g　川牛膝15g　山萸肉20g　淮山药20g

（配合外敷接骨消瘀散）

【用法】水煎服，每天2次，每日1剂。

【功效】清热利湿，滋补肝肾。

【适应症】痛风性关节炎（湿热伤阴型）。

【来源】丛晓云，张建华，丁锷．痛风性关节炎的分期论治．中国中医骨伤科杂志1995，（1）：32－33.

痛风汤配合痛风膏

内服痛风汤：生地25g　粉丹皮15g　玄参15g　茯苓20g　猪苓12g　泽泻12g　汉防己12g　焦柏10g　丹参25g　炒知母10g　银花10g　苍术15g　生甘草8g

外敷痛风消炎膏：生大黄3份　虎杖3份　紫草2份　乳香2份　没药2份　雪上一枝蒿2份　冰片1份

【用法】痛风汤：开水500ml左右，煎至250ml，煎3次合约750～900ml，分3～4次于1日内服完，每日1剂，至症状消失后停药。

痛风消炎膏：上七味药共研为极细末，用适量蜂蜜调拌为软膏；根据患者部大小，用绷带做适当大小的敷料，将药膏敷布于敷料上厚约2～3mm；包敷于患部，每日1换。

【功效】清热除湿，养阴通络。

【适应症】痛风性关节炎（湿热伤阴）。

【临证加减】症状较重，大便干燥者，可加焦栀子12g、酒大黄5g；体虚气弱或病程较长者，去银花，加生黄芪30g、波蔻8g。

【疗效】以本方治疗痛风性关节炎45例，显效33例，有效10例，无效2例，总有效率95.6%。

【来源】彭立昆. 痛风汤配合痛风膏治疗痛风性关节炎 45 例疗效观察. 云南中医中药杂志, 2006, 27 (1): 21 – 22.

痛风饮

痛风饮: 茜草 20g　泽兰 20g　赤芍 30g　金银花 30g　元参 30g　两头尖 20g　金果榄 12g　大黄 6g　黄柏 15g　山慈菇 12g　川牛膝 15g　甘草 10g

新芙蓉膏: 芙蓉叶, 黄柏, 大黄, 泽兰。

【用法】痛风饮: 头煎加水约 500ml, 先泡 20 分钟, 武火煮沸后, 改小火再煮沸 30 分钟, 取液约 200ml; 二煎, 加水约 400ml, 武火煮沸后, 改小火再煮沸 30 分钟, 取液约 200ml; 两煎药汁混合后, 分成 2 份。口服 (温服), 每天 2 次, 每日 1 剂。

新芙蓉膏: 上药等份研细末, 用凡士林调成 30% 软膏。取适量, 均匀涂于无菌纱布表面, 贴敷于患处, 每日换 1 次。

中药内服、外敷 10 天为 1 疗程, 2 个疗程后进行疗效评定。

【功效】清热化瘀通络。

【适应症】痛风性关节炎 (瘀热互结)。

【疗效】以本方治疗痛风性关节炎 113 例, 治愈 92 例, 有效 18 例, 无效 3 例。总有效率 97.3%。治疗过程中均未发现任何副作用。

【来源】武洪方. 痛风饮治疗痛风性关节炎 113 例. 中国中西医结合外科杂志, 2007, 13 (1): 87.

芎芷芩连汤

当归 6g　川芎 6g　白芷 6g　酒芩 (炒) 6g　黄连 6g　羌活 6g　苍术 (米泔制) 6g　防风 6g　桔梗 6g　南星 6g　半夏 (姜汁制) 6g　桂枝 6g　甘草 6g　生姜三片

【用法】水煎服, 每天 2 次, 每日 1 剂。

【功效】祛湿清热, 化痰通络。

【适应症】痛风性关节炎 (湿热痹夹痰)。

【来源】《万病回春》

加味独活寄生汤

独活3两 桑寄生（无真者，续断代）2两 杜仲（制炒去丝）2两 细辛（去苗）2两 牛膝（去苗，酒浸）2两 秦艽（去心）2两 茯苓（去皮）2两 白芍药2两 桂心（不见火）2两 川芎2两 防风（去芦）2两 甘草（炙）2两 人参2两 熟地黄（洗蒸）2两 当归（去芦）2两

【用法】水煎服，每天2次，每日1剂。2周为1个疗程。

【功效】滋补肝肾，祛风通络。

【适应症】**痛风性关节炎（肝肾不足型顽痹）**。

【疗效】以本方治疗顽痹证132例，临床治愈59例，好转50例，有效14例，无效9例，总有效率93.2%。

【来源】刘亚龙，常冬庆.加味独活寄生汤治顽痹证的疗效观察.社区中医药，2012，14（7）：217.

加减麻黄汤

麻黄30g 大枣20枚 茯苓90g 杏仁30枚 防风60g 白术60g 当归60g 升麻60g 川芎60g 芍药60g 黄芩60g 桂心60g 麦冬60g 甘草60g

【用法】上十四味，咀，以水1800ml，清酒200ml，煮取300ml，分四服，日三夜一，覆令小汗，粉之，莫令见风。

【功效】祛风散寒，通络止痛。

【适应症】**痛风性关节炎（风寒痹，有化热之势）**。症见：顽痹，四肢不仁，恶风，脚弱无力，失音不能言。

【来源】《备急千金要方》卷七风毒香港脚方之汤液第二

省风散

生南星120g 防风120g 生半夏（酒浸洗）60g 黄芩60g 生甘草60g

【用法】每服12g，加水二盏，煎一盏不拘时温服，日二服。

【功效】祛风化痰通络。

【适应症】**痛风性关节炎（风痰痹阻）**。症见：筋脉挛急，抽掣疼痛，头目眩重，胸膈烦满，手足麻痹，骨节烦疼，步履艰辛。

【来源】《祖剂》第二卷

🪷 三花神佑丸

甘遂 15g　大戟 15g　芫花 15g　黑牵牛 60g　大黄 30g　轻粉 30g

【用法】上药研末，水泛丸如小豆大，先服三丸，后二丸，以利为度。

【功效】清热除湿，化痰通痹。

【适应症】**痛风性关节炎（湿热痹夹痰）**。症见：一切湿热，积成痰饮，变生体麻肢痹，走注疼痛，风痰涎嗽，气壅不行。

【来源】《证治汇补》第二卷内因门

🪷 蛇衔膏方

蛇衔草 15g　大戟 15g　大黄 15g　芍药 15g　附子（炮）15g　当归 15g　独活 15g　甘草 15g　黄芩 15g　细辛 15g　川芎 15g　蜀椒（去目）15g　薤白 15g

【用法】上十三味，咀，以苦酒渍之淹一夜，以猪脂 1500ml，微火煎至膏成，绵布绞去滓，病在内，酒下弹元大。

【功效】祛风除湿，散寒清热通络止痛。

【适应症】**痛风性关节炎（风湿痹或兼寒热）**。

【来源】《刘涓子鬼遗方》第五卷

🪷 丹溪注脚痛风方

乳香 15g　没药 15g　代赭石 30g　穿山甲 10g　草乌 15g　川乌 15g　羌活 15g　全蝎 10g

【用法】上药为末，醋调丸如梧子大，每服 21 丸，温酒送服，日二次。

【功效】祛风散寒，通络止痛。

【适应症】**痛风性关节炎（寒痹）**。

【来源】吴亦樵．朱丹溪痛风学说初探．实用中医药杂志，1995，（1）：56．

乌头乳没丸

草乌 9g 苍术 9g 白芷 9g 乳香 9g 没药 9g 当归 15g 牛膝 15g

【用法】上为末，酒糊丸如弹子大，每服一丸，温酒化下。

【功效】祛风散寒，通络止痛。

【适应症】**痛风性关节炎（寒痹）。**

【来源】《医方集宜》第一卷痛风门

乌头南星丸

草乌（去皮）30g 熟地黄（或生者）15g 南星 15g 半夏曲 15g 僵蚕 15g 乌药 15g

【用法】上为末，酒糊丸如桐子大，每服五十丸，空心温酒送下，日二次。

【功效】祛风散寒，化痰通络。

【适应症】**痛风性关节炎（寒痹夹痰）。**

【来源】《医方集宜》第一卷痛风门

痰注肿痛方

天仙藤 9g 白术 9g 羌活 9g 白芷 9g 姜黄 18g 制半夏 15g

【用法】每服 15g，生姜五片，水煎服，日一剂。

【功效】祛风除湿，化痰通络。

【适应症】**痛风性关节炎（风湿痹夹痰）。**

【来源】《仁斋直指方》

没药散

没药（研）15g 虎胫骨（狗骨代，酥炙）90g

【用法】二味捣末，每服 6g，温酒调下，日三。

【功效】祛风除湿，强筋健骨。

【适应症】**痛风性关节炎（风湿顽痹）。**

【来源】《金匮翼》第一卷中风统论历节痛风篇

🪷 潜行散

麝香 4.5g 好墨（烧烟尽）4.5g 乳香 22.5g 当归（酒洗）22.5g 没药 22.5g 白胶香 15g

【用法】上药为末，和匀，糯米糊为丸如鸡头大，每次一丸酒化下，日三。

【功效】祛风除湿，通络止痛。

【适应症】**痛风性关节炎（风湿顽痹）**。症见：走注疼痛，手足瘫痪，麻木不仁，及白虎历节风。

【来源】《仁术便览》卷一之痛风

🪷 通痹散

天麻 10g 独活 10g 当归 10g 川芎 10g 白术 10g 藁本 10g

【用法】上为细末，每服 6g，热酒调下。

【功效】祛风除湿通络。

【适应症】**痛风性关节炎（风湿痹）**。症见：两足至脐冷如冰，不能自举，或因酒热立冷水中，久成此疾。

【来源】《医门法律》第三卷中风门

🪷 趁痛散

乳香 10g 没药 10g 桃仁 10g 红花 10g 当归 10g 地龙 10g 五灵脂 10g 牛膝（酒浸）10g 羌活（酒浸）10g 香附（便浸）10g 生甘草 10g

【用法】上药以醋糊丸，如桐子大，每服二十一丸，日二次。

【功效】祛风除湿，化瘀通络。

【适应症】**痛风性关节炎（风湿痹）**。

【临证加减】如痰热，加酒芩、酒柏；在下者，加牛膝、防己、木通、黄柏、薄桂。

【来源】《医学纲目》第十二卷肝胆部诸痹

大羌活散

羌活 3g　升麻 3g　独活 2.1g　苍术 1.5g　防风（去芦杈）1.5g
甘草 1.5g　威灵仙（去芦）1.5g　茯苓（去皮）1.5g　当归 1.5g
泽泻 1.5g

【用法】上药锉作一服，水二盏，煎至一盏，温服，食前一服，食后一服。忌酒、面、生冷、硬物。

【功效】祛风除湿，通络蠲痹。

【适应症】**痛风性关节炎（风湿痹）。**

【来源】《证治准绳·类方》第四册痛痹

活血应痛丸

狗脊（去毛）180g　苍术（米泔浸一宿）300g　香附（炒）360g
陈皮 270g　没药 36g　草乌（炮）75g　威灵仙 90g

【用法】上为细末，酒煮面糊为丸，如桐子大。每服十五丸，温酒或热汤送下，不拘时候。常服和血脉，壮筋骨，使气脉宣通。忌桃、李、雀、鸽诸血物。

【功效】祛风散寒，补肾通络。

【适应症】**痛风性关节炎（风寒痹）。**

【来源】《证治准绳·类方》第四册痛痹

通灵丸

白附子 30g　僵蚕（炒去丝）30g　全蝎（炒）15g　麝香 0.1g

【用法】上药为末，炼蜜丸如梧子大。每服七丸，温酒下，一日三服。

【功效】祛风通络。

【适应症】**痛风性关节炎（风痹）。**症见：男子、妇人手足痛风，不可忍者。

【来源】《妇人大全良方》第四卷妇人血风身体骨节疼痛方论第一

祛风通络散

羌活 6g　细辛 6g　草乌 5g（半生半熟）　赤芍药 5g　白芷 5g

当归 9g　麝香 1g　甘草 9g

【用法】以上除麝香另研外，余药俱要道地好者，陈蛀者不用，锉碎研为细末，用绢筛过，分作五服，每服入麝香末 0.2g，用后药浸酒调服。

【功效】祛风散寒，通络止痛。

【适应症】**痛风性关节炎（风寒痹）**。症见：遍身筋骨拘紧，腰背脚手疼痛。

【来源】《奇效良方》卷二十二之痨瘵门（附论）

🪷 骨节风痛方

川乌（生用）30g　全蝎（生用）15g　生黑豆 21 粒　地龙（去泥土，酒洗净）15g

【用法】上药为末，入麝香 0.3g，糯米饭和丸，绿豆大。每服七丸，夜卧酒下，微出冷汗，一、二服便瘥。

【功效】祛风散寒，通络止痛。

【适应症】**痛风性关节炎（风寒痹）**。

【来源】《赤水玄珠》

🪷 左经丸

大草乌（去皮脐）105g　木鳖子（去壳）105g　白胶香 105g　五灵脂 105g　斑蝥（去头足，醋炒磨细用）15g　生黑豆（去皮为末）150g

【用法】一升醋和丸，如芡实大，每服一丸，温酒磨下。

【功效】祛风散寒，活血通络。

【适应症】**痛风性关节炎（风寒痹阻）**。

【来源】《赤水玄珠》

🪷 羌活汤

羌活 12g　苍术 10g　黄芩 15g　当归 12g　赤芍 15g　茯苓 12g　半夏 10g　香附 9g　木香 9g　陈皮 10g　甘草 6g

【用法】水煎服，每天 2 次，每日 1 剂。14 天为 1 个疗程。

【功效】活血疏风，消痰祛湿。

【适应症】**痛风性关节炎（风痰湿型）**。症见：小关节剧痛，肿胀或局部发热，皮色暗红。

【临证加减】风甚者加防风；湿重者倍苍术；热痰者倍酒黄芩、瓜蒌、枳实、竹沥；偏寒者加川乌；上肢加白芷、威灵仙；下肢加黄柏、牛膝；痛甚者加乳香；发热者加柴胡。

【疗效】以本方治疗风痰湿型痛风性关节炎48例，痊愈30例，好转15例，无效3例，总有效率为93.75%。

【来源】张贤，黄波禹. 羌活汤治疗痛风性关节炎疗效观察. 中国中医骨伤科杂志，2002，10（3）：34.

🪷 松枝酒

松节30g 桑枝30g 桑寄生30g 钩藤30g 续断30g 天麻30g 金毛狗脊30g 虎骨30g 秦艽30g 青木香30g 海风藤30g 菊花30g 五加皮30g 当归90g

【用法】上药碾末，每次取30g，用生酒二斤，煮，退火七日，饮。

【功效】祛风除湿，强筋健骨。

【适应症】**痛风性关节炎（风湿痹）**。症见：走注疼痛，或如虫行，诸般风气。

【临证加减】痛专在下，加牛膝。

【来源】《医学心悟》第三卷痹症

🪷 虎骨附子散

虎胫骨（酥炙）30g 黑附子（炮制去皮脐）30g

【用法】上药为细末，每服6g，温酒调下，七日再服。

【功效】祛风散寒通络。

【适应症】**痛风性关节炎（风寒痹）**。症见：走注疼痛，两膝热肿。

【来源】《寿世保元》卷五痛风篇

🪷 白花蛇散

白花蛇（汤（酒）浸炙微黄去皮骨）30g 白附子（炮裂）15g

磁石（烧酒淬七遍细研）15g　僵蚕（微炒）7.5g　羌活7.5g

【用法】研末，以温酒调下3g。

【功效】祛风通络。

【适应症】**痛风性关节炎（风痹）**。症见：关节不利，手足顽麻。

【来源】《太平圣惠方》第十九卷治风痹诸方

茯苓川芎散

赤茯苓30g　桑白皮30g　防风15g　肉桂15g　麻黄（去节）15g　川芎15g　芍药15g　当归15g　甘草15g

【用法】上药碾末，每用15g，姜、枣煎服。

【功效】祛风除湿，散寒通络。

【适应症】**痛风性关节炎（湿痹）**。症见：湿盛，脉沉缓，留住不去，四肢麻木拘急，浮肿。

【来源】《明医指掌》卷七痹证六

犀角散

犀角60g　羚羊角30g　前胡120g　黄芩120g　栀子仁120g　射干120g　大黄120g　升麻120g　豆豉200g

【用法】上药研碎，每服15g，水二盏煎服。

【功效】祛风清热。

【适应症】**痛风性关节炎（风热痹）**。症见：热毒流入四肢，历节肿痛。

【来源】《千金方》

经验九藤酒

青藤120g　钩藤120g　红藤120g　丁公藤120g　桑络藤120g　菟丝藤120g　天仙藤120g　阴地蕨（名地茶，取根）120g　五味子藤60g　忍冬藤60g

【用法】上药细切，以无灰老酒1200ml，用瓷罐一个盛酒，其药用真绵包裹，放酒中浸之，密封罐口，不可泄气，春秋七日，冬十日，夏五日。每服一盏，日三服，病在上食后及卧后服，病在下空心食前服。

【功效】祛风清热，通络止痛。

【适应症】**痛风性关节炎（风热痹）**。症见：远年痛风，筋脉拘急，日夜作痛，叫呼不已。

【来源】《证治准绳·类方》第四册痛痹

🪷 如意通圣散

当归 10g　陈皮 10g　麻黄 10g　炙甘草 10g　川芎 10g　罂粟壳 10g　丁香 10g

【用法】上用慢火同炒令黄色，每服4.5g，水煎服。

【功效】祛风除痹。

【适应症】**痛风性关节炎（行痹）**。

【来源】《金匮翼》卷六之痹症统论

🪷 牛蒡子散

牛蒡子（隔纸炒）90g　新豆豉（炒）30g　羌活（去芦）30g　干生地黄 75g　黄芪（蜜炙）45g

【用法】上为细末。汤调6g服，空心食前，日三服。

【功效】化痰祛风通络。

【适应症】**痛风性关节炎（风痰痹阻肢节）**。

【来源】《普及本事方》第三卷风寒湿痹白虎历节走注诸病

🪷 蓖麻法

蓖麻（去皮）15g　黄连（锉，如豆）15g

【用法】上以小瓶子入水一升同浸，春夏三日，秋冬五日，后取蓖麻子一粒，擘破，面东以浸药水吞下，平旦服，渐加至四五粒，微利不妨，水少更添，忌动风物，累用得效神良。

【功效】清热拔毒，泻下通滞。

【适应症】**痛风性关节炎（热毒痹阻肢节）**。症见：厉风手指拳曲，节间疼不可忍。

【来源】《普及本事方》第三卷风寒湿痹白虎历节走注诸病

五痹通治方二

虎骨（狗骨代，酥炙）30g 全蝎（去毒）7.5g 甘草（炙）7.5g 麝香（另研）0.3g 川牛膝（去心）9g 乳香9g

【用法】上为细末，每服9g，不拘时用豆淋酒调服。

【功效】祛风通络止痛。

【适应症】**痛风性关节炎（风邪痹阻）**。症见：白虎风，肢节疼痛，发则不可忍。

【来源】《奇效良方》卷三十八五之痹门

牛膝散

牛膝（酒浸，切，焙）15g 桂枝（去粗皮）7.5g 山茱萸15g

【用法】上三味，捣为散。每服空心温酒调下3g，日再服。

【功效】散寒通络止痛。

【适应症】**痛风性关节炎（寒痹）**。症见：肢冷，脚膝疼痛无力。

【来源】《圣济总录》第二十卷风冷痹

上中下通用痛风丸

黄柏（酒炒）60g 苍术（泔洗）60g 南星（姜制）60g 神曲（炒）60g 川芎60g 桃仁（去皮尖，捣）60g 桂枝9g

【用法】上为末，酒糊丸如桐子大，每服五十丸，空心温酒送下，日二次。

【功效】祛风化痰，除湿通络。

【适应症】**痛风性关节炎（风痰湿痹阻）**。

【来源】《医方考》第五卷痛风门

茵芋丸

茵芋（去梗，锉用）0.3g 朱砂（水飞）0.3g 薏苡仁45g 牵牛子45g 郁李仁（去皮尖，微炒）15g

【用法】上为细末，炼蜜杵，丸如梧子大，轻粉滚为衣。每服十九至十五丸至二十丸，五更初温水下，到晚未利，可再一二服，快利为度，白粥将息。

【功效】祛风除湿，泻下通络。

【适应症】**痛风性关节炎（风湿痹）**。症见：历节肿满疼痛。

【来源】《普及本事方》第三卷风寒湿痹白虎历节走注诸病

寿世痛风贴

苍术60g　羌活30g　独活15g　蛇床子15g　蔓荆子15g　穿山甲（土炒）15g　雄黄9g　硫黄9g　麝香0.9g

【用法】上为末，炒热，以绢包熨患处。一法，以醋拌炒作饼，用绢包，烧秤锤放饼上，熨之。

【功效】祛风散寒通络。

【适应症】**痛风性关节炎（风寒痹）**。症见：肢冷，麻木肿痛，或遍身骨痛。

【疗效】始觉肿痛，熨之无不即效。

【来源】《寿世保元》卷五痛风篇

风湿痛方

防风6g　当归6g　麻黄15g　秦艽3g　木瓜9g　甘草9g　海风藤9g　白茄根9g　白酒二斤

【用法】上药在沙罐内煎四、五滚，在患处熏洗，每日二次。

【功效】祛风散寒，活血通络。

【适应症】**痛风性关节炎（风寒痹）**。

【来源】《经验良方》

神应膏方

乳香30g　没药30g　皮胶90g　姜汁二碗

【用法】先将姜汁砂罐内煎数沸，入皮胶化开，将罐取下盛灰土，方入乳没末搅匀成膏。用不见烟的狗皮摊膏贴患处，仍用鞋底炙热，时时熨之。

【功效】散寒活血通络。

【适应症】**痛风性关节炎（寒痹夹瘀）**。

【来源】《万病回春》

🌸 防己膏

汉防己（去皮）120g　茵芋75g

【用法】上药，咀，用酒五升，浸药一宿，取猪脂肪一斤，文武火熬三上三下成膏，摊在纸花上，贴病患处，以热手不住摩膏上。

【功效】祛风除湿，通络除痹。

【适应症】**痛风性关节炎（风湿痹）**。症见：四肢筋脉挛急，身体麻痹，两足软弱。

【来源】《女科证治准绳》

第三节　缓解期

🌸 保元汤合防己黄芪汤加减

党参15g　汉防己15g　生黄芪30g　白术15g　青、陈皮各10g　车前草30g　地龙15g　土茯苓15g　金钱草30g　肉桂6g　草薢15g　川牛膝15g　莪术10g　赤芍15g　炙甘草6g

【用法】水煎服，每天2次，每日1剂。21天为1个疗程。

【功效】健脾补肾，化瘀泄浊。

【适应症】**痛风性关节炎（脾肾两虚，浊毒瘀滞型）**。症见：关节急性发作已解，疼痛灼热感已消，肤色暗红渐退，伴痛风石沉积，关节畸形僵硬，伴四肢乏力，腰膝酸软，足跟疼痛，纳呆，二便尚调，舌淡，苔薄白或腻，脉细滑或濡。

【疗效】以本方治疗脾肾两虚，浊毒瘀滞型痛风性关节炎36例，痊愈8例，好转26例，无效2例，总有效率为94.44%。

【来源】吴志财.中医辨证分期治疗痛风性关节炎36例.中医研究杂志，1999，12（2）：23－24.

三气饮

当归6g 枸杞6g 杜仲6g 熟地15g 牛膝3g 茯苓3g 芍药（酒炒）3g 肉桂3g 北细辛（或代以独活）3g 白芷3g 炙甘草3g 附子6g 生姜3片

【用法】水煎服，每天2次，每日1剂。

【功效】养血祛风，除湿散寒通络。

【适应症】痛风性关节炎（血气亏损，风寒湿痹）。

【临证加减】如气虚者，加人参、白术随宜；风寒胜者，加麻黄。此饮亦可浸酒，大约每药一斤，可用烧酒六七升，浸十余日，徐徐服之。

【来源】《景岳全书》

济生肾气丸合参苓白术散加减

熟地25g 山茱萸15g 山药20g 茯苓20g 丹皮8g 泽泻15g 制附子6g 桂枝6g 牛膝20g 车前仁15g 党参20g 白术6g 桔梗5g 砂仁5g 苡仁20g 海金砂30g 金钱草30g 大黄15g 丹参30g 甘草5g

【用法】水煎服，每天2次，每日1剂。3周为1个疗程。

【功效】温肾健脾，活血化瘀，清热利湿。

【适应症】痛风性关节炎（脾肾亏虚，湿热瘀阻型）。症见：肌肤甲错，皮肤瘙痒，疲乏，面色萎黄（贫血），颜面肢体浮肿，恶心欲呕，夜尿多，舌质多淡暗或暗红。

【临证加减】小便短赤，有镜下或肉眼血尿者，去桂枝、制附子，加小蓟20g、石韦20g；伴恶心欲呕者，加竹茹、姜半夏各15g、黄连3g；关节肿痛者，加络石藤、青风藤、威灵仙各15g。

【疗效】以本方治疗脾肾亏虚，湿热瘀阻型痛风性关节炎34例，痊愈13例，好转15例，无效6例，总有效率为82.35%。

【来源】凌天佑. 济生肾气丸合参苓白术散为主治疗痛风性肾痛病34例. 湖南中医杂志，1999：26.

🌸 益气活血除湿汤

党参 20g　当归 10g　赤芍 10g　泽泻 10g　黄柏 10g　川芎 10g
苍术 15g　土茯苓 30g　半夏 12g

【用法】水煎服，每天 2 次，每日 1 剂。

【功效】益气活血，除湿通络。

【适应症】**痛风性关节炎（发作间隙期气血亏虚夹湿）。**

【临证加减】阳虚者，加桂枝 10g、鹿角霜 30g；阴虚者，加生地黄 12g、
首乌 12g；湿甚者，加防己 10g、蚕砂 10g、薏仁 30g；热甚者，加黄连 10g；
痛甚者，加白芷 12g、全蝎 6g、蜈蚣 2 条。

【来源】陈世国，杨琳. 中医治疗痛风高尿酸血症 31 例临床观察. 四川中医，1993，
(4)：22.

🌸 续断丸

黄芪 30g　人参 21g　白茯苓 30g　山茱萸肉 30g　薏苡仁 30g　续
断 30g　防风 21g　桂心 30g　山药 30g　白术 21g　熟地黄 60g　牡丹
皮 30g　麦门冬 30g　石斛 30g　鹿角胶 15g

【用法】上为细末，炼蜜为丸，如梧子大，每服五十丸，空心温酒下。

【功效】散寒除湿，益气养血。

【适应症】**痛风性关节炎（气血亏虚，寒湿痹阻）。**症见：寒湿之气，痹
滞关节，麻木疼痛。

【来源】《寿世保元》卷五痛风篇

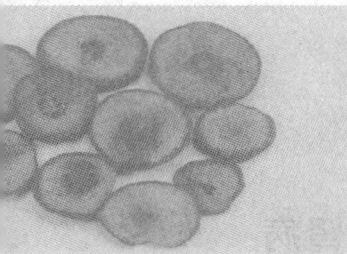

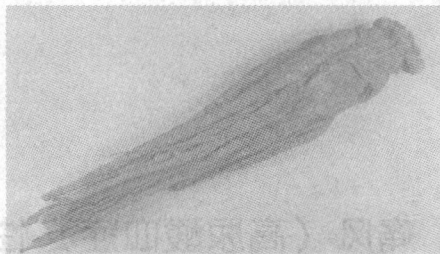

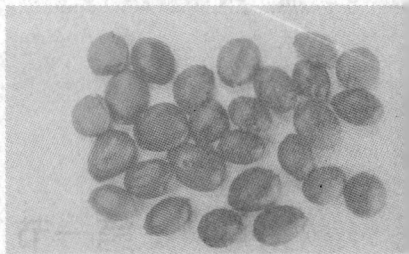

第四章

痛风（高尿酸血症）并发肾病验方

包括痛风（高尿酸血症）性肾病及痛风（高尿酸血症）合并肾病二方面。痛风（高尿酸血症）性肾病是由于血尿酸产生过多或排泄减少形成高尿酸血症所致的肾损害。痛风（高尿酸血症）性肾病的发生多在患痛风10年以上，其临床表现可有尿酸结石，小分子蛋白尿、水肿、夜尿、高血压、血和尿尿酸升高及肾小管功能损害。

痛风（高尿酸血症）性肾病可分早、中、晚期。早期可有高血压和氮质血症，在病程中约有25%的患者可伴尿路感染，约20%的患者并发尿酸性结石，出现肾绞痛、血尿或尿中排出尿酸石。中期尿常规检查已有明显改变，蛋白尿变为持续性，尚可发现红细胞或者管型。患者可出现轻度浮肿、腰酸、乏力、头昏、头痛等症状。或有轻度肾功能减退。晚期痛风（高尿酸血症）性肾病患者浮肿、高血压等症更加明显，并可出现贫血。最突出的表现是肾功能不全的加重，尿量逐渐减少，尿素氮、肌酐进行性升高，出现明显的氮质血症。最后发展为尿毒症，则依靠人工肾等替代疗法维持生命。

中医认为，痛风（高尿酸血症）并发肾病乃属"关格"病范畴，主要病机是脾肾阴阳衰惫，气虚不化，升降失常，而致温浊毒邪内蕴，清浊逆乱，累及他脏。病理性质为本虚标实，脾肾阴阳衰惫是本，浊邪内聚成毒是标。病变脏腑以肾及膀胱为主，常累及心肝肺胃，气血阴阳。晚期属难治之证，宜抓住时机尽早治疗，尽量延缓其进展。

第一节　痛风（高尿酸血症）性肾病

益肾清利泄浊方

党参20g　黄芪30g　茯苓15g　土茯苓30g　萆薢15g　蚕砂30g
泽泻10g　苍术10g　玉米须20g　丹参15g　当归12g　大黄15g

【用法】水煎服，每天2次，每日1剂。疗程为8周。

【功效】补脾益肾，清利泄浊。

【适应症】痛风性肾病（脾肾气虚，湿浊内蕴）。

【临证加减】兼见关节肿痛、发热、口渴烦躁、尿黄赤、舌红苔黄腻，可加黄柏、牛膝、忍冬藤、生薏苡仁、海桐皮等以清热利湿；兼见肢痛肢麻、关节不利、口唇发暗、舌质暗或有瘀斑瘀点，可酌加鸡血藤、桃仁、红花、川芎、泽兰等以活血化瘀；兼见关节疼痛、遇寒加重、得温痛减者，可加制附片、桂枝、炮姜以散寒祛湿止痛；兼有肢体水肿者，可加冬瓜皮、车前子以利湿；兼有恶心、呕吐等湿浊症状明显者，可加黄连、竹茹、陈皮、生姜以化浊降逆。

【疗效】以本方治疗痛风性肾病（脾肾亏虚，湿热瘀阻型）25例患者，血尿酸水平降低，并能降低24小时尿蛋白定量。

【来源】冯春俭，黄敏. 益肾清利泄浊方治疗痛风性肾病25例. 南京中医药大学学报，2011, 27（6）: 531－532.

地黄汤加减

黄芪30g　熟地15g　淮山药10g　茯苓15g　泽泻10g　山茱萸6g
益母草15g　半边莲15g　丹皮10g　蝉蜕6g　生大黄4g　连翘10g

【用法】水煎服，每天2次，每日1剂。

【功效】滋补肝肾，益气养阴。

【适应症】高尿酸血症肾病（气阴两虚）。

【疗效】以本方治疗高尿酸血症肾病 20 例，临床痊愈 2 例，显效 10 例，有效 5 例，无效 3 例，总有效率 85.0%。

【来源】许亮，肖智. 地黄汤加减治疗高尿酸血症肾病 20 例临床观察. 中医药导报，2010，16（1）：26-27.

补肾痛风汤

杜仲 20g　枸杞子 20g　菟丝子 20g　党参 20g　茯苓 20g　丹参 20g　威灵仙 20g　生黄芪 30g　生薏苡仁 30g　苍术 10g　黄柏 10g　独活 10g　当归 10g　泽泻 10g　桂枝 10g

【用法】水煎服，每天 2 次，每日 1 剂。15 天为 1 个疗程。

【功效】补肾健脾，泄浊通络。

【适应症】**早期痛风性肾病（脾肾两虚型）**。症见：腰酸或微痛，夜尿频，体形偏胖，纳差，乏力，关节肿痛，舌质暗，苔腻，脉细伴尺脉偏弱。

【疗效】以本方治疗脾肾两虚型早期痛风性肾病 23 例，痊愈 3 例，好转 17 例，无效 3 例，总有效率为 86.95%。

【来源】钟洪，赵洁. 补肾痛风汤治疗早期痛风性肾病 23 例. 湖北中医杂志，2002，24（11）：18.

加味地黄汤

生地黄 30g　怀山药 15g　山萸肉 15g　丹皮 10g　土茯苓 30g　泽泻 15g　秦艽 15g　玉米须 30g　金钱草 30g　豨莶草 15g　海桐皮 10g　怀牛膝 15g

【用法】水煎服，每天 2 次，每日 1 剂。30 天为 1 个疗程，共 2 个疗程。

【功效】滋补肝肾，祛风除湿。

【适应症】**痛风性肾病（肝肾不足，风湿痹阻）**。

【临证加减】湿热表现明显者加苍术 10g，黄柏 10g。

【疗效】以本方治疗痛风性肾病 31 例，显效 15 例，有效 13 例，无效 3 例，总有效率为 90.3%。

【来源】孙劲松. 加味地黄汤治疗痛风性肾病临床观察. 中国康复理论与实践，2005，11（9）：746-747.

四妙活血汤

炒苍术 15g　黄柏 10g　薏苡仁 30g　淮牛膝 10g　生黄芪 15~30g
茯苓 30g　桃仁 6g　红花 6g　丹参 15g　桑枝 30g　晚蚕砂 10g　秦
艽 10g

【用法】水煎服，每天 2 次，每日 1 剂。

【功效】祛瘀通络，健脾除湿。

【适应症】**慢性痛风性肾病（痰湿阻络，痹阻关节）**。症见：关节疼痛，
局部红肿灼热，单发，夜间尤甚，常因喜食生猛海鲜或酗酒而发作；或肢体
轻微浮肿，困倦乏力，腰背沉重，口渴不欲饮，大便不爽。舌质淡红，苔白
腻，脉细滑。

【来源】毛黎明. 慢性痛风性肾病中医辨治. 浙江中医学院学报，2005，29（6）：
38 – 39.

痛风淋病方

焦山栀 10g　瞿麦 15g　萹蓄 15g　制大黄 6g　车前草 20g　六一
散 6g　黄柏 10g　络石藤 30g　淮牛膝 10g　海金砂 30g　鸡内金 6g
金钱草 30g

【用法】水煎服，每天 2 次，每日 1 剂。

【功效】清热利湿，通淋排石。

【适应症】**慢性痛风性肾病（湿热下注，损伤肾络）**。症见：关节疼痛，
腰腹胀痛，有时甚至绞痛难忍，小腹拘急；小便频数涩痛、灼热，甚则可见
尿中带血，或尿中有时夹有砂石，或排尿突然中断；口苦咽干，大便秘结。
舌质红，苔薄黄腻，脉濡滑数。

【来源】毛黎明. 慢性痛风性肾病中医辨治. 浙江中医学院学报，2005，29（6）：
38 – 39.

益肾化湿泄浊汤

生黄芪 30g　党参 10g　白术 10g　仙灵脾 10g　茯苓 30g　薏苡仁
30g　桑枝 30g　晚蚕砂 10g　淮牛膝 10g　车前子 10g　地龙 15g

【用法】水煎服，每天2次，每日1剂。

【功效】健脾益肾，化气行水兼化湿浊。

【适应症】**慢性痛风性肾病（肾气亏虚、水湿不化）**。症见：腰膝酸软，颜面、下肢浮肿，夜尿多且清长，尿有泡沫或有关节轻微痛。神疲倦怠，头晕耳鸣，面色㿠黄，纳少腹胀，大便溏稀。舌质淡，苔白腻或白滑，脉沉细。

【来源】毛黎明．慢性痛风性肾病中医辨治．浙江中医学院学报，2005，29（6）：38－39.

温脾泄浊汤

制大黄10g 淡附子10g 焦白术10g 姜半夏10g 茯苓30g 陈皮6g 枳壳10g 姜竹茹10g 积雪草30g

【用法】水煎服，每天2次，每日1剂。

【功效】温补脾肾、降逆通腑泄浊。

【适应症】**慢性痛风性肾病（脾肾虚衰，浊毒留滞）**。症见：患病日久，精神疲惫，形寒肢冷，面色㿠白，腰膝酸软，水肿，腹胀纳呆，晚期可出现尿少呕恶，心悸气喘，口有尿臭，皮肤瘙痒。舌淡胖有齿印，苔白腻，脉细沉迟。

【来源】毛黎明．慢性痛风性肾病中医辨治．浙江中医学院学报，2005，29（6）：38－39.

益气清热通络汤

黄芪20g 地龙10g 生地20g 石斛10g 知母10g 黄柏10g 川断10g 寄生20g 土茯苓30g 忍冬藤20g

【用法】水煎服，每天2次，每日1剂。1个月为1个疗程。

【功效】清热化湿，甘润通络。

【适应症】**痛风性肾病（湿热郁结、津亏络阻）**。

【疗效】以本方治疗湿热郁结、津亏络痹型痛风性关节炎30例，显效15例，好转6例，缓解5例，无效4例，总有效率为86.7%。

【来源】高忠恩．清热化湿甘润通络中药治疗痛风性肾病30例分析．中国误诊学杂志，2007，7（3）：592－593.

化瘀二妙汤

生薏苡仁 30g　苍术 10g　生大黄 10g　茯苓 20g　萆薢 15g　丹参 15g　红花 10g　川芎 10g　益母草 30g　鸡内金 10g

【用法】水煎服，每天 2 次，每日 1 剂。3 个月为 1 个疗程。

【功效】清热化湿通络。

【适应症】**痛风性肾病（湿热夹瘀型）**。症见：腰痛，肢体困重、麻木，口中黏腻，尿黄，舌质紫暗或有瘀斑、瘀点，苔黄白厚腻，脉弦涩等。

【临证加减】关节痛者加忍冬藤、桑枝；腰痛明显者加川断、川牛膝；血压高者加钩藤、葛根；血尿酸升高明显者加地龙；纳呆者加焦四仙。

【疗效】以本方治疗湿热夹瘀型痛风性肾病 35 例，显效 7 例，有效 24 例，无效 4 例，总有效率为 88.57%。

【来源】陈军.清热化湿通络法治疗痛风性肾病 35 例.中华中医药杂志，2005，20（11）：661－662.

健脾益肾活血方

党参 15g　炒白术 12g　薏苡仁 15g　肉桂 10g　炒扁豆 15g　山茱萸 12g　山药 15g　茯苓皮 15g　丹参 15g　益母草 10g　萆薢 15g　土茯苓 20g　威灵仙 15g　广地龙 10g　川牛膝 10g

【用法】水煎服，每天 2 次，每日 1 剂。

【功效】健脾益肾，泄浊通络。

【适应症】**痛风性肾病（脾肾气虚，浊瘀互结）**。

【疗效】以本方治疗痛风性肾病 52 例，临床痊愈 15 例，临床显效 13 例，临床有效 17 例，无效 7 例，总有效率 86.53%。

【来源】徐宏，赵先锋.健脾益肾活血方治疗痛风早期肾损害临床观察.中国中医药信息杂志，2008，15（12）：74－75.

化湿泄浊祛瘀汤

土茯苓 30g　川萆薢 30g　生薏仁 30g　车前草 30g　苍术 15g　丹参 15g　川五加皮 15g　黄柏 12g　川牛膝 12g　川木瓜 20g　土鳖虫 6g

延胡索 9g

【用法】水煎服，每天 2 次，每日 1 剂。30 天为 1 个疗程。

【功效】化湿，泄浊，祛瘀。

【适应症】**痛风性肾病（浊瘀阻络型）**。症见：关节红肿热痛，头晕头痛如裹，纳呆，便溏，伴肌肤麻木，肢体重着，舌质紫，边有齿印瘀斑，脉弦涩。

【临证加减】肾虚腰痛、乏力者，加杜仲、川断、桑寄生；血虚明显者，加当归、川芎、鸡血藤；气虚明显者，加北芪、党参、白术、茯苓；大便秘结者，加大黄、枳实、川朴、槟榔；阳气虚衰者，加熟附子、桂枝、细辛；瘀血甚者，加桃仁、红花、当归；肾功能不全者，加蒲公英、鱼腥草；合并结石者，加金钱草、石韦、郁金、滑石。

【疗效】以本方治疗浊瘀阻络型痛风性肾病 20 例，痊愈 11 例，好转 6 例，无效 3 例，总有效率为 85%。

【来源】伍新林，李俊彪. 化湿泄浊祛瘀法治疗痛风肾病 20 例临床疗效观察. 成都中医药大学学报，2000，23（2）：17－18.

🪷 温肾解毒汤合大承气汤加减

生大黄 10g　川黄连 5g　附子 10g　肉苁蓉 10g　党参 10g　白术 10g　黄精 10g　冬瓜皮 10g　石韦 10g

【用法】水煎服，每天 2 次，每日 1 剂。21 天为 1 个疗程。

【功效】通腑泻浊，扶正固脱。

【适应症】**痛风性肾病（脾肾衰败，湿浊滞留型）**。症见：形寒肢冷，不思水谷，甚则恶心呕吐，口有尿臭，胸腹闷胀，心悸气短，面色无华，神志淡漠，齿龈或鼻出血，腹泻或黑便，皮肤瘙痒，尿少浮肿，舌质淡红边有齿痕，舌苔浊腻，脉沉弦。尿检异常，可检出高尿酸血症指标和肾衰竭指标。

【临证加减】无腹泻者，加芒硝；呕吐者，加旋覆花、代赭石、竹茹；寒吐者，加伏龙肝、半夏。

【来源】倪青，宋本胜. 刘云海教授治疗慢性尿酸性肾病的经验. 中国中西医结合肾病杂志，2001，2（12）：687－688.

济生肾气丸合参苓白术散

熟地 15g　山药 15g　茯苓 30g　泽泻 12g　丹皮 10g　山萸肉 15g
人参 10g　白术 15g　白扁豆 10g　附片 10g　砂仁 8g　木香 10g　车前
子 15g　大枣 5 枚

【用法】水煎服，每天 2 次，每日 1 剂。21 天为 1 个疗程。

【功效】温补脾肾，化气行水。

【适应症】**痛风性肾病（脾肾亏虚，水湿不化型）**。症见：面色淡黄，神
疲乏力，腰膝酸软，夜尿多且清长，颜面或下肢浮肿，纳少腹胀，四肢不温，
大便溏稀，舌体胖大，舌质淡，舌苔白滑，脉沉缓。

【临证加减】下焦湿热者，加瞿麦、金钱草、紫花地丁、白茅根等。

【来源】倪青，宋本胜．刘云海教授治疗慢性尿酸性肾病的经验．中国中西医结合
肾病杂志，2001，2（12）：687－688．

痛风排毒汤

土茯苓 60g　生薏苡仁 30g　萆薢 30g　虎杖 30g　泽泻 15g　百合
15g　赤芍 15g　生地 20g　炙地鳖虫 10g　生甘草 5g

【用法】水煎服，每天 2 次，每日 1 剂。

【功效】清热祛湿，泄浊解毒。

【适应症】**痛风性肾病（湿毒壅滞）**。

【疗效】以本方治疗原发性痛风（湿毒壅滞）30 例患者中，显效 20 例，
好转 7 例，无效 3 例，总有效率 90.0%。

【来源】毛荣霞，孙尚香，石春芳．痛风排毒汤治疗原发性痛风性肾病．山西中医，
2008，24（5）：58．

健脾益肾泄浊化瘀汤

生地 20g　山药 20g　丹参 20g　山茱萸 15g　茯苓 15g　泽泻 15g
牡丹皮 15g　鸡血藤 15g　苍术 15g　泽兰 15g　白术 15g　益母草 25g
党参 15g　牛膝 15g　桑寄生 15g　仙灵脾 15g　土茯苓 15g　绵茵陈
15g　甘草 6g

【用法】水煎服，每天 2 次，每日 1 剂。21 天为 1 个疗程。

【功效】健脾益肾，泄浊化瘀。

【适应症】**痛风早期肾损害（浊瘀内阻型）。**

【疗效】以本方治疗原发性痛风（浊瘀内阻型）45 例，临床痊愈 10 例，显效 15 例，有效 13 例，无效 7 例，总有效率 84.44%。

【来源】赵先锋，李良. 健脾益肾泄浊化瘀法防治痛风早期肾损害 45 例临床观察. 中国中西医结合杂志，2010，30（8）：889－890.

桃红四物汤合五苓散加减

桃仁 10g　红花 10g　黄芪 15g　川芎 10g　当归 10g　赤芍 10g　桔梗 10g　猪苓 10g　茯苓 25g　白茅根 15g

【用法】水煎服，每天 2 次，每日 1 剂。21 天为 1 个疗程。

【功效】祛瘀通络，宣肺利湿。

【适应症】**痛风性关节炎（痰浊痹阻关节型）。**症见：关节疼痛，痛有定处，局部红肿，困倦乏力，或轻度浮肿，少量蛋白尿或白细胞尿，大便不爽，尿赤尿热，舌质淡红或黯红或有瘀点，薄苔，脉弦细。

【临证加减】关节痛者，加独活、威灵仙、秦艽、海风藤、路路通；发烧者，加石膏、知母、生地；蛋白尿者，加石韦；白细胞尿者，加金钱草。

【来源】倪青，宋本胜. 刘云海教授治疗慢性尿酸性肾病的经验. 中国中西医结合肾病杂志，2001，2（12）：687－688.

第二节　痛风（高尿酸血症）合并肾病

苡仁双防胶囊

薏苡仁 30g　炒苍术 10g　制何首乌 20g　土茯苓 20g　炒泽泻 12g　益母草 30g　萆薢 15g　防风 9g　木防己 9g　炒苦杏仁 10g　紫苏叶 9g　藿香梗 10g　荷梗 15g　炮穿山甲珠 5g　延胡索 10g　山慈菇 9g

【用法】以上药物按比例粉碎装胶囊，每瓶 60 粒，每粒 0.5g，每次 4 粒，每日 3 次。总疗程为 12 周。

【功效】健脾补肾，燥湿化痰，活血通络。

【适应症】**糖尿病肾病伴高尿酸血症（脾肾亏虚，湿热瘀阻型）。**

【疗效】以本方治疗糖尿病肾病伴高尿酸血症（脾肾亏虚，湿热瘀阻型）30 例患者，临床痊愈 12 例，显效 7 例，有效 8 例，无效 3 例，总有效率为 90%。

【来源】吴文霞，杨洁文，张鹏凌等．苡仁双防胶囊治疗糖尿病肾病伴高尿酸血症疗效观察．中国中医药信息杂志，2011，18（7）：79－80.

🪷 滋肾祛风汤

熟地 20g 龟板 20g 知母 10g 黄柏 6g 青风藤 15g 海风藤 15g 忍冬藤 15g 白鲜皮 15g 海桐皮 12g 桑白皮 12g 土茯苓 15g 车前子 15g 生黄芪 15g 炙甘草 12g

【用法】水煎服，每天 2 次，每日 1 剂。

【功效】益气养阴，清热利湿。

【适应症】**慢性肾功能不全继发急性痛风性关节炎（气阴两虚，湿热内蕴）。**

【临证加减】发热重者加生石膏、寒水石、飞滑石；疼痛明显者加姜黄、白花蛇舌草、三七粉；皮色紫暗、舌有瘀斑等瘀滞重者加炒山甲、川芎。

【疗效】以本方治疗慢性肾功能不全继发急性痛风性关节炎 30 例，痊愈 6 例，显效 8 例，有效 12 例，总有效率为 100%。

【来源】赵凯声．滋肾祛风汤治疗慢性肾功能不全患者急性痛风性关节炎 30 例临床观察．北京中医，2006，25（9）：551－552.

🪷 自拟黄芩泽泻汤

酒大黄 10g 土茯苓 30g 泽泻 20g 石菖蒲 20g 草薢 20g 桃仁 10g 红花 10g 黄芪 15g 党参 15g 白术 20g 薏苡仁 30g 地龙 20g 川牛膝 15g 没药 15g 鸡血藤 30g 生甘草 10g 威灵仙 20g

【用法】水煎服，每天 2 次，每日 1 剂，4 周为 1 疗程。

【功效】健脾、泄浊、止痛。

【适应症】2 型糖尿病合并高尿酸血症（湿浊内盛型）。

【临证加减】气虚、脾虚、乏力者加黄芪至 30g、党参至 30g；脾胃虚寒，恶生冷者加制附子 10g、炮姜 10g、大枣 20g；阳虚、畏寒肢冷者加制附子 15g、肉桂 10g；便秘者大黄加量至 15g、芒硝 10g。

【疗效】以本方治疗原发性痛风（湿浊内盛型）30 例，治愈 9 例，显效 11 例，有效 6 例，无效 4 例，总有效率 86.67%。

【来源】张有涛，秦泗关，吴晓青等．自拟黄芩泽泻汤治疗 2 型糖尿病合并高尿酸血症 30 例，2012，5（11）：854 - 855.

痛风胶囊

地肤子 20g　制大黄 15g　决明子 15g　车前子 10g　土茯苓 15g　生黄芪 30g　丹参 20g　薏苡仁 20g

【用法】以上药物按以上比例经煎煮、浓缩、干燥、粉碎，装制成胶囊，0.5g/粒，每次 4 粒，每天 3 次。

【功效】清热除湿，活血通络。

【适应症】IgA 肾病伴高尿酸血症（湿热瘀阻型）。

【疗效】以本方治疗原发性痛风（湿热瘀阻型）35 例，临床控制 11 例，显效 10 例，有效 10 例，无效 4 例，总有效率 88.57%。

【来源】范军芬，张史昭．痛风胶囊治疗 IgA 肾病伴高尿酸血症 35 例临床观察．中国中医药科技，2009，16（2）：138 - 139.